护理专业实训系列教材

情境式
护理基本技能实训指导

QINGJINGSHI HULI JIBEN JINENG SHIXUN ZHIDAO

主　编　张小来

副主编　（按姓氏拼音字母排序）
　　　　高达玲　李　兰　钱　玲
　　　　孙学华　叶守梅　张　荣

编　者　（按姓氏拼音字母排序）
　　　　高达玲　胡雪芬　黄丽君
　　　　黄　萍　黄弋冰　江　蔚
　　　　蒋何娟　李　兰　梁晓菊
　　　　刘　莉　刘晓红　柳　敏
　　　　芦红梅　钱　玲　佘小丽
　　　　孙学华　吴桃信　辛丽丽
　　　　徐　婷　叶守梅　张　荣
　　　　张小来　赵安兰　左晶晶

时代出版传媒股份有限公司
安徽科学技术出版社

图书在版编目(CIP)数据

情境式护理基本技能实训指导/张小来主编. —合肥:安徽科学技术出版社,2012.1(2017.1重印)
护理专业实训系列教材
ISBN 978-7-5337-5381-8

Ⅰ.①情… Ⅱ.①张… Ⅲ.①护理学-教材
Ⅳ.①R47

中国版本图书馆 CIP 数据核字(2011)第 246413 号

情境式护理基本技能实训指导　　　　　　　　　　张小来　主编

出 版 人：黄和平　　　选题策划：期源萍　　　责任编辑：期源萍
责任校对：程　苗　　　责任印制：李伦洲　　　封面设计：朱　婧
出版发行：时代出版传媒股份有限公司　　http://www.press-mart.com
　　　　　安徽科学技术出版社　　　　　　http://www.ahstp.net
(合肥市政务文化新区翡翠路 1118 号出版传媒广场,邮编:230071)
电话：(0551)63533323

印　　制：合肥创新印务有限公司　　电话：(0551)65152158
(如发现印装质量问题,影响阅读,请与印刷厂商联系调换)

开本:787×1092　1/16　　　印张:16.5　　　字数:328 千
版次:2017 年 1 月第 4 次印刷

ISBN 978-7-5337-5381-8　　　　　　　　　　　定价:34.00 元

版权所有,侵权必究

《情境式护理基本技能实训指导》编委会名单

主　编　张小来　安徽医学高等专科学校

副主编　（按姓氏拼音字母排序）
　　　　高达玲　阜阳卫生学校
　　　　李　兰　安徽医学高等专科学校
　　　　钱　玲　安徽省计划生育学校
　　　　孙学华　淮北卫生职业技术学院
　　　　叶守梅　宣城职业技术学院
　　　　张　荣　安徽医学高等专科学校

编　委　（按姓氏拼音字母排序）
　　　　胡雪芬　安徽省计划生育学校
　　　　黄丽君　安徽医学高等专科学校
　　　　黄　萍　滁州城市职业学院
　　　　黄弋冰　安徽医学高等专科学校
　　　　江　蔚　安徽医学高等专科学校
　　　　蒋何娟　淮北卫生职业技术学院
　　　　梁晓菊　安徽省计划生育学校
　　　　刘　莉　安徽医学高等专科学校
　　　　刘晓红　安徽医学高等专科学校
　　　　柳　敏　阜阳卫生学校
　　　　芦红梅　淮北卫生职业技术学院
　　　　佘小丽　安徽医学高等专科学校
　　　　吴桃信　宣城职业技术学院
　　　　辛丽丽　安徽省计划生育学校
　　　　徐　婷　安徽省计划生育学校
　　　　赵安兰　宣城职业技术学院
　　　　左晶晶　滁州城市职业学院

前　言

职业能力、实践能力、专业能力已成为当前临床选用护理人员的通用标准,如何提升护生上述综合能力已成为当前护理教育界面临的重要问题。

为此,我们打破了传统的护理教学框架,把原本孤立的护理基础课、专业课连接起来,把专业知识与素质教育结合起来,将每一堂课都视为培养学生综合能力的契机,将每一个课堂都作为训练学生护理职业生涯的场所。在这个理念指导下,我们编写了《情境式护理基本技能实训指导》这本书。本书着重突出以下几点特色:

1. 围绕临床案例展开基本技能实训　让学生感受到护理基本技能不是一个独立的操作,它是为临床各专科疾病护理服务的。在学习过程中要特别重视灵活应用护理基本技能。

2. 将"护理礼仪""人际沟通"融入护理实训之中　针对学生学过"护理礼仪"却不能与护理操作相结合、学过"人际沟通"却不会与病人交流的通病,本书在展示护理操作要点的同时,还围绕案例穿插了大量临床护理人员与病人交流的语言,使整个实训指导类似"情景剧",将实训过程变成了"完成护理工作任务"的过程,突出了工学结合的理念。此外,书中每项实训都配有"图解实训要点",用图片激发学生的学习兴趣、突出本项实训的重难点,对学生操作时的形象起到了潜移默化的作用。

3. 配有"临床新进展"　随着医学科学技术的飞速发展,临床护理设备、护理技术也在不断更新。为此,我们在部分实训项目后面配有"临床新进展",以拓展学生眼界,缩短临床与课堂的距离。

4. 采用提纲式描述的方式　提纲式描述的方式大大增强了可操作性。

5. 配有实训"操作考核评分标准"　每项实训后都配有"操作考核评分标准",为学生自学自练提供了方便。

本书内容简明扼要、条理清晰、实用性强,是在校护生护理技能实训的配套教材,也是广大护理人员临床实践中的学习参考。但由于时间紧促,书中难免有不足之处,希望广大师生和临床护理人员在使用本书的同时,不吝赐教,使其更臻完善和实用。

最后,对朱明华老师在本教材编写过程中所做的具体指导,贾娟娟老师对本教材进行的认真审核,张兴翠、唐文玲老师在拍摄图片方面所做的大量工作,以及安徽科学技术出版社的大力支持,表示诚挚的谢意。

张小来

目 录

绪论　护理操作基本要求 …………………………………………………………… 1
实训 1　铺备用床（被套式） ………………………………………………………… 7
实训 2　铺暂空床（被套式） ………………………………………………………… 13
实训 3　铺麻醉床（被套式） ………………………………………………………… 16
实训 4　卧床病人侧卧换单法（被套式） …………………………………………… 21
实训 5　轮椅运送法 ………………………………………………………………… 27
实训 6　平车运送法 ………………………………………………………………… 34
实训 7　约束法 ……………………………………………………………………… 42
实训 8　洗手与卫生手消毒 ………………………………………………………… 48
实训 9　无菌技术 …………………………………………………………………… 53
实训 10　穿、脱隔离衣 ……………………………………………………………… 63
实训 11　口腔护理 …………………………………………………………………… 68
实训 12　床上面部清洁和梳头 ……………………………………………………… 74
实训 13　会阴擦洗（女病人） ………………………………………………………… 78
实训 14　指（趾）甲护理 ……………………………………………………………… 83
实训 15　床上洗发 …………………………………………………………………… 87
实训 16　床上擦浴 …………………………………………………………………… 92
实训 17　协助更衣 …………………………………………………………………… 98
实训 18　失禁护理 …………………………………………………………………… 102
实训 19　床上使用便器（女式） ……………………………………………………… 108
实训 20　协助病人翻身及指导有效咳嗽 …………………………………………… 113
实训 21　协助病人移向床头法 ……………………………………………………… 118
实训 22　体温、脉搏、呼吸测量法 …………………………………………………… 122
实训 23　血压测量法（上肢） ………………………………………………………… 127
实训 24　乙醇拭浴 …………………………………………………………………… 133
实训 25　鼻饲法 ……………………………………………………………………… 139
实训 26　协助病人进食、进水 ………………………………………………………… 147
实训 27　大量不保留灌肠 …………………………………………………………… 151
实训 28　导尿术（女病人） …………………………………………………………… 158

实训 29	口服给药法	166
实训 30	青霉素皮试液配制法	172
实训 31	皮内注射法	176
实训 32	皮下注射法	182
实训 33	肌内注射法	187
实训 34	静脉注射法（四肢浅静脉）	193
实训 35	周围静脉输液法（密闭式）	199
实训 36	静脉留置针输液法（密闭式）	208
实训 37	间接输血法	218
实训 38	氧气雾化吸入法	223
实训 39	电动吸引器吸痰法	229
实训 40	氧疗法（氧气筒-鼻导管给氧）	235
实训 41	心肺复苏术	242
实训 42	尸体护理	249

绪论　护理操作基本要求

一、操作前

1. **护士准备**　着装整洁,按"六步洗手法"洗手,戴口罩、帽子,如图1至图3所示。工作态度严谨求实、一丝不苟,具有高度的责任心、同情心和爱心。

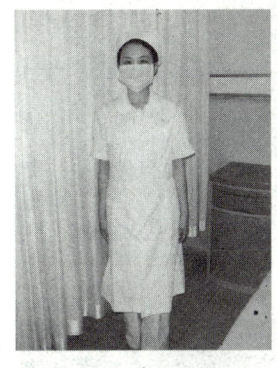

图1　护士着装整洁　　图2　洗手姿势示例　　图3　戴口罩姿势示例

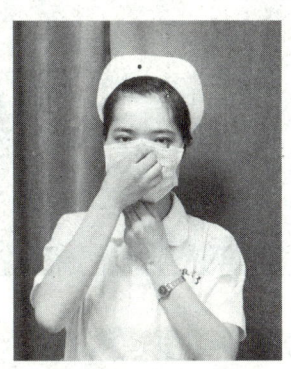

2. **病人准备**　核对病人资料,并与病人进行沟通、向病人解释,评估病人一般情况及病情,如图4至图7所示。

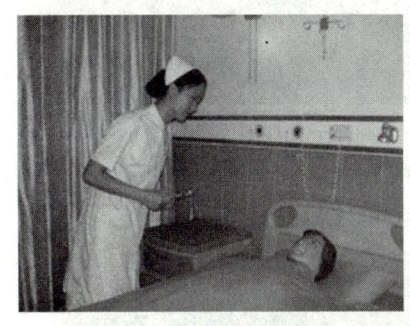

图4　核对病人示例

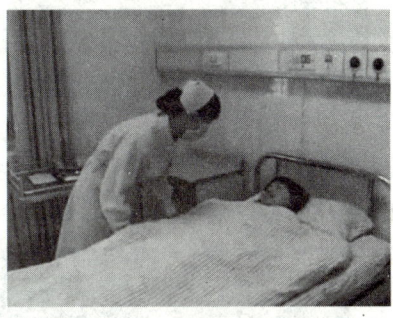

图5　与病人沟通示例

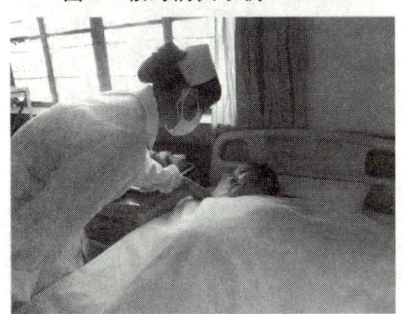

图6　向病人解释姿势示例

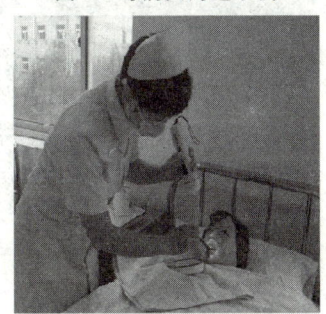

图7　评估病人示例

3. 用物准备　　物品准备齐全,摆放有序,如图 8 所示。

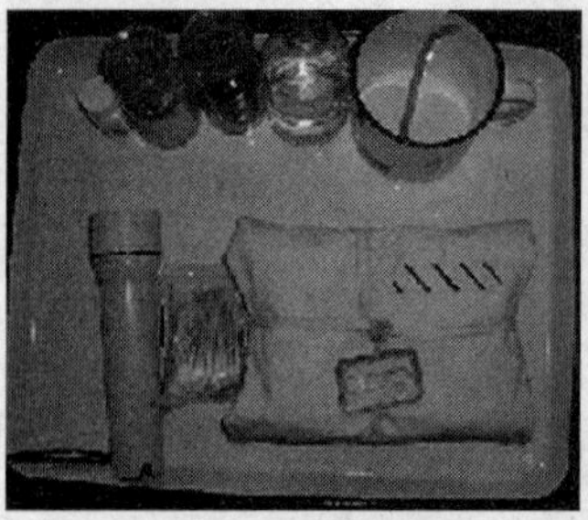

(1) 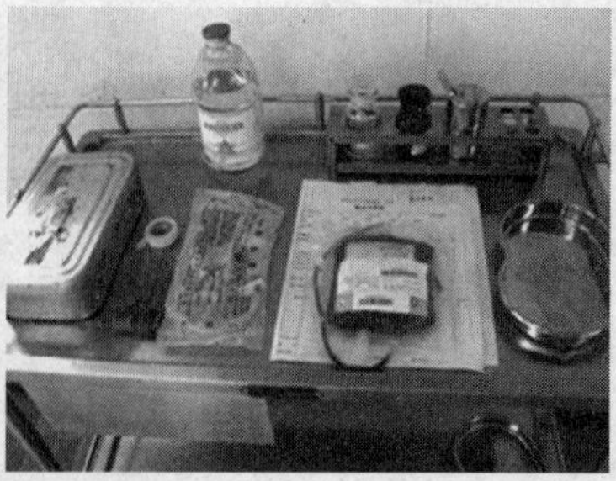　　　　　　　　　(2) 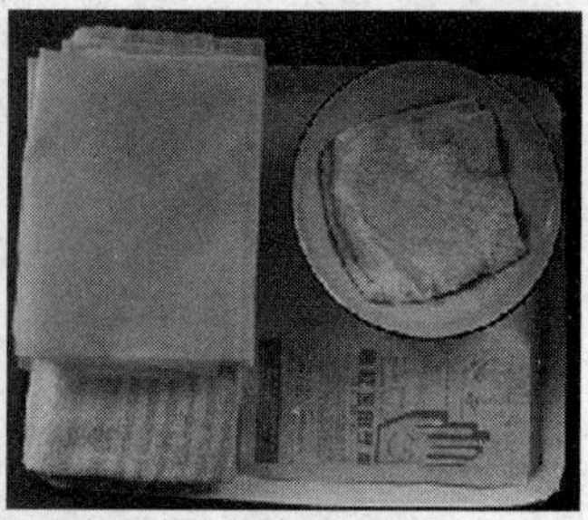　　　　　　　　　(3)

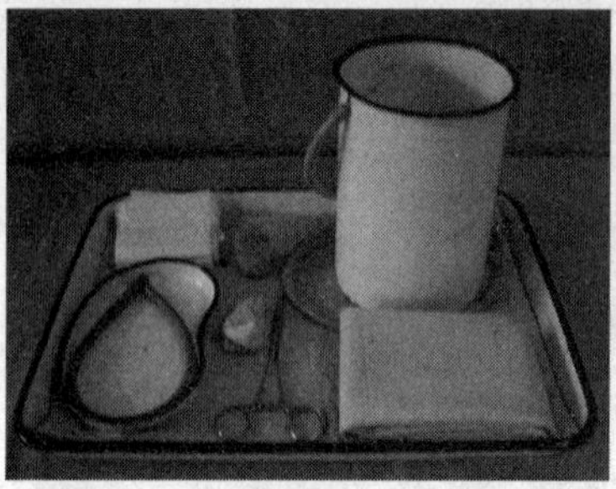

(4) 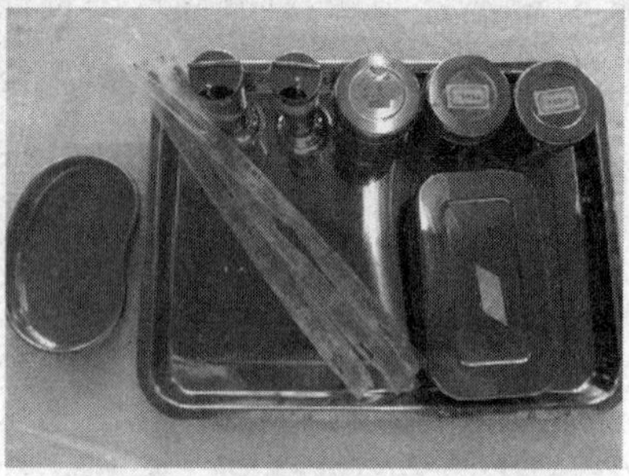　　　　　　　　　(5)

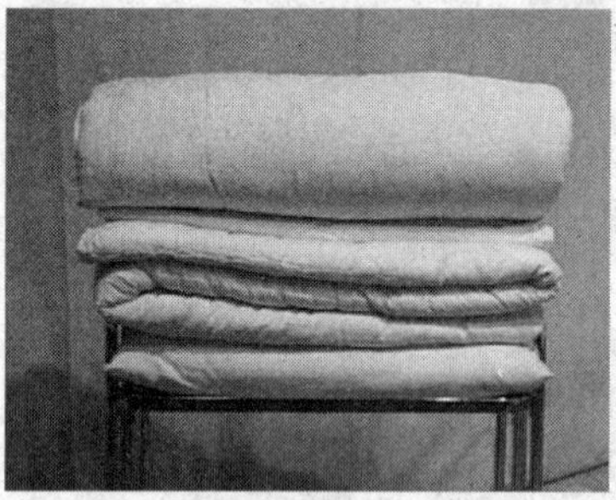

(6) 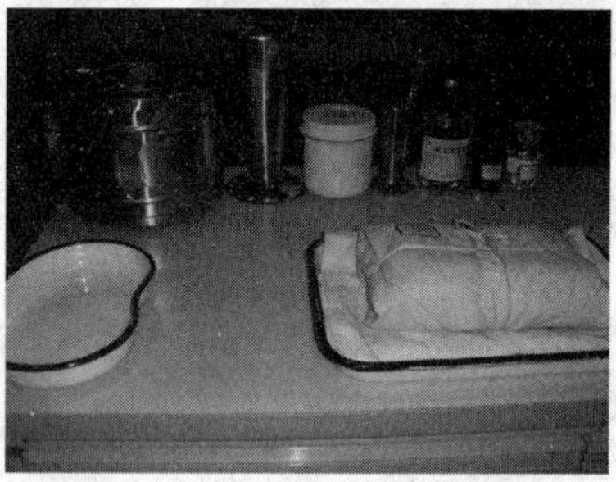　　　　　　　　　(7)

图 8　物品摆放示例

4. 环境准备　　病室内清洁、整齐,光线明亮,温度、湿度适宜,如图 9 所示。

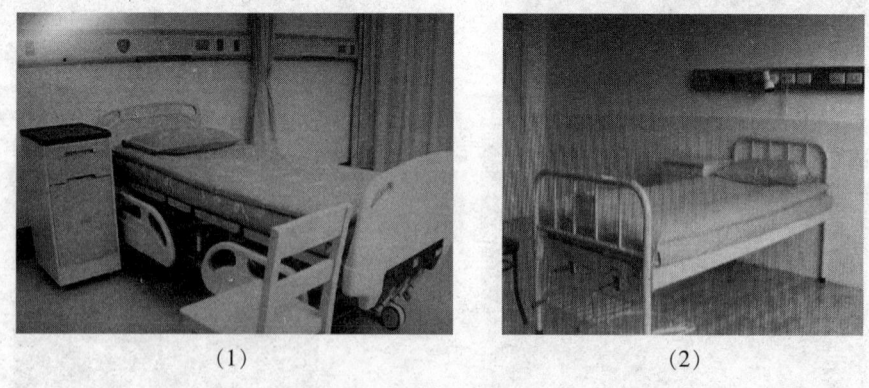

(1)　　　　　　　　　(2)

图 9　环境准备示例

二、操作中

1. **使用无菌物品前** 检查无菌物品名称、有效期、化学指示胶带及化学指示卡,如图10所示。注意有无破损、潮湿等不能使用的情况。

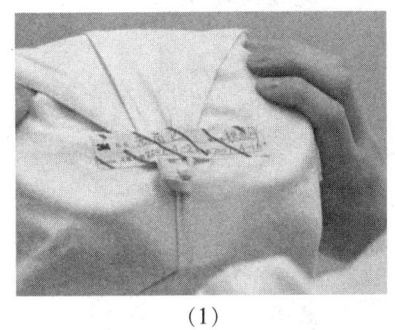 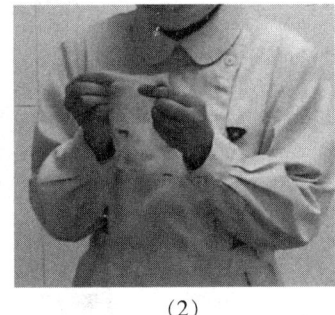 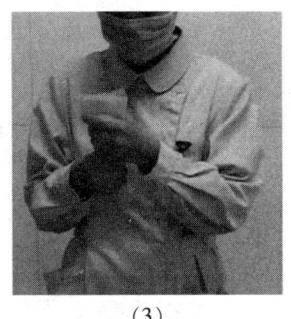

(1)　　　　　　　　(2)　　　　　　　　(3)

图10　检查无菌物品示例

2. **"三查七对"** 严格"三查七对",确保治疗、护理准确无误,如图11所示。

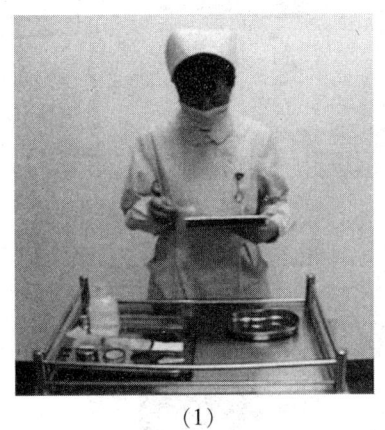 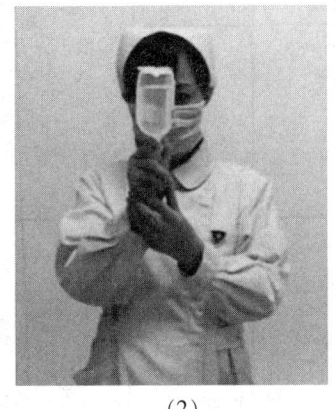 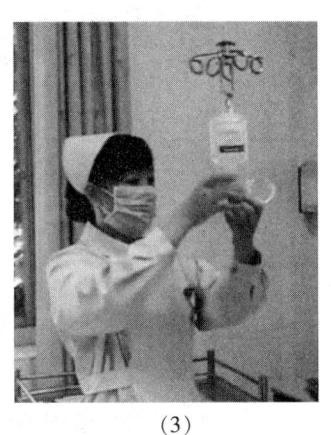

(1)　　　　　　　　(2)　　　　　　　　(3)

图11　检查药物示例

3. **操作态度** 认真、严谨,无菌观念强,如图12所示。

4. **携带物品** 姿势端正,步履轻盈,如图13所示。

5. **操作动作** 轻稳、幅度小,不可拖拉病人,如图14所示。省时省力,姿势优美。

6. **物品叠放** 平整、美观,如图15所示。

7. **注意遮挡** 防止病人着凉,保护病人隐私,如图16所示。

8. **密切观察** 询问病人感受,观察病人意识状态、面色、生命体征,给病人提供心理支持,如图17所示。病人若有明显不适,应暂停操作,并做相应处理。

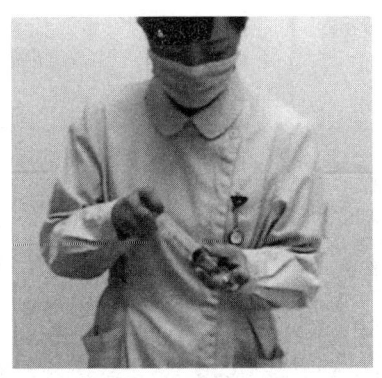

图12　规范操作示例

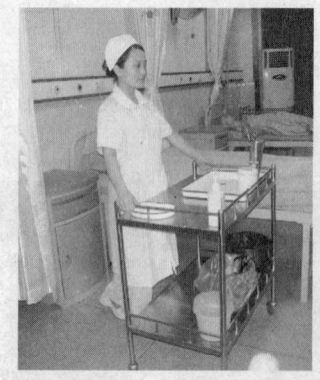 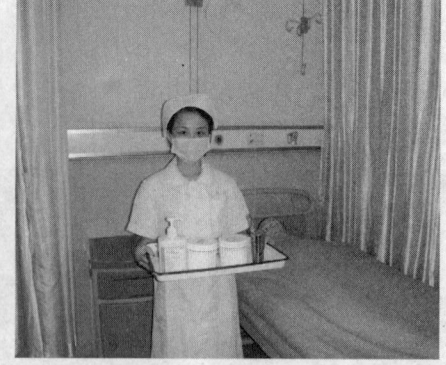

(1)　　　　　　　　　　(2)

图 13　携带物品示例

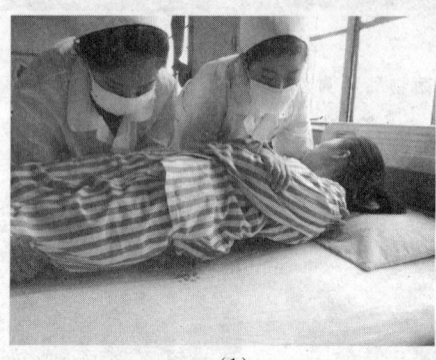 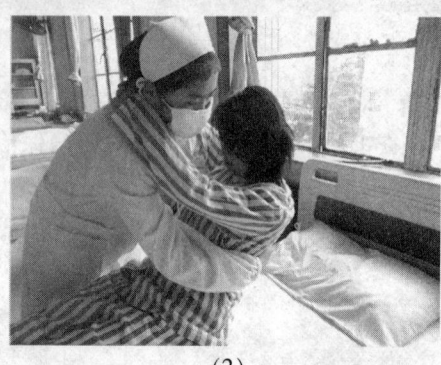

(1)　　　　　　　　　　(2)

图 14　操作动作示例

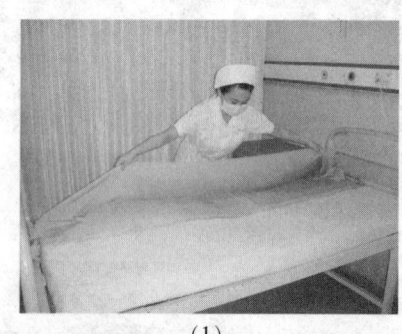 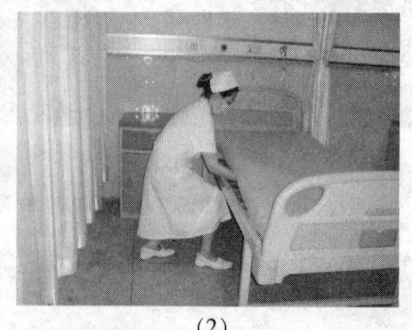

(1)　　　　　　　　　　(2)

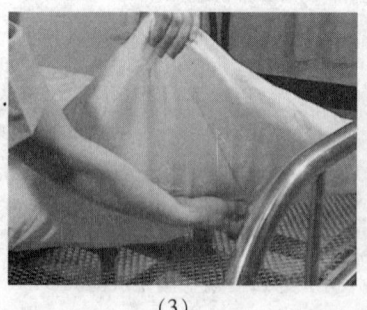 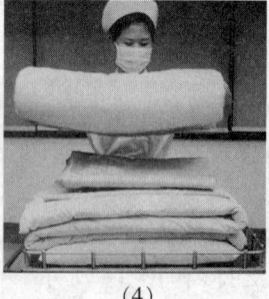 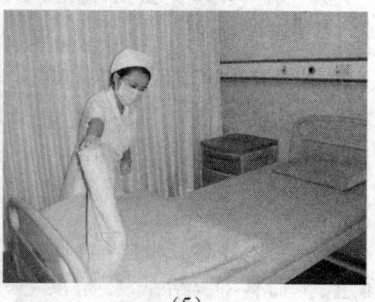

(3)　　　　　(4)　　　　　(5)

图 15　物品叠放示例

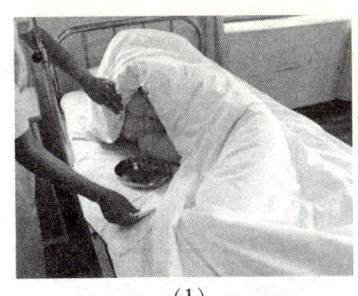 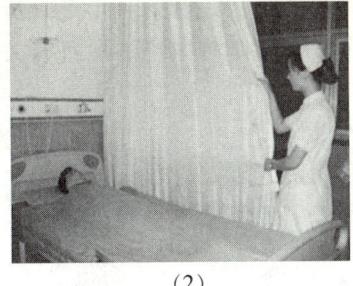 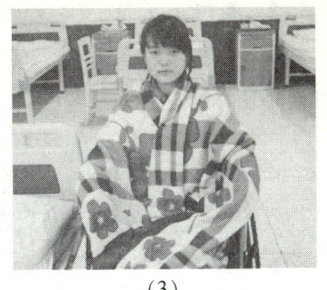

(1) （2） （3）

图 16　注意遮挡病人示例

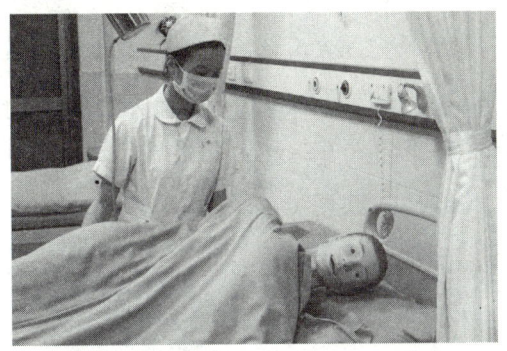

图 17　操作中密切观察病人示例

三、操作后

1. **安置体位**　根据病人病情安置病人适宜体位，如图 18 所示。

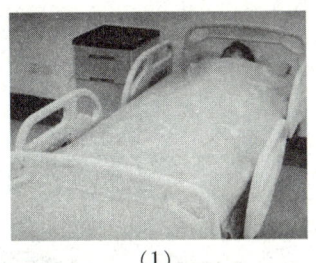 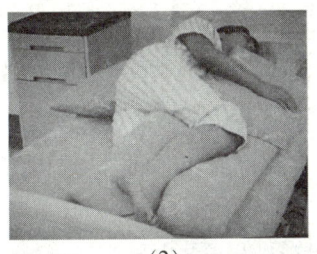

(1)　　　　　　　　　　　　　　(2)

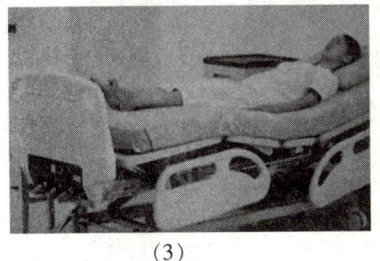 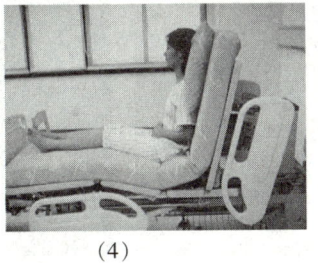 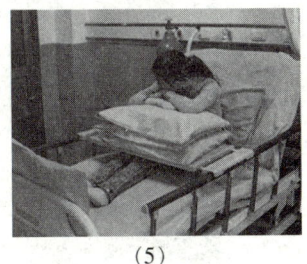

(3)　　　　　　　(4)　　　　　　　(5)

图 18　安置病人体位示例

2. **整理床单位** 注意保持床单位干燥、整洁,如图 19 所示。

3. **健康宣教及致谢** 告知病人操作后注意事项及有关治疗、护理知识,感谢病人的配合,如图 20 所示。

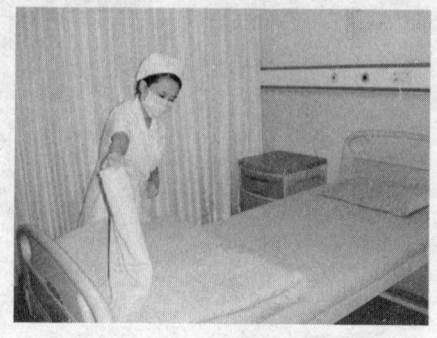
图 19 整理床单位示例

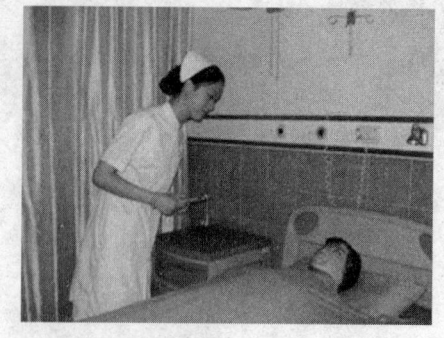
图 20 对病人健康宣教及致谢示例

4. **处置用物** 按《医院感染管理办法》有关规定,分类处置用物,如图 21 所示。

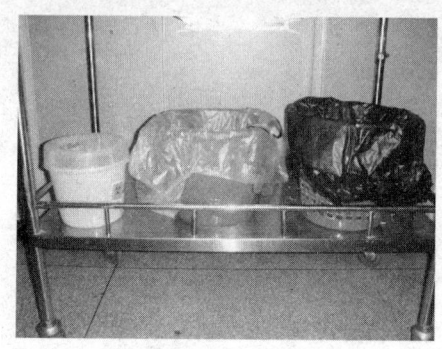
图 21 分类处置用物示例
(黑色袋放生活垃圾,黄色袋放医疗垃圾,针头放锐器盒里)

5. **洗手** 同前。

6. **记录** 记录操作时间、操作内容、操作中病人反应及处理、操作后效果等,操作者签名,如图 22 所示。

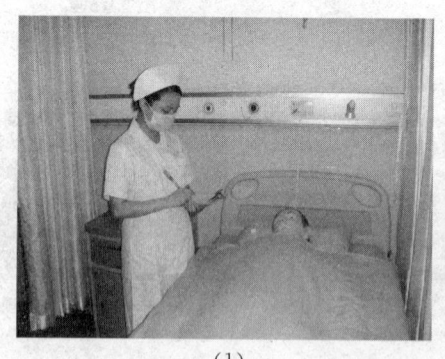
(1)

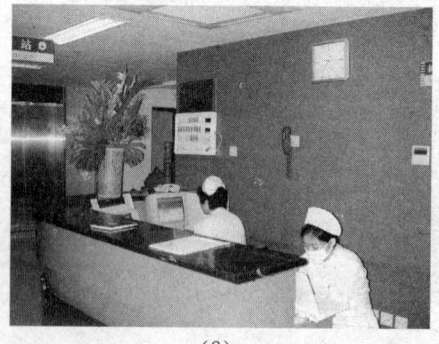
(2)

图 22 进行记录示例

(张小来)

实训 1　铺备用床(被套式)

实训要求

1. 明确铺备用床的目的和注意事项。
2. 正确折叠各单,用物摆放合理、整齐、有序,利于操作。
3. 掌握人体力学原理,正确、熟练地实施备用床(被套式)铺床法,动作轻稳、姿势优美、省时省力。
4. 所铺备用床安全、实用、舒适、耐用、美观。
5. 了解病人床单位及设备。

实训要点

一、目的

保持病室整洁、美观,准备接收新病人。

二、适用范围

暂时没有病人使用的病床。

三、用物

床、床垫、床褥、大单、被套、棉胎或毛毯、枕套、枕芯。

四、操作流程

【案例】10 床病人,王铁传,男,82 岁,经治疗病情好转出院。请问王大爷出院后,护士该如何铺备用床?

【护士准备】仪表端庄,衣帽整洁,修剪指甲,洗手,戴口罩。
【用物准备】备齐用物,将用物按使用顺序折叠好放在治疗车上携至床旁。
【环境准备】

评估　评估病室内其他病人是否正在进行治疗、护理或进餐,若同室病人正在治疗、护理或进餐应暂停铺床。

告知　向同室病人进行解释。

> 护士:"各位病友,你们好!我是10床的床位护士,我叫×××,现在10床病人已经出院了,为了保持病室清洁整齐,方便新病人入住,我现在要重新铺这张床,行吗?"
>
> 众病人:"行。"
>
> 护士:"铺床时病室内可能会有一些灰尘,请能下床活动的病人暂时到病室外活动,请不能下床的病人轻轻掩着口鼻,好吗?"
>
> 众病人:"好。"
>
> 护士:"谢谢大家的配合。"

【检查调整】

(1) 固定床脚轮,将床摇平,检查并调整床的高度。

(2) 检查床单位是否完好,必要时予以调整。

(3) 检查床单、被套是否与床、棉胎或毛毯的尺寸相符合,床垫是否符合季节需要,必要时予以调整。

(4) 检查床旁设施如呼叫系统、照明装置是否完好,供氧和负压吸引管道是否通畅、有无漏气等,必要时予以调整。

【移开桌椅】轻轻移开床旁桌,距床约 20 cm;移床旁椅至床尾正中,距床尾约 15 cm。

【摆放清洁用物】按使用顺序将清洁用物放至床尾椅上。从上到下依次为床褥、大单、被套、棉胎或毛毯、枕套、枕芯。

【翻转床垫】翻转床垫(纵翻或横翻),使床垫上缘紧靠床头,必要时更换床垫。

【铺床褥】将床褥齐床头平铺于床垫上。

【铺大单】

|顺序| 操作者从病床右侧开始,先铺床头后铺床尾,先铺近侧后铺对侧。

|姿势| 操作者双脚分开,身体靠近床边,上身直立,两膝稍屈。

|铺大单|

(1) 在床褥中间沿床横、竖中线画"十"字,将大单放于床面左下 1/4 处,大单横、竖中线与床褥横、竖中线对齐。

(2) 将大单分别向床头、床尾、近侧、对侧展开。

(3) 右手托起床垫,左手伸过床头中线,将大单包塞于床垫下。

|包床头角| 在距床头约 30 cm 处,向上提起大单边缘,使大单边缘与床边垂直,呈等腰梯形。以床沿为界,将等腰梯形分为两半,上半暂时盖于床上,先将下半平整地塞于床垫下,再将上半翻下,平整塞于床垫下。

|包床尾角| 拉紧床尾大单,同上法铺好床角,使大单平整、紧绷,大单中线与床中线对齐。

|拉平中部| 拉紧床中部大单,双手掌心向上,将大单平塞于床垫下。

|铺对侧| 操作者转至对侧,同上法铺好对侧大单。

【铺盖被(被套"S"式)】

|展被套| 操作者站病床左侧,将被套齐床头放置,开口端向床尾,被套竖中线与床竖中线对齐,正面向外,分别向床尾、近侧、对侧展开。

【套棉胎】
(1) 拉开被套开口端上层,将"S"式折好的棉胎或毛毯置于被套内。
(2) 拉棉胎或毛毯上缘至被套封口(被头)处,避免被头空虚。
(3) 将棉胎或毛毯向两边展开,对好两上角。

【拉平各层,系带】 被头与床头平齐,至床尾逐层拉平被套和棉胎或毛毯,系带。

【折叠】 将盖被边缘向内折叠与床沿平齐,同法折叠对侧盖被边缘,叠成被筒,尾端平塞于床垫下或内折与床尾平齐。使盖被平整、美观,盖被中线与床中线对齐。

【套枕套】套枕套,使枕头平整、四角充实,拍松枕芯,开口处背门,先横放于床尾,再用两手平拖至床头。

【整理】将床旁桌、椅轻轻放回原处。整理床单位。

【致谢】

护士:"各位病友,我已经把10床铺好了,谢谢你们的合作!"
众病人:"不用谢!"

【处置用物】按《医院感染管理办法》有关规定,分类处置用物。
【洗手】按有关规定洗手。

注 意 事 项

1. 用物准备齐全,摆放有序。
2. 正确运用人体力学原理,省时省力,动作轻稳、姿势优美,无多余动作。
3. 避免尘埃飞扬。
4. 大单中缝对齐、四角平紧,被头充实,盖被平整、两边对称,枕头充实,符合备用床实用、耐用、舒适、平整、紧绷、安全的原则。

图解实训要点

铺备用床(被套式)相关操作示例如图 1-1 至图 1-7 所示。

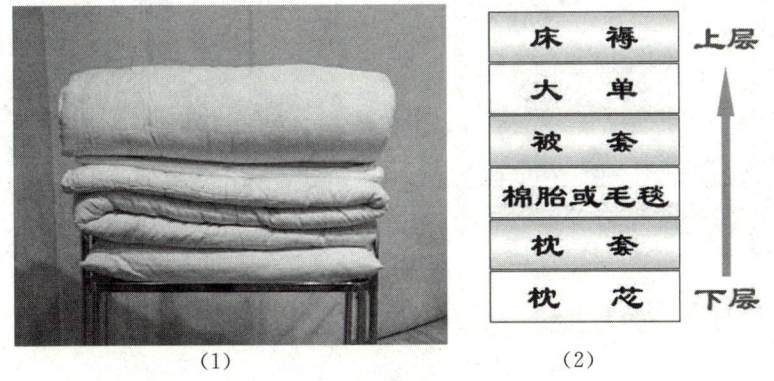

(1)　　　　　(2)
图 1-1　铺备用床用物摆放顺序

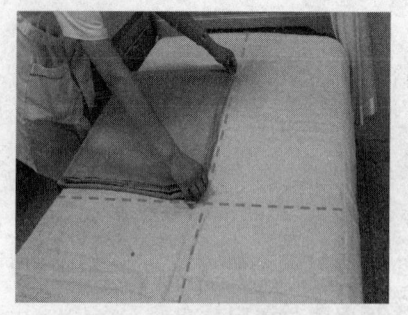 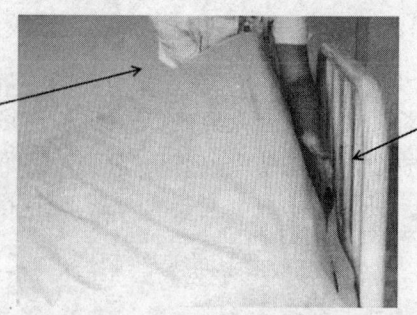

(1) 将大单放于床面左下 1/4 处　　(2) 将大单包塞于床垫下

图 1-2　铺大单

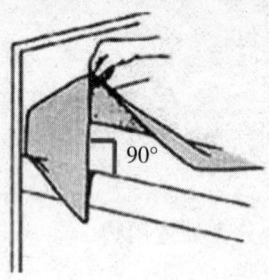 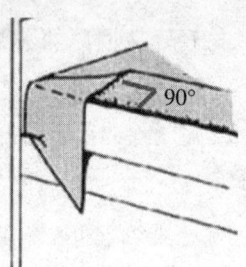

(1) 大单边缘与床边垂直　　(2) 呈等腰梯形

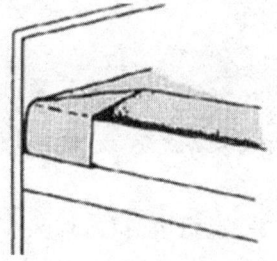 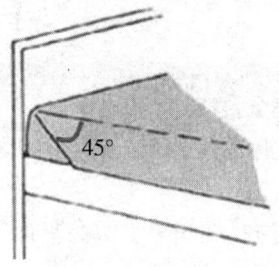

(3) 下半平整地塞于床垫下　　(4) 上半平整地塞于床垫下

图 1-3　包床头角

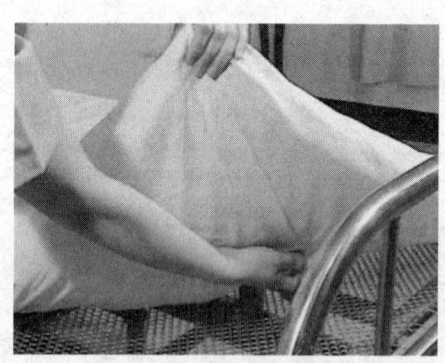 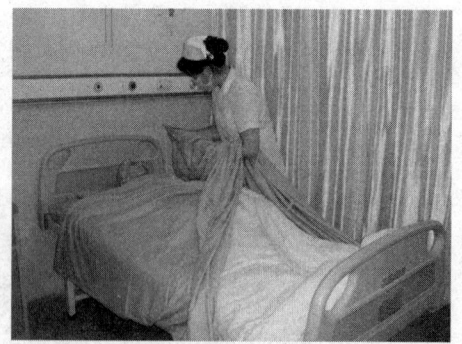

图 1-4　包床尾角　　　　　　图 1-5　套棉胎

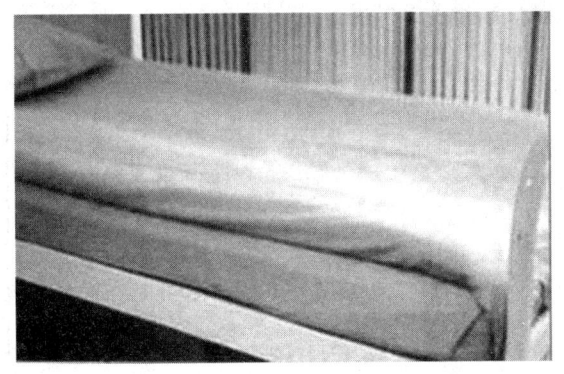
图 1-6 合格的备用床

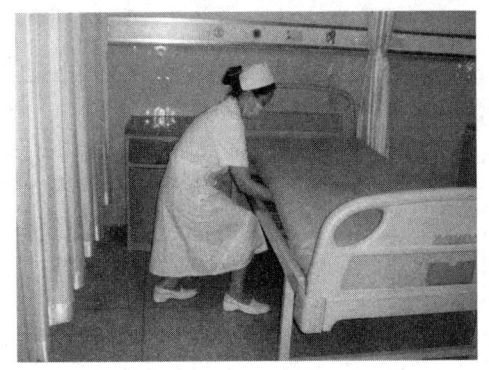
图 1-7 铺床操作姿势

临床新进展

1. 头尾床单打结铺床法　头尾床单打结铺床法是铺床时在床头/床尾把床头/床尾处的床单两角打结系紧,然后再将两侧床单边缘拉紧塞于床垫下。

2. 罩式床单　卡罩式床单是将床单按照床垫大小做成罩形,四角下端安置4条弹力带,使床单牢牢地套在床垫上。

3. 防止棉胎与被套分离的方法　将被套头端内侧左、中、右缝上三根带子,在棉胎与其相对应的位置上也缝三根带子。套被套时先将被套的三根带子与相对应的棉胎带子分别系好,然后再铺平棉胎,拉平被套。

操作考核评分标准

1. 考核要求
(1) 分值:100分。
(2) 考核时间:5分钟。

2. 出现以下情况之一,本题按零分计
(1) 大单、被套叠法错误,严重影响操作。
(2) 物品放置顺序混乱,严重影响操作。
(3) 操作不熟练,超过规定时间5分钟以上。

3. 有创新　不违反操作原则,能提高操作质量、缩短操作时间,加5分。该创新处与操作评分标准不一致时不扣分。

4. 操作评分　见表1。

表 1 铺备用床(被套式)操作评分表

班级：   姓名：

项目		分值	扣分	操作内容
准备 (20分)	护士准备	2 1 1 1		仪表端庄,衣帽整洁,符合要求 修剪指甲,洗手 戴口罩 语言柔和,态度和蔼
	用物准备	5 2		备齐用物,携至床边(少一项扣1分,扣完为止,不倒扣分) 摆放有序
	环境准备	5 3		评估病室内有无病人正在进行治疗、护理或进餐 向同室病人解释
操作 (65分)	检查调整	2		检查调整病床、床单位及床旁设施
	移开桌椅	2 2		移床旁桌离床约20 cm 移椅至床尾正中,距床约15 cm
	摆放清洁用物	5		按使用顺序将清洁用物放于床旁椅上(从上到下依次为床褥、大单、被套、棉胎或毛毯、枕套、枕芯)
	翻转床垫	2		翻转床垫(纵翻或横翻),使床垫上缘紧靠床头
	铺床褥	2		将床褥齐床头平铺于床垫上
	铺大单	2 3 4 4 4 4		大单放置正确 展开大单方法正确 操作顺序正确 大单中线正 床角紧绷、平整 床面无皱褶
	铺盖被 (被套"S"式)	2 3 4 4 4 4 4		被套放置正确 展开被套方法正确 操作顺序正确 被套中线正 被头齐床头,被头充实 被筒两侧齐床沿,被套尾端平整、美观 被套内外无皱褶
	套枕套	2 2		外观平整,四角充实,中线正 开口背门
整理 (5分)	清理	1 1		移回床旁桌、椅 整理床单位
	致谢	1		语言柔和
	处置用物	1		按规定分类处置用物
	洗手	1		按规定洗手
评价 (10分)	总体评价	1 2 3 2 2		态度认真 操作熟练、规范 动作轻稳,无多余动作 无明显尘埃飞扬 在规定时间内完成操作(每超1分钟扣0.5分)
累计得分：				考核者签名：

(刘 莉)

实训 2　铺暂空床(被套式)

实　训　要　求

1. 明确铺暂空床的目的和注意事项。
2. 正确、熟练地实施暂空床铺床法,做到动作轻稳、姿势优美,省时省力。
3. 所铺床铺安全、实用、舒适、耐用、美观。方便病人使用,满足病人休息需要。

实　训　要　点

一、目的

保持病室整洁,方便入院病人或暂时离床病人使用。

二、适用范围

常用于新病人、暂时离床病人。

三、用物

除备用床用物外,必要时还应备橡胶单及中单。

四、操作流程

【案例】21床病人,章俊英,女,67岁,现在去B超室做检查。请问:护士该如何整理该病人的床单位?

【护士准备】仪表端庄,衣帽整洁,修剪指甲,洗手,戴口罩。
【用物准备】酌情备齐用物,将用物按使用顺序放在治疗车上携至床旁。
【环境准备】

评估　评估病室内其他病人是否在进行治疗、护理或进餐,若同室病人正在治疗、护理或进餐应暂停整理床单位。

告知　向同室病人进行解释。

护士:"各位病友,你们好!我是21床的床位护士,我叫×××,现在21床病人去做检查了,为了保持病室清洁整齐,我现在把21床整理一下,行吗?"
众病人:"行。"

【检查调整】

（1）检查床基是否牢固，并按要求进行整理。

（2）检查大单是否扎紧、有无皱褶、中线是否正，并按要求进行整理。

（3）检查被头是否充实，被套中线是否正，被筒两侧是否齐床沿，被套尾端是否平整塞于床垫下，被套内外有无皱褶，并按要求进行整理。

【折被】将盖被扇形三折于床尾，或将盖被头端向内折 1/4，然后扇形三折于床尾，并使之平齐。

【清理】整理床单位。

【致谢】

> 护士："各位病友，我已经把 21 床整理好了，谢谢你们的合作！"
>
> 众病人："不用谢！"

【处置用物】按《医院感染管理办法》有关规定，分类处置用物。

【洗手】按有关规定洗手。

注 意 事 项

1. 同"铺备用床（被套式）"。

2. 根据病情需要铺橡胶单和中单于适当的位置，以保护大单、床褥免受污染。若将橡胶单和中单置于床中部，其上缘应距床头 45～50 cm，中线与床中线对齐，近侧下垂部分一起平整地塞入床垫下；转至对侧，同法铺好对侧下垂部分。

3. 床单位平整、美观、实用，便于病人使用。

图解实训要点

铺暂空床（被套式）相关操作示例如图 2-1、图 2-2 所示。

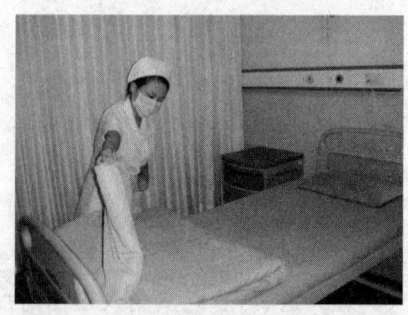

图 2-1　盖被扇形三折于床尾

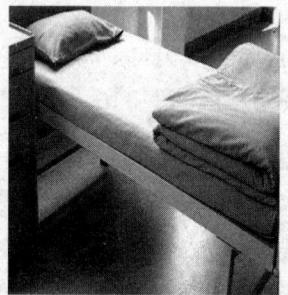

图 2-2　合格的暂空床

操作考核评分标准

1. 考核要求

（1）分值：100 分。

(2) 考核时间:3 分钟。

2. **出现以下情况本题按零分计** 操作不熟练,超过规定时间 2 分钟以上。

3. **有创新** 不违反操作原则,能提高操作质量、缩短操作时间,加 5 分。该创新处与操作评分标准不一致时不扣分。

4. **操作评分** 见表 2。

表 2 铺暂空床(被套式)操作评分表

班级:　　　　　　　　　　　　　　　　　　　　　　　姓名:

项目		分值	扣分	操作内容
准备 (20 分)	护士准备	2 1 1 1		仪表端庄,衣帽整洁,符合要求 修剪指甲,洗手 戴口罩 语言柔和,态度和蔼
	用物准备	5 2		备齐用物,酌情备橡胶单、中单等(少一项扣 1 分,扣完为止,不倒扣分) 摆放妥当
	环境准备	5 3		评估病室内有无病人正在进行治疗、护理或进餐 向同室病人解释
操作 (65 分)	检查调整	4 4 4 4 4 4 4		查床基是否牢固,并按要求进行整理 查大单是否平整,并按要求进行整理 查中线是否对齐,并按要求进行整理 查被头是否充实,被套中线是否正,并按要求进行整理 查被筒两侧是否齐床沿,并按要求进行整理 查被套尾端是否平整塞于床垫下,并按要求进行整理 查被套内外有无皱褶,并按要求进行整理
	折被	5 5 5 5		盖被折叠正确 被套内外无皱褶 中线正 边缘平齐
	铺橡胶单 和中单	5 4 4 4		能结合病情选择橡胶单和中单数量 铺放位置正确 平整 橡胶单无外露
整理 (5 分)	清理	1		整理床单位
	致谢	1		语言柔和
	处置用物	2		酌情按规定分类处置用物
	洗手	1		按有关规定洗手
评价 (10 分)	总体评价	1 2 3 2 2		态度认真 操作熟练、规范 动作轻稳,无多余动作 无明显尘埃飞扬 在规定时间内完成操作(每超 1 分钟扣 0.5 分)
累计得分:				考核者签名:

(刘　莉)

实训 3 铺麻醉床(被套式)

实 训 要 求

1. 明确铺麻醉床的目的和注意事项。
2. 所准备的麻醉盘内抢救、护理物品齐全,保证病人能得到及时抢救和护理。
3. 正确折叠各单,用物摆放合理有序。
4. 正确、熟练地实施麻醉床(被套式)铺床法,做到动作轻稳、姿势优美,省时省力。
5. 所铺床铺美观、实用、耐用、舒适、安全。
6. 掌握铺备用床、暂空床、麻醉床的目的及操作中的异同。

实 训 要 点

一、目的

1. 便于接收和护理麻醉手术后的病人。
2. 保护床上用物不被血液、呕吐物等污染。
3. 使病人安全、舒适,预防并发症。

二、适用范围

常用于麻醉手术后的病人。

三、用物

1. 床、床垫、床褥、大单、被套、棉胎或毛毯、枕套、枕芯,酌情准备橡胶单和中单各2条。
2. 麻醉护理盘。
(1) 治疗巾内放置:开口器、压舌板、舌钳、牙垫、通气导管、治疗碗、镊子、吸氧导管、吸痰导管和纱布数块。
(2) 治疗巾外放置:血压计、听诊器、护理记录单和笔、弯盘、棉签、胶布、手电筒、别针等。
3. 必要时备输液架、吸痰器、氧气筒、胃肠减压器、气管切开包、热水袋、毛毯等。

四、操作流程

【案例】31床病人,王明志,男,43岁,定于今天上午在全麻下行腹腔镜胆囊切除术。请问:病人进入手术室后,护士该如何准备床单位?

【护士准备】仪表端庄,衣帽整洁,修剪指甲,洗手,戴口罩。

【用物准备】

|评估| 评估病人的诊断、病情、手术名称、麻醉方式、术后需要的抢救或治疗物品等。

|准备| 在治疗室备齐用物,将用物按使用顺序放在治疗车上携至床旁。

【环境准备】

|评估| 评估病室内其他病人是否正在进行治疗、护理或进餐,若同室病人正在治疗、护理或进餐应暂停铺床。

|告知| 向同室病人进行解释。

> 护士:"大家好!我是31床的床位护士,我叫×××,现在31床病人去手术室做手术了,为了保持病室清洁整齐,方便病人术后入住,我现在要重新铺31床,行吗?"
> 众病人:"行。"
> 护士:"铺床时病室内可能会有一些灰尘,请能下床活动的病人暂时到病室外活动,请不能下床的病人轻轻掩着口鼻,好吗?"
> 众病人:"好。"

【检查调整】

(1) 固定床脚轮,摇平床,调整床的高度。

(2) 检查床单位是否完好,必要时予以调整。

(3) 检查床旁呼叫系统、供氧管道、负压吸引管道是否完好、通畅等,必要时予以调整。

【移开桌椅】移开床旁桌,距床约20 cm;移床旁椅至床尾正中,距床尾约15 cm。

【拆除污单】拆除原有枕套、被套、大单等,将各污单放入污衣袋内或治疗车下层。

【洗手】按有关规定洗手。

【摆放清洁用物】按使用顺序将清洁用物放于床尾椅上。从上到下依次为大单、橡胶单、中单、被套、棉胎或毛毯、枕套、枕芯。

【整理床垫、床褥】扫净床褥,三折或四折床褥放于床尾椅上的铺床用物上面。检查床垫,必要时翻转床垫,铺床褥于床垫上。

【铺大单】同"铺备用床(被套式)",铺好近侧大单。

【铺橡胶单、中单】

(1) 将一块橡胶单及中单铺于床中部,使其上缘距床头45~50 cm,中线与床中线对齐。

(2) 将另一块橡胶单和中单铺于床头,使其上缘平齐床头,下缘压在中部橡胶单和中单上,中线对齐。

(3) 近侧下垂边缘部分一并塞入床垫下。

【铺对侧各单】转至对侧,同上法逐层铺好大单、橡胶单和中单。

【铺盖被(被套"S"式)】

(1) 同"铺备用床(被套式)",上端齐床头,两侧边缘内折与床沿齐,注意被尾向内折叠与床尾齐(不塞入床垫下)。

(2) 将盖被扇形三折叠于一侧床边,开口向门。

【套枕套】使枕头平整、四角充实,拍松枕芯,将枕横立于床头,开口背门。

【移回桌椅】轻轻移回床旁桌,将床旁椅放于折放盖被侧的床尾。

【放置用物】将麻醉护理盘置于床旁桌上,其他用物按需放置。

【致谢】

> 护士:"各位病友,我已经把31床铺好了,谢谢你们的合作!"
> 众病人:"不用谢!"

【处置用物】按《医院感染管理办法》有关规定,分类处置用物。

【洗手】按有关规定洗手。

注意事项

1. 同"铺备用床(被套式)"。
2. 铺麻醉床时要更换洁净的大单、中单、被套、枕套。
3. 根据手术部位决定铺中单的位置。中单要遮盖橡胶单,避免橡胶单与病人皮肤直接接触。
4. 麻醉盘及其他用物应根据病人情况按需备齐,保证病人能得到及时的抢救和护理。

图解实训要点

铺麻醉床(被套式)相关用物及操作示例如图3-1至图3-6所示。

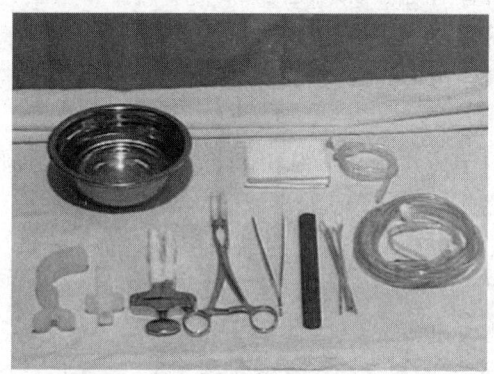

图3-1 治疗巾内放置的物品

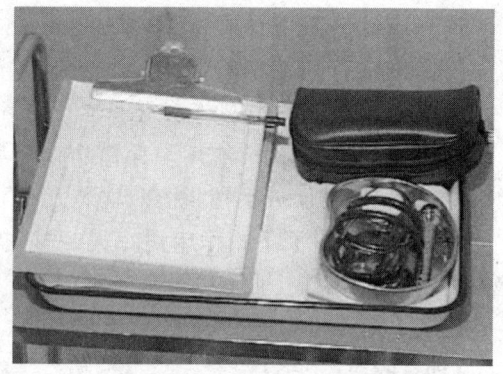

图3-2 治疗巾外放置的物品

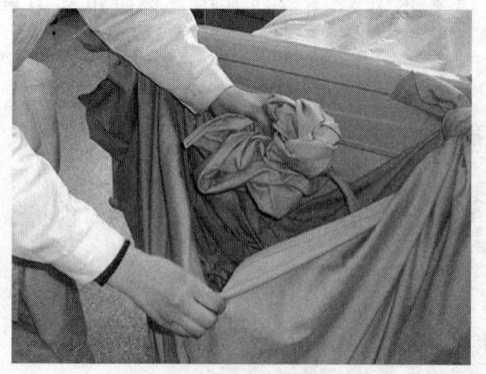

图3-3 污单放入污物袋内

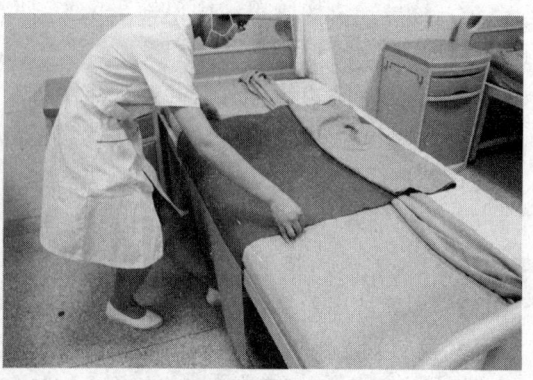

图3-4 中部橡胶单铺放位置

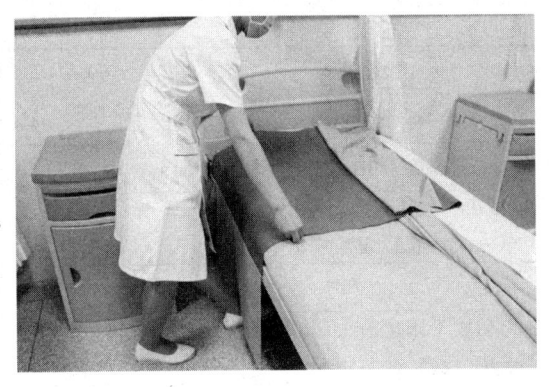

图 3-5 床头橡胶单铺放位置

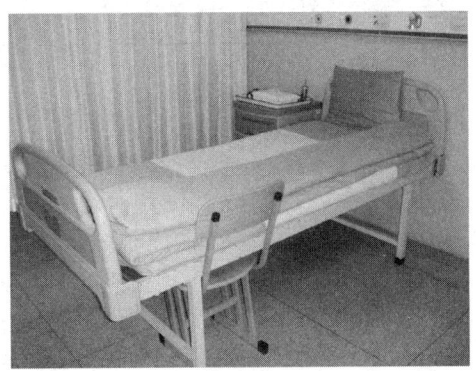

图 3-6 盖被扇形三折叠于一侧床边

操作考核评分标准

1. **考核要求**
(1) 分值：100 分。
(2) 考核时间：8 分钟。

2. **出现以下情况之一,本题按零分计**
(1) 大单、被套叠法错误,严重影响操作。
(2) 物品放置顺序混乱,严重影响操作。
(3) 操作不熟练,超过规定时间 5 分钟及以上。

3. **有创新** 不违反操作原则,能提高操作质量、缩短操作时间,加 5 分。该创新处与操作评分标准不一致时不扣分。

4. **操作评分** 见表 3。

表 3 铺麻醉床(被套式)操作评分表

班级：　　　　　　　　　　　　　　　　　　　　　　　　　　　　姓名：

	项目	分值	扣分	操作内容
准备(20分)	护士准备	2 1 1 1		仪表端庄,衣帽整洁,符合要求 修剪指甲,洗手 戴口罩 语言柔和,态度和蔼
	用物准备	5 2		备齐用物,携至床边(少一项扣1分,扣完为止,不倒扣分) 摆放妥当
	环境准备	2 3 3		评估病室内有无病人正在进行治疗、护理或进餐 评估床旁设施 向同室病人解释

续表

项目		分值	扣分	操作内容
操作 (65分)	检查调整	2		检查调整病床、床单位及床旁设施
	移开桌椅	2		移床旁桌离床约20 cm；移椅至床尾正中，距床约15 cm
	拆除污单	2		拆单动作轻，肢体幅度小
		2		将污枕套、被套、大单放入污衣袋或治疗车下层
	洗手	1		按有关规定洗手
	摆放清洁用物	5		按使用顺序将清洁用物放于床尾椅上（从上到下依次为大单、橡胶单、中单、被套、棉胎或毛毯、枕套、枕芯）
	整理床垫、床褥	1		清扫、叠放床褥
		1		检查床垫，翻垫动作轻，肢体幅度小
		1		铺床褥
	铺大单	2		大单放置正确，展开大单方法正确
		4		操作顺序正确
		4		大单中线正
		4		床角紧、美
		4		床面无皱褶
	铺橡胶单、中单	2		位置正确，中单完全遮盖橡胶单
	铺盖被 （被套"S"式）	2		被套放置正确，展开被套方法正确
		4		操作顺序正确
		4		被套中线正
		4		被头齐床头，被头充实
		4		被筒两侧齐床沿，被套尾端向内折叠与床尾齐，不塞入床垫下
		4		盖被扇形三折叠于一侧床边，开口向门
		4		被套内外无皱褶
	套枕套	1		外观平整，四角充实，中线正
		1		横立于床头，开口背门
整理 (5分)	清理	1		移回床旁桌、椅，整理床单位
		2		备齐麻醉后护理用物，麻醉盘放置位置正确
	致谢	0.5		语言柔和
	处置用物	1		按规定分类处置用物
	洗手	0.5		按有关规定洗手
评价 (10分)	总体评价	1		态度认真
		2		操作熟练、规范
		3		动作轻柔，无多余动作
		2		无明显尘埃飞扬
		2		在规定时间内完成操作（每超1分钟扣0.5分）
累计得分：				考核者签名：

（刘 莉）

实训 4　卧床病人侧卧换单法(被套式)

实训要求

1. 明确卧床病人侧卧换单法(被套式)的目的和注意事项。
2. 正确折叠各单,用物摆放合理有序。
3. 正确、熟练地实施卧床病人侧卧换单法(被套式),动作轻稳、姿势优美,省时省力。
4. 床铺美观、实用、耐用、舒适、安全。
5. 病人自感舒适,无皮肤损伤或坠床。
6. 能有效地观察病人病情变化。
7. 关爱病人,护患沟通有效,满足病人身心需要。

实训要点

一、目的

1. 保持病人床单位清洁,使病人感觉舒适,预防压疮等并发症。
2. 保持病室整洁美观。

二、适用范围

不能起床但能翻身侧卧的病人。

三、用物

清洁大单、中单、被套、枕套、床刷(外加微湿的扫床巾),必要时备清洁衣裤和便盆(上盖便盆巾)。

四、操作流程

【案例】5床病人,赵强,男,68岁,食管癌术后3天,留置胸腔闭式引流管和胃肠减压管。现床单、被套可见多处污迹,为了保持床单位的清洁。请问:护士应该怎样做?

【护士准备】仪表端庄,衣帽整洁,修剪指甲,洗手,戴口罩。
【病人准备】

告知　让病人及家属了解更换床单的目的、方法和注意事项,取得配合;告知病人更换床单时若有不适请告诉护士。

⎡评估⎦ 评估病人年龄、意识状态、生命体征、病情、合作程度、皮肤、导管、伤口等情况,了解病人有无排便等其他需要。

> 护士:"赵大爷,您好!伤口还疼吗?让我看看您的伤口,可以吗?(护士检查伤口处敷料)赵大爷,您伤口处的敷料很干净,导管固定的也很好。"
> 病人:"医生说我的伤口恢复得不错。"
> 护士:"是啊,您不仅伤口恢复得很好,气色也很不错噢。您的床单、被套用了好几天了,现在上面有不少污迹,我给您更换一套干净的,好吗?"
> 病人:"好啊,但是医生说我现在还不能下床,怎么换床单呢?"
> 护士:"别担心,您不需要下床,只要在床上配合我就行了,操作过程中我会随时告诉您该怎么做。"
> 病人:"好的,谢谢。"
> 护士:"您需要用便盆吗?"
> 病人:"不需要了。"
> 护士(评估病人情况):"赵大爷,我去准备一下物品,马上过来给您换床单。"
> 病人:"好的。"

【用物准备】备齐用物,携至床旁。

【环境准备】

⎡评估⎦ 评估病室内其他病人是否正在进行治疗、护理或进餐,若同室病人正在治疗、护理或进餐应暂停铺床。

⎡告知⎦ 向同室病人进行解释。

> 护士:"5床病人的病友们,你们好!我是5床的床位护士,我叫×××,现在我要给5床病人更换床单,行吗?"
> 众病人:"行。"
> 护士:"换床单时病室内可能有一些灰尘飞扬,请能下床活动的病人暂时到病室外活动,请不能下床的病人轻轻掩着口鼻,好吗?"
> 众病人:"好。"

⎡保暖⎦ 酌情关闭门窗,注意保暖。

【检查调整】检查病床、床单位、床旁设施,酌情进行调整。病人病情许可时,放平床头和床尾支架。

【移开桌椅】移开床旁桌,距床约20 cm;移床旁椅至床尾正中,距床尾约15 cm。

【摆放清洁用物】用物按使用顺序放于床尾椅上。从上到下依次为大单、中单、被套、枕套等。

【协助翻身】

(1) 必要时夹紧导管,移动、摆放、固定导管。

(2) 松开床尾盖被,枕移向对侧置于病人头下。

(3) 一手扶病人肩,一手扶病人膝部轻推,使其转身背对护士侧卧,遮盖好病人。必要时用床档保护病人。

> 护士:"赵大爷,请您先把双手交叉放在胸前,两腿屈曲,然后我来协助您转向左侧,可以吗?"
> 病人:"可以,是这样吗?"
> 护士:"是的,很好。请您随着我的动作轻轻翻个身、背对我侧卧。别担心,不会压到引流管的。"

【拆单、扫床】
(1) 从床头至床尾松开近侧各层床单,将污中单污染面向内卷入病人身下。
(2) 扫净橡胶单上的碎屑后,将橡胶中单搭在病人身上。
(3) 将污大单污染面向内卷入病人身下,从床头至床尾扫净床褥上的碎屑。

【铺清洁大单】将清洁大单的中线和床的中线对齐,正面向上,将近侧半幅大单展开,另半幅正面向内翻卷塞于病人的身下,按铺床法包折床角,铺平大单。

【铺橡胶单、中单】放平橡胶单,铺上清洁中单,中线对齐,展开近侧半幅,另半幅正面向内翻卷塞于病人身下,将橡胶单、中单展平拉紧一并塞入床垫下。

【协助翻身】妥善安置引流管,移枕至近侧,协助病人翻身,面向护士侧卧。

> 护士:"赵大爷,您现在感觉如何?有没有觉得哪里不舒服?"
> 病人:"感觉还好。"
> 护士:"现在我帮您再翻个身,面朝我侧卧,好吗?"
> 病人:"好。"

【撤单、扫床】
(1) 转至对侧,松开各单,将污中单卷至床尾,扫净橡胶单上的碎屑后,搭于病人身上。
(2) 将污大单由床头卷至床尾,与污中单一并放入治疗车下层或污衣袋内。
(3) 扫净床褥上的碎屑。
(4) 从病人身下取出清洁大单,展平、拉紧、铺好。
(5) 铺好橡胶单和中单。

【安置病人】协助病人平卧,将枕头置于病人头下。

> 护士:"赵大爷,我已经给您换上了干净的床单了,现在我给您换被套,好吗?"
> 病人:"好,谢谢!"

【更换被套(被套"S"式)】

|铺被套| 铺清洁被套于盖被上。

|折叠棉胎| 打开污被套开口处,将棉胎或毛毯一侧纵行向上折叠1/3;同法折叠对侧棉胎或毛毯。

|拉出棉胎| 手持棉胎或毛毯前端,呈"S"形折叠拉出,放于清洁被套内。

|套被套| 同"铺备用床(被套式)"法套好被套。

|撤出污被套| 撤出污被套放入治疗车下层或污衣袋内。

整理盖被　将盖被两侧边缘向内折叠与床沿平齐,尾端塞于床垫下或内折与床尾平齐。盖被应平整、美观,盖被中线与床中线对齐。

【更换枕套】取出枕头,更换枕套,拍松枕头,置于病人头下。

【观察】观察病人面色、神志、生命体征及病情变化情况,观察引流管及伤口情况,询问病人感受。

> 护士:"赵大爷,床单、被套、枕套都已经换过了,您感觉舒服吗?"
> 病人:"非常舒服,谢谢你啦!"
> 护士:"不客气,这也多亏了您的积极配合啊。现在引流管及伤口都没有问题。请您平时翻身的时候动作幅度不要太大,以免引流管脱落。"
> 病人:"好的。"
> 护士:"谢谢您的配合。"

【移回桌椅】将床旁桌、椅轻轻移回原处。

【整理】酌情支起床头、床尾支架,协助病人取舒适体位,整理床单位,酌情开门窗通风换气。

【致谢】

> 护士:"赵大爷,您还有什么需要吗?"
> 病人:"没有。"
> 护士:"请您好好休息,我会经常来看您的。如有需要,您可以按床头铃,床头铃按钮放在您的枕头旁边了。"
> 病人:"好的。"
> 护士:"谢谢您的配合!"

【处置用物】按《医院感染管理办法》有关规定,分类处置用物。

【洗手】按有关规定洗手。

注意事项

1. 同"铺备用床(被套式)"。
2. 操作中注意与病人交流,随时观察病人反应,发现异常,立即停止操作。
3. 注意保证病人安全、舒适,必要时使用床档。注意保暖,避免病人受凉。
4. 从床头至床尾拆单、撤单、清扫、铺单。
5. 污单面向上,内卷撤出。操作轻柔,动作幅度要小,尽量避免尘埃飞扬。
6. 不能将污单放在床旁桌、椅子或地面上。

图解实训要点

卧床病人侧卧换单法(被套式)相关操作示例如图4-1、图4-2所示。

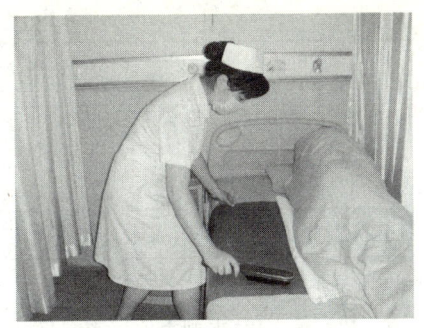
图4-1 病人背对护士侧卧

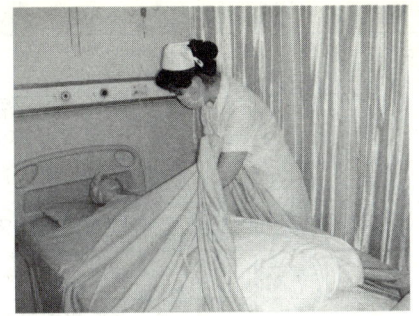
图4-2 拉出棉胎放入清洁被套内

临床新进展

物品准备时备套好清洁被套的棉被一床。减少因在病人身上套被套时所致的病房内灰尘飞扬,减轻病人的不适,防止引流管脱落。

操作考核评分标准

1. 考核要求
(1) 分值:100分。
(2) 考核时间:12分钟。
2. 出现以下情况之一,本题按零分计
(1) 大单被套叠法错误,严重影响操作。
(2) 物品放置顺序混乱,严重影响操作。
(3) 因操作不当导致病人不安全或受凉或病情加重。
(4) 操作不熟练,超过规定时间5分钟及以上。
3. 有创新　不违反操作原则,能提高操作质量、缩短操作时间,加5分。该创新处与操作评分标准不一致时不扣分。
4. 操作评分　见表4。

表4　卧床病人侧卧换单法(被套式)操作评分表

班级:　　　　　　　　　　　　　　　　　　　　　　　　姓名:

项目		分值	扣分	操作内容
准备 (20分)	护士准备	2 1 1 1		仪表端庄,衣帽整洁,符合要求 修剪指甲,洗手 戴口罩 语言柔和,态度和蔼
	病人准备	2 2 2		核对病人 向病人及家属解释 评估病人,了解病人需求,酌情使用便盆
	用物准备	2 2		备齐用物,携至床边(少一项扣1分,扣完为止,不倒扣分) 摆放妥当

续表

项目		分值	扣分	操作内容
准备 (20分)	环境准备	2 2 1		评估病室内有无病人正在进行治疗、护理或进餐 向同室病人解释 酌情关闭门窗
操作 (65分)	检查调整	2		检查调整病床、床单位及床旁设施,酌情放平病人床头和床尾支架
	移开桌椅	2		移床旁桌离床约20 cm;移椅至床尾正中,距床尾约15 cm
	摆放清洁用物	4		按使用顺序将清洁用物放于床尾椅上(从上到下依次为大单、中单、被套、枕套)
	协助翻身	2		协助病人侧卧,背向护士,妥善处理导管,保证病人安全
	拆单、扫床	3 2		拆单顺序正确、手法正确 清扫橡胶单、床褥
	更换大单、中单	4 3 3 3 3		大单、中单、橡胶单放置正确、铺法正确 操作顺序正确 大单中线正 床角紧、美 床面无皱褶
	协助翻身	2		协助病人侧卧,面向护士,妥善处理导管,保证病人安全
	撤单、扫床,铺大单、中单	1 1 2		撤单顺序正确、手法正确 污单放置位置正确 大单、中单铺法正确,床面无皱褶
	安置病人	1		协助病人平卧,将枕头置于病人头下
	更换被套 (被套"S"式)	2 3 3 3 3 2 2		被套放置正确、展开正确 棉胎或毛毯取出、放入、展开手法正确,系带 被套中线正,被头齐床头 被筒两侧齐床沿,被头棉胎或毛毯充实 被套内外无皱褶 撤出被套手法正确 污被套放置位置正确
	更换枕套	2 2		外观平整,四角充实,中线正 开口背门
	观察	5		病人面色、神志、生命体征、病情变化、导管等情况
整理 (5分)	清理	1 1		协助病人取舒适体位 移回床旁桌椅,酌情开门窗
	致谢	0.5		语言柔和
	处置用物	2		按规定分类处置用物
	洗手	0.5		按有关规定洗手
评价 (10分)	总体评价	2 2 2 2 2		态度认真,护患沟通有效 操作熟练、规范,操作中体现对病人的关心 动作轻柔,无多余动作 无明显尘埃飞扬 在规定时间内完成操作(每超1分钟扣0.5分)
累计得分:				考核者签名:

(刘 莉)

实训 5　轮椅运送法

实 训 要 求

1. 正确运用人体力学原理进行操作。
2. 正确评估病人情况,充分解释,取得配合。
3. 保证病人安全、舒适,无意外发生。
4. 注意护患交流,随时了解病人情况。
5. 运送过程中,密切观察病人病情变化,发现有异常应及时通知医师并处理。

实 训 要 点

一、目的

1. 运送不能行走但能坐起的病人入院、出院、检查、治疗及室外活动。
2. 协助病人活动,以促进病人血液循环及体力恢复。

二、适用范围

1. 能坐起但不能行走的病人。
2. 体质虚弱、活动能力下降的病人。

三、用物

1. 轮椅。必要时备软枕。
2. 根据室外温度情况备外衣或毛毯、别针。

四、操作流程

【案例】10床病人,韩梅梅,女,19岁,腹部手术后一周,能坐起,但不能自行下床活动,经医生同意病人可以到室外活动。请问:护士该如何协助病人外出?

【护士准备】仪表端庄,衣帽整洁,修剪指甲,洗手。
【病人准备】
告知　告知病人和病人家属运送的步骤和注意事项,取得配合;告知病人在运送过程中若有不适请告诉护士。
评估　评估病人的年龄、体重、病情、病变部位与躯体活动能力,病人对轮椅运送技术的认识、心理状态、理解合作程度等。

> 护士:"小韩,您好,我准备协助您到花园庭院转一转,呼吸点新鲜空气。根据您现在的情况需要使用轮椅,您能配合吗?"
> 病人:"能。"
> 护士:"现在您需要排便吗?如果需要请先排便。我去准备一下用物,马上过来。"
> 病人:"好的。"

【用物准备】仔细检查轮椅的车轮、椅座、椅背、脚踏板及刹车等各部件的性能,以保证安全;酌情备毛毯、别针、软枕。

【环境准备】环境整洁、宽敞、无障碍物,地面防滑。

【移动前准备】安置好病人身上的各种导管,移开床旁椅。

【协助病人坐入轮椅】

|摆放轮椅| 使轮椅靠背与床尾平齐,面向床头,制动刹车,翻起脚踏板。

|铺毛毯| 将毛毯单层的两边平均直铺在轮椅上,使毛毯上端高过病人颈部约15 cm。妥善安置引流管。

|坐床沿| 扶病人坐起,协助其坐于床沿,嘱病人以手掌撑于床面维持坐姿,协助病人穿衣及鞋袜。

|坐入轮椅| 面对病人双脚分开站立。双手环抱病人腰部,请病人把两手放在护士肩上扶好,协助病人缓慢向轮椅移动,协助病人坐入轮椅。

> 护士:"小韩,我现在协助您坐入轮椅,好吗?"
> 病人:"好的。"
> 护士:"我现在要扶您上轮椅,请您把两手放在我肩上扶好。"
> 病人:"好。"

【准备推送】

|调整坐姿| 翻下脚踏板,在脚踏板上垫软枕,将病人双脚置于脚踏板上。

> 护士:"小韩,请您把脚抬高一点,我给您垫一个软枕,这样会舒服一点,好吗?"
> 病人:"好的,抬这么高可以吗?"
> 护士:"可以了。请您扶好轮椅扶手,头尽量抬起来,身体尽量向后靠,坐稳了。不要自己站起来或自己下轮椅,这样不安全,若有需要请告诉我,我会帮助您的。"
> 病人:"好的,我知道了。"

|保暖|

(1) 将毛毯上端的边缘反折约10 cm围在病人颈部,用别针固定,并用毛毯围裹病人两臂做成两个袖筒,各用一个别针在其腕部固定。

(2) 用毛毯围好病人上身,并将病人双下肢和两脚包裹在毛毯内。

> 护士:"小韩,您现在觉得怎么样,冷吗?"
> 病人:"不冷,挺好的。"

|整理| 移回床旁椅,整理床单位,铺暂空床。

【推送】

(1) 松刹车,嘱病人注意安全。

> 护士:"小韩,我现在推您出门,请您尽量向后靠,以免跌倒。途中若有不适请及时告诉我,好吗?"
> 病人:"好的。"

(2) 推送病人至目的地,完毕后推回病房。

【观察病人】观察病人并询问有无不适。

【移回病床】

|移开床旁椅| 轻轻移开床旁椅。

|摆放轮椅| 轮椅靠背与床尾平齐,面向床头,制动刹车,翻起脚踏板。

|坐床沿| 面对病人,两腿前后分开,屈膝屈髋,两手置于病人腰部,请病人把两手放在护士肩上扶好,协助病人站立,并坐于床沿。

> 护士:"小韩,现在我协助您回病床,您像刚才一样配合我,好吗?"
> 病人:"好的。"
> 护士:"请您把双手放在我肩上。"
> 病人:"好的。"

|协助卧床| 脱鞋袜和外衣。协助病人取舒适卧位,盖好盖被。妥善安置引流管。

【观察】观察病人,倾听病人主诉。

> 护士:"小韩,您感觉怎么样?"
> 病人:"还好。"

【整理】移回床旁椅,整理床单位。

【健康宣教】

> 护士:"小韩,今天是您术后第一次外出活动,您可能比较累,请您好好休息,如果感到不适,请按床头铃,我们也会经常来看望您的。"
> 病人:"好的。"

【致谢】

> 护士:"小韩,谢谢您的配合!"
> 病人:"不用谢!"

【处置用物】按规定分类处置用物,将轮椅、毛毯等放回原处。

【洗手】按有关规定洗手。

【记录】必要时做好记录。

注意事项

1. 保证病人安全,注意保暖。
2. 若轮椅无刹车,应由一名护士站在轮椅后面固定轮椅。
3. 过门槛时,应跷起轮椅前轮,避免过度震动。
4. 推送病人时速度要慢,并随时观察病人病情变化。
5. 推轮椅下坡时应减速,并嘱病人抓紧扶手。

图解实训要点

轮椅运送法相关操作示例如图 5-1 至图 5-7 所示。

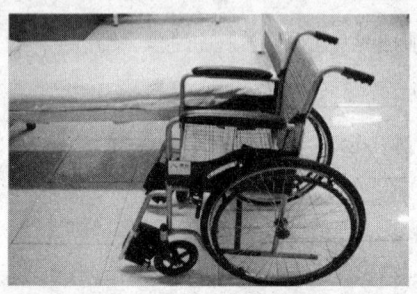

图 5-1　轮椅放置位置

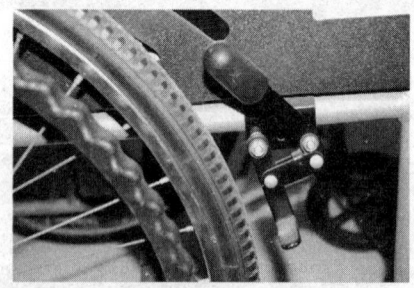

图 5-2　松开刹车

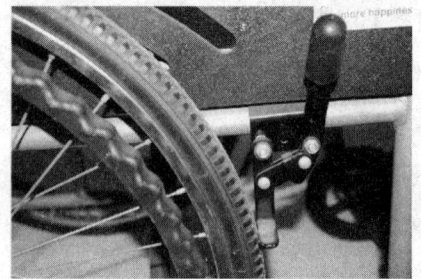

图 5-3　固定刹车

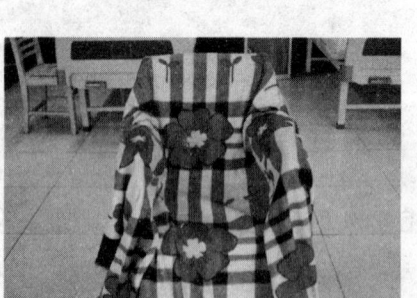

图 5-4　放置毛毯

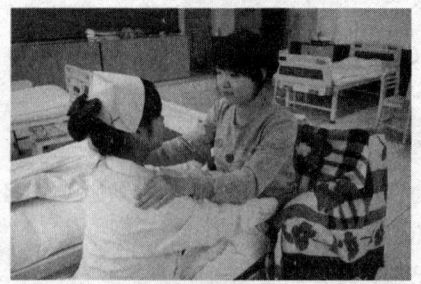

图 5-5　协助病人坐入轮椅

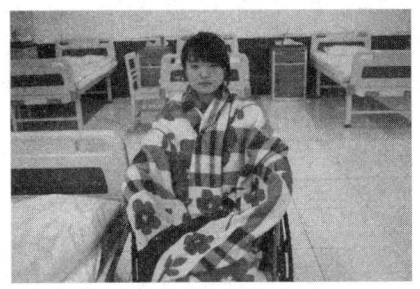 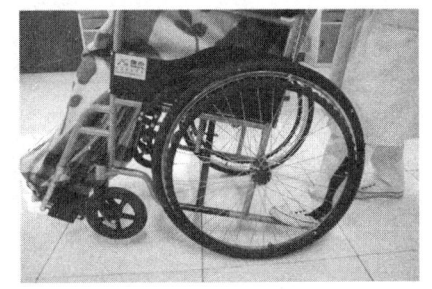

图 5-6　遮盖病人身体　　　　　图 5-7　遮盖病人双脚

临床新进展

目前临床已有如图 5-8、图 5-9 所示的新式轮椅,使得运送病人更安全,更舒适。

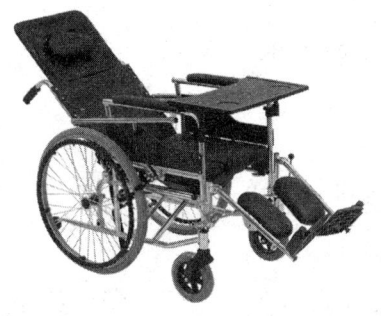 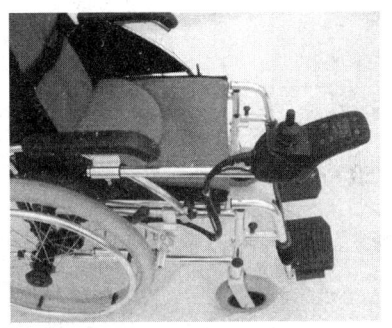

图 5-8　新式全能轮椅　　　　　图 5-9　全自动遥控轮椅

操作考核评分标准

1. **考核要求**
(1) 分值:100 分。
(2) 考核时间:5 分钟。
2. **出现以下情况之一,本题按零分计**
(1) 因操作不当导致病人不安全或受凉或病情加重。
(2) 操作不熟练,超过规定时间 3 分钟及以上。
3. **有创新**　不违反操作原则,能提高操作质量、缩短操作时间,加 5 分。该创新处与操作评分标准不一致时不扣分。
4. **评分标准**　见表 5。

表5 轮椅运送法操作评分表

班级：   姓名：

项目		分值	扣分	操作内容
准备 (20分)	护士准备	1 1 1		仪表端庄,衣帽整洁,符合要求 修剪指甲,洗手 语言柔和,态度和蔼
	病人准备	2 2 2 1		核对病人床号、姓名,进行解释,取得配合 评估病人的病情、体重与躯体活动能力 评估病人对轮椅运送技术的认识、心理状态、理解合作程度 协助排便
	用物准备	4 4		轮椅各部件性能良好 酌情备外衣或毛毯、别针,必要时备软枕(口述)。备齐用物,携至床边(少一项扣1分,扣完为止,不倒扣分)
	环境准备	2		环境整洁、宽敞、无障碍物,地面防滑
操作 (65分)	再次核对	2		核对床号、姓名
	移动前准备	4		安置导管,移开床旁桌椅
	摆放轮椅	4 4 4		使轮椅靠背与床尾平齐,面向床头 制动刹车 翻起脚踏板
	铺毛毯	2 2		将毛毯单层的两边平均直铺在轮椅上 毛毯上端高过病人颈部约15 cm
	协助病人 坐入轮椅	2 2 2 2 4		协助病人坐于床沿并嘱其维持坐姿,帮助其穿衣服及鞋袜 面对病人双脚分开站立 双手环抱病人腰部 让病人双手搭肩 扶病人缓慢坐入轮椅,保证病人安全
	调整坐姿	4 4		翻下脚踏板,将病人双脚置于脚踏板上,必要时垫软枕(口述) 嘱病人扶好扶手,尽量向后靠,坐稳
	保暖	5 2		毛毯包裹好病人的颈部、双臂、上身、下肢和双脚 别针固定
	整理	2		移回床旁椅,整理床单位,铺暂空床
	运送	2 2 2		打开刹车 匀速推行,下坡减速(可口述) 注意观察病人病情变化(口述)
	移回病床	2 2 2		移开床旁椅 正确摆放轮椅 协助病人坐床沿、脱鞋袜、外衣
	观察病人	2		观察病人并询问有无不适

续表

项目		分值	扣分	操作内容
整理 (5分)	清理	1 0.5		帮助病人取舒适卧位,盖好盖被,安置引流管 整理床单位
	健康宣教	0.5		指导病人注意休息
	致谢	0.5		语言柔和
	处置用物	1		按规定分类处置用物,将轮椅、毛毯等放回原处
	洗手	0.5		按有关规定洗手
	记录	1		必要时记录病人的病情变化
评价 (10分)	总体评价	2 2 2 2 2		态度认真,护患沟通有效 操作中体现对病人的关心 操作规范,动作轻稳、省力 运送安全、顺利 在规定时间内完成操作(每超1分钟扣0.5分)
累计得分:				考核者签名:

(左晶晶)

实训 6　平车运送法

实 训 要 求

1. 正确运用人体力学原理进行操作。
2. 正确评估病人情况，充分解释，取得配合。
3. 保证病人安全、舒适，无意外发生。
4. 注意护患交流，随时了解病人情况。
5. 多人操作时注意相互配合，协调一致。
6. 运送过程中，密切观察病人病情变化，若发现异常应及时通知医师并处理。

实 训 要 点

一、目的

运送不能起床的病人入院、做各种特殊检查、治疗、手术或转运等。

二、适用范围

1. 适用于不能坐起的病人。
2. **挪动法**　适用于病情允许、能在床上适当配合的病人。
3. **一人搬运法**　适用于小儿或体重较轻、不能自行移动的病人。
4. **两人搬运法**　适用于不能活动、体重较重的病人。
5. **三人搬运法**　适用于病情较重或不能活动、体重超重的病人。
6. **四人搬运法**　适用于颈椎、腰椎骨折的病人或病情危重的病人。

三、用物

检查单据、平车(上置垫子及枕头)；根据室外温度情况备毛毯或棉被，必要时备大单、中单等；根据病人情况准备输液架、氧气枕等。

四、操作流程

【案例】3床病人，胡彬彬，男，24岁，因腰部骨折入院，生命体征平稳，现医嘱给予腰部X线检查。请问：护士应如何运送病人去做检查？

【护士准备】仪表端庄，衣帽整洁，修剪指甲，洗手。

【病人准备】

|核对| 核对检查单据、腕带、床头卡上的床号、姓名。

|告知| 告知病人和病人家属运送的步骤及注意事项,取得配合;嘱病人排便;告知病人在运送过程中若有不适请告诉护士。

|评估| 评估病人病情、损伤部位、体重及躯体活动能力,根据病情选择正确的搬运方法(该病人应选用四人搬运法);评估病人对平车运送的认识、心理状态、合作程度等。

护士(查看床号,确认无误):"您好,3床病人,请问您叫什么名字?"

病人:"我叫胡彬彬。"

护士:"小胡,您好,您需要去做腰部的X线检查,由于您现在不方便活动,也不能坐起,由我和其他几位护士用平车运送您去做检查,好吗?"

病人:"好的,谢谢。"

护士:"您现在需要排便吗?如果需要请先排便。我去准备用物,马上过来。"

病人:"好的。"

【用物准备】仔细检查平车的性能,备齐用物,携至床边。

【环境准备】环境整洁、宽敞,地面防滑,无障碍物,便于平车通行。

【再次核对】再次查看床号,确认无误,核对检查单据、腕带、床头卡上的床号、姓名。

护士:"3床病人,胡彬彬,对吗?"

病人:"对。"

护士:"小胡,我们现在送您去做检查,行吗?"

病人:"行。"

【移动前准备】安置好病人身上的各种导管,移开床旁椅。

【移至平车】协助病人移至平车的方法共有五种,该病人由于腰椎骨折应选用四人搬运法。

a. 挪动法

|准备挪动| 将平车推至床旁,紧靠床边,大轮端靠床头,制动刹车。

|协助挪动| 松开盖被,协助病人将其上半身、臀部、下肢依次向平车挪动;病人头部卧于大轮端。

b. 一人搬运法

|准备搬运| 将床旁椅移至对侧床尾,推平车至床尾,使平车头端与床尾成钝角,制动刹车;松开盖被,协助病人穿好衣服。

|抱起病人| 移病人至近侧,护士站于床边,双脚一前一后,稍屈膝,一臂自病人腋下伸至其对侧肩外侧,一臂伸至病人对侧股下(病人双手在搬运者颈后相互握紧),抱起病人。

|移至平车| 移步走向平车,使病人平躺于平车中央,头部卧于大轮端。

c. 两人搬运法

|准备搬运| 同"一人搬运法"。

|托起病人|

(1) 甲、乙两名护士由床头按身高顺序排列站在同侧床边,高者在病人头侧,将病人双手置其胸腹间,协助其移至床沿。

(2) 甲一手臂托住病人的头、颈、肩部,另一手臂托住其腰部;乙一手臂托住病人臀部,另一手臂托住其腘窝处。

(3) 两人同时托起病人,使病人身体向护士倾斜。

|移至平车| 移步将病人轻轻放于平车上,使病人平躺于平车中央,头部卧于大轮端。

d. 三人搬运法

|准备搬运| 同"一人搬运法"。

|托起病人|

(1) 甲、乙、丙三名护士由床头按身高顺序依次站在同侧床边,高者在病人头侧将病人双手置其胸腹间,协助其移至床沿。

(2) 甲托住病人头、颈、肩及胸背部,乙托住病人腰及臀部,丙托住病人的膝部及小腿处。

(3) 一人喊口令,三人同时托起病人。

|移至平车| 移步将病人轻轻放于平车上,使病人平躺于平车中央,头部卧于大轮端。

e. 四人搬运法(帆布兜法)

|准备搬运| 同"挪动法"。

|抬起病人|

(1) 甲站于床头托住病人的头、颈、肩部,乙站于床尾托住病人的两腿,丙站于病床侧、丁站于平车侧,紧紧抓住中单四角。

(2) 一人喊口令,四人同时抬起病人。

|移至平车| 移步将病人轻轻放于平车中央,病人头部卧于大轮端。

【保暖】用毛毯或棉被包盖病人,防止受凉。

> 护士:"小胡,您现在觉得怎么样,冷吗?"
> 病人:"不冷,挺好的。"

【整理】整理床单位,铺暂空床。

【推送】松刹车,推送病人到指定地点,检查完毕推送病人返回病房。

【移回病床】

a. 挪动法

(1) 操作方法与移至平车时"准备挪动"相似,但挪动顺序为:下肢→臀部→上半身。

(2) 协助病人取舒适卧位,盖好盖被。妥善安置引流管。

b. 一人搬运法

(1) 操作方法与移至平车时"一人搬运法"相似,但搬运顺序为:平车→病床。

(2) 协助病人取舒适卧位,盖好盖被。妥善安置引流管。

c. 两人搬运法

(1) 操作方法与移至平车时"两人搬运法"相似,但搬运顺序为:平车→病床。

(2)协助病人取舒适卧位,盖好盖被。妥善安置引流管。

d. 三人搬运法

(1)操作方法与移至平车时"三人搬运法"相似,但搬运顺序为:平车→病床。

(2)协助病人取舒适卧位,盖好盖被。妥善安置引流管。

e. 四人搬运法(帆布兜法)

(1)操作方法与移至平车时"四人搬运法"相似,但搬运顺序为:平车→病床。

(2)协助病人取舒适卧位,盖好盖被。妥善安置引流管。

【观察】观察病人病情,倾听病人主诉。

> 护士:"小胡,您现在感觉怎么样?"
> 病人:"还好。"

【整理】协助病人取舒适卧位,整理床单位。

【健康宣教】

> 护士:"小胡,您刚刚外出做过检查,可能比较累,请您好好休息,如果感到不适,请按床头铃,我们也会经常来看望您的。"
> 病人:"好的。"

【致谢】

> 护士:"小胡,谢谢您的配合!"
> 病人:"不用谢!"

【处置用物】按规定分类处置用物,将平车、毛毯或棉被等放回原处。

【洗手】按有关规定洗手。

【记录】必要时做好记录。

注意事项

1. 注意不同搬运法时平车放置位置。

2. 注意护士搬运手法和位置。搬运病人时,动作宜轻稳且协调一致,尽量让病人身体靠近搬运者,达到省力目的。

3. 多人搬运病人时,高者在病人头侧,使病人头位于高位,以减轻不适。

4. 一般情况下,病人头部应卧于大轮端。推车时,护士应站在病人头侧,便于倾听病人主诉,观察病人病情变化情况。

5. 推平车上下坡时,病人头部应在高处一端。推车速度要适宜,下坡减速,确保病人安全、舒适。

6. 推车进出门时,应先将门打开,不可用车撞门,以免病人不适或损坏建筑物。

7. 若在冬季,应注意保暖,避免病人受凉。

8. 搬运骨折病人,车上需垫木板,并固定好病人骨折部位;搬运颅脑损伤、颌面外伤以及昏迷病人,应将病人头偏向一侧。

9. 病人若有输液及引流管,须保持通畅。

图解实训要点

平车运送法相关操作示例如图6-1至图6-9所示。

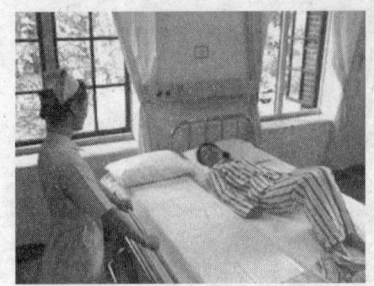

图6-1 挪动法、四人搬运法平车位置

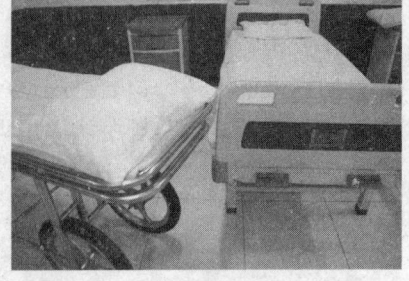

图6-2 一人、两人、三人搬运法平车位置

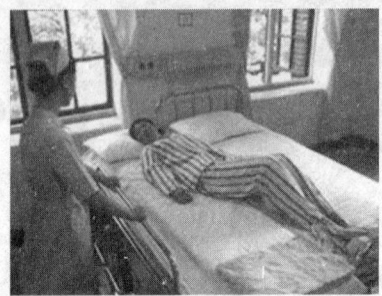

图6-3 挪动法

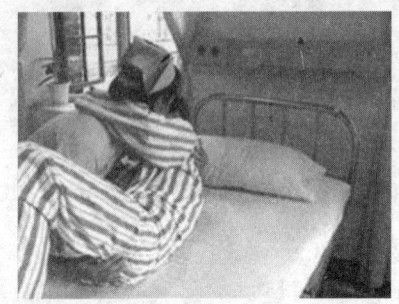

图6-4 一人搬运法

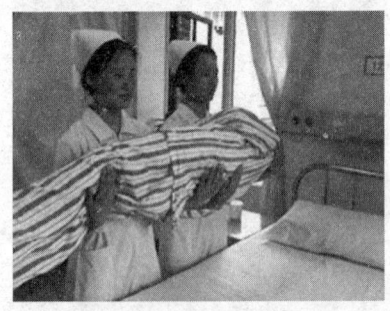

图6-5 两人搬运法

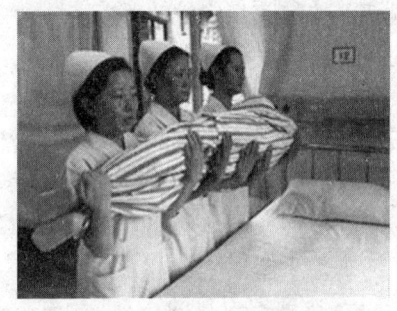

图6-6 三人搬运法

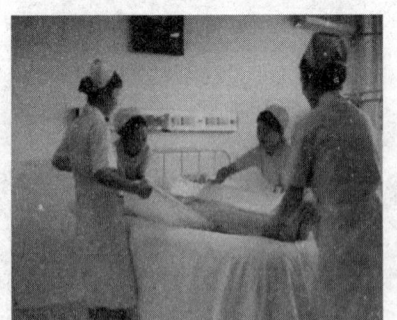

图6-7 四人搬运法

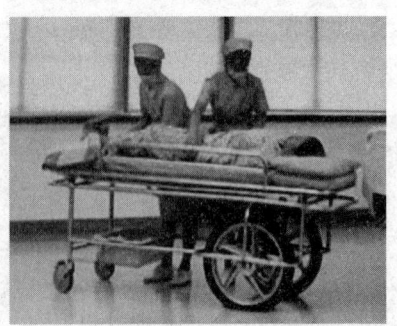

图6-8 病人头卧于大轮端

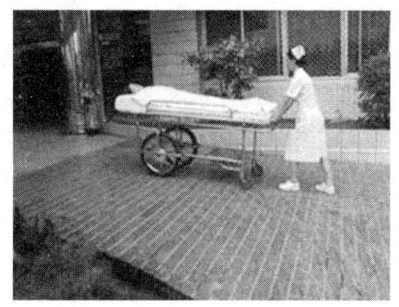

图 6-9 上下坡时病人头在高处

临床新进展

　　四人搬运法：搬运者分别站在病人的床头和床一侧，分别托住病人头颈部、肩胛部、腰部、臀部、膝部和小腿，同时用力抬起病人，使病人的身体稍向护士倾斜，再移步把病人放在平车上。如图 6-10、图 6-11 所示。

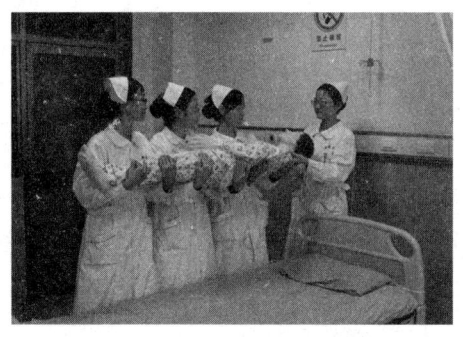　　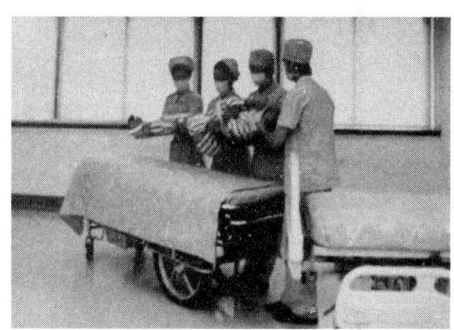

图 6-10 四人站在床头和床一侧　　　　图 6-11 把病人放在平车上

操作考核评分标准

1. **考核要求**
(1) 分值：100 分。
(2) 考核时间：12 分钟。

2. **出现以下情况之一，本题按零分计**
(1) 搬运过程中发生病人滑落等意外。
(2) 操作不熟练，超过规定时间 3 分钟及以上。

3. **有创新**　不违反操作原则，能提高操作质量、缩短操作时间，加 5 分。该创新处与操作评分标准不一致时不扣分。

4. **评分标准**　见表 6。

表6 平车运送法操作评分表

班级：　　　　　　　　　　　　　　　　　　　　　　姓名：

项目			分值	扣分	操作内容
准备 (15分)	护士准备		1		仪表端庄,衣帽整洁,符合要求
			1		修剪指甲,洗手
			1		语言柔和,态度和蔼
	病人准备		1		核对病人,进行解释,取得配合
			2		评估病人的病情、体重与躯体活动能力
			2		评估病人对平车运送技术的认识、心理状态、理解合作程度
			1		协助排便
	用物准备		2		平车各部件性能良好
			1		酌情备带套的毛毯或棉被,必要时备大单或中单
			1		根据病人情况准备输液架、氧气枕等(口述)
			1		备齐用物,携至床边(少一项扣1分,扣完为止,不倒扣分)
	环境准备		1		环境整洁、宽敞,地面防滑,无障碍物
操作 (70分)	再次核对		1		核对床号、姓名
	移动前准备		2		安置导管,移开床旁桌椅
	移至平车	挪动法	1		平车推至床旁,紧靠床边,大轮端靠床头
			1		制动刹车
			1		松开盖被,协助病人将其上半身、臀部、下肢依次向平车移动
			1		病人头部卧于大轮端
		一人搬运法	1		推平车至床尾,使平车头端与床尾成钝角
			1		制动刹车
			1		松开盖被,协助病人穿好衣服
			5		一臂自病人腋下伸至其对侧肩外侧,一臂伸至其对侧股下;病人双臂交叉握于护士颈后
			2		抱起病人,稳步移动,放置于平车
		两人搬运法	1		推平车至床尾,使平车头端与床尾成钝角
			1		制动刹车
			1		松开盖被,协助病人穿好衣服
			2		将病人双手置其胸腹间,协助病人移至床沿
			5		甲一手臂托住病人的头、颈、肩部,另一手臂托住其腰部;乙一手臂托住病人臀部,另一手臂托住其腘窝处
			2		两人同时托起,使病人身体向护士倾斜,移步放置
		三人搬运法	1		推平车至床尾,使平车头端与床尾成钝角
			1		制动刹车
			1		松开盖被,协助病人穿好衣服
			2		将病人双手置其胸腹间,协助病人移至床沿
			5		甲托住病人头、颈、肩及胸背部,乙托住病人腰及臀部,丙托住病人膝部及小腿处
			2		三人同时托起病人,移步放置

续表

项目			分值	扣分	操作内容
操作 (70分)	移至平车	四人搬运法（帆布兜法）	1 1 1 5 2		推平车紧靠床边，大轮端靠床头 制动刹车 松开盖被，协助病人穿好衣服 甲站于床头托住病人的头、颈、肩部，乙站于床尾托住病人的两腿，丙、丁两人分别站于病床及平车侧，紧紧抓住帆布中单或布中单四角 一人喊口令，四人同时抬起，移步放置
	保暖		2		毛毯或棉被包盖好病人
	整理		2		整理床单位，铺暂空床
	推行		1 1 1 1 2		打开刹车 病人头部卧于大轮端 上下坡时，病人头部应在高处一端（口述） 速度适宜，下坡减速（口述） 注意观察病人变化
	移回病床		5 2		根据不同搬运方法同法移回病床 挪动法挪回的顺序为协助病人将下肢、臀部、上半身依次向病床移动
	观察		2		观察病情，倾听病人主诉
整理 (5分)	清理		1		协助病人取舒适卧位，整理床单位
	健康宣教		1		指导病人注意休息
	致谢		0.5		语言柔和
	处置用物		1		按规定分类处置用物，将平车、毛毯或棉被等放回原处
	洗手		0.5		按有关规定洗手
	记录		1		必要时记录病人的病情变化
评价 (10分)	总体评价		2 2 2 2 2		态度认真，护患沟通有效，操作中体现对病人的关心 操作规范，动作轻稳、省力 多人合作时动作协调一致 运送安全、顺利 在规定时间内完成操作（每超1分钟扣0.5分）
累计得分：					考核者签名：

（左晶晶）

实训7 约束法

实训要求

1. 明确使用约束带的目的。
2. 了解病人病情、意识状态,是否存在意外损伤的可能。
3. 用物准备齐全,放置合理有序。
4. 能规范熟练地实施约束带的操作,动作稳重轻柔。
5. 能有效地观察病人被约束处皮肤,做好病人皮肤护理。
6. 与病人或家属做有效沟通,使其理解约束的目的;操作过程中体现爱伤观念。

实训要点

一、目的

1. 控制病人危险行为,避免病人伤害他人或自伤。
2. 防止病人坠床。
3. 确保治疗、护理顺利进行。

二、适用范围

1. 伴有严重消极自杀观念及行为病人。
2. 极度兴奋躁动及严重行为紊乱病人。
3. 有严重的躯体疾患伴意识不清病人。
4. 需进行各种治疗而不合作病人。
5. 突发冲动、自伤、伤人、毁物病人。

三、用物

1. **肩部约束带** 用宽布制成,宽约8 cm,长约120 cm,一端制成袖筒。亦可将大单斜折成长条,作肩部约束带。
2. **腕部约束带** 宽绷带或三角巾。
3. **膝部约束带** 用宽布制成,宽约10 cm,长约250 cm,宽带中部相距约15 cm处分别钉两个双头带。
4. **其他** 棉垫若干、医嘱执行单。

四、操作流程

【案例】22床病人,肖东平,男,48岁,全麻手术后,意识模糊,躁动不安。为了防止其发生坠床、抓伤等意外,医嘱使用约束带。请问:护士该怎样做?

【护士准备】仪表端庄,衣帽整洁,修剪指甲,洗手,戴口罩。
【病人准备】

核对　核对医嘱执行单、腕带及床头卡上的床号、姓名。

告知　让病人及家属了解使用约束带的目的、方法和注意事项,取得配合。

评估　评估病人年龄、意识状态、生命体征、病情、合作程度、肢体活动、皮肤色泽、温度及完整性等。

护士(持医嘱执行单到病人床前,查看床号,确认无误):"您好,请问您是22床病人家属吗?"

病人家属:"是的。"

护士:"我是22床的床位护士,我叫×××。请问22床病人叫什么名字?"

病人家属:"他叫肖东平。"

护士:"谢谢!肖叔叔术后意识尚未完全恢复,躁动不安,为了保证治疗和护理及病人安全,遵医嘱给予约束带使用。使用约束带就是固定身体的某一部位,暂时限制病人活动。您同意吗?"

病人家属:"同意。"

护士(评估病人情况):"22床病人家属,我去准备物品,马上过来。"

病人家属:"好的。"

【用物准备】根据病人需要选择约束带。备齐用物,携至床边。
【环境准备】关好门窗,注意保暖,必要时移开床旁桌椅。
【再次核对】再次核对医嘱执行单、腕带及床头卡上的床号、姓名。

护士:"请问22床病人叫什么名字?"

病人家属:"他叫肖东平,我是肖东平的家属。"

护士:"您好!现在我们开始给肖东平使用约束带,行吗?"

病人家属:"行。"

【移开床旁桌椅】轻轻移开床旁桌椅。
【实施约束】

a. 约束肩部

防止病人坐起或坠床。使用时,病人腋窝衬棉垫,将病人两侧肩部套入袖筒,两袖筒上的细带在胸前打结固定,两条较宽的长带尾端系于床头,必要时将枕横立床头。

b. 约束腕部

限制病人肢体活动,使其处于功能位。使用时,先用棉垫包裹病人手腕部,再用宽绷带打成双套结,套在棉垫外稍拉紧,以病人肢体不易脱出、同时不影响其血液循环为宜,然后将带子系于床沿上。若使用三角巾替代宽绷带可免去棉垫。

c. 约束膝部

限制病人下肢活动。使用时,棉垫放在病人两膝上,将约束带横放于棉垫上,双头带各缚住病人一侧膝关节,然后将宽带两端系于两边床沿。亦可用大单进行固定。

【移回床旁桌椅】轻轻移回床旁桌椅。

【观察】观察病人约束部位皮肤色泽、温度、完整性及约束肢体末梢循环情况。

【再次核对】再次核对医嘱执行单、腕带及床头卡上的床号、姓名。

【整理】协助病人取舒适卧位,整理床单位。

【健康宣教】

> 护士:"22床病人家属,我已经为22床安置了约束带,请您多注意病人肢体末梢的皮肤颜色,注意局部有没有明显摩擦。发现异常请及时告诉我们,千万不能随意把约束带松开。好吗?"
>
> 病人家属:"好的。"

【致谢】

> 护士:"谢谢您的配合!"
>
> 病人家属:"不用谢!"

【处置用物】按规定分类处置用物。

【洗手】按有关规定洗手。

【记录】记录病人使用约束带原因、时间、部位,记录病人皮肤颜色、温度、肢体末梢循环情况、解除约束的时间等,操作者签名。

注意事项

1. 严格掌握约束带使用的适用范围,使用前应做好解释工作。可用可不用时,尽量不使用约束带。

2. 约束带只宜短期使用,需较长时间约束者应密切观察其约束部位的血液循环情况以及约束带的松紧程度。定时更换被约束部位或每2小时放松约束带一次。

3. 使用约束带时要使病人肢体处于功能位置,经常协助病人更换卧位。

4. 约束带松紧程度以能伸进1~2个手指为宜。

5. 约束带的打结处不得在病人身下,以免损伤病人。

6. 不得让病人的双手触及约束带打结处,不能只约束病人单侧上肢或仅约束下肢,以免病人解开套结发生意外。

7. 对使用约束带病人应定时记录,并进行交接班。

8. 约束带应定期清洗消毒,保持清洁。

图解实训要点

约束法相关用物及操作示例如图7-1至图7-9所示。

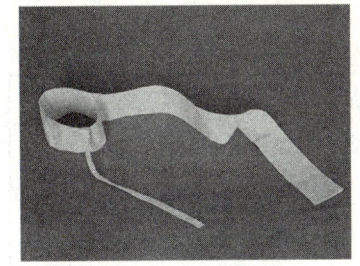
图 7-1 肩部约束带

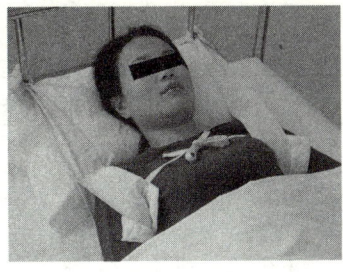
图 7-2 肩部约束带应用

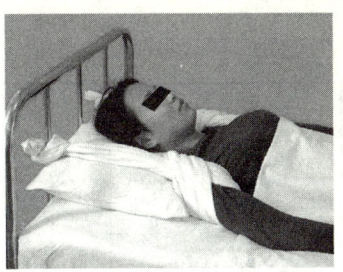
图 7-3 大单肩部约束应用

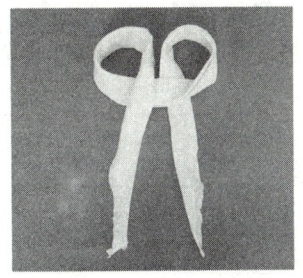
图 7-4 三角巾双套结

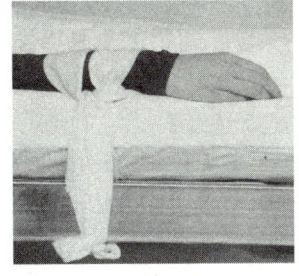
图 7-5 三角巾双套结使用法

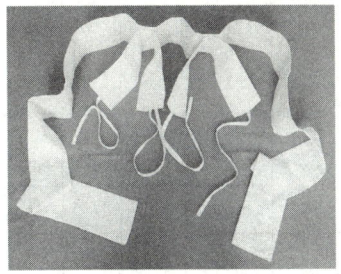
图 7-6 膝部约束带

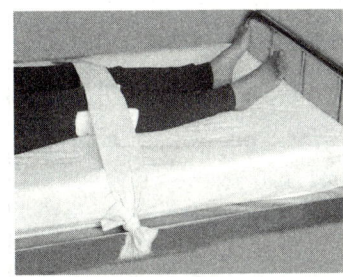
图 7-7 应用膝部约束带

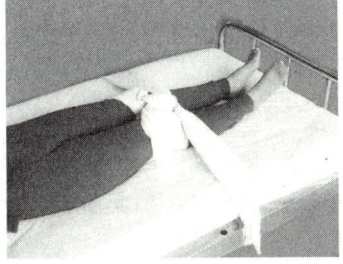
图 7-8 应用大单膝部约束

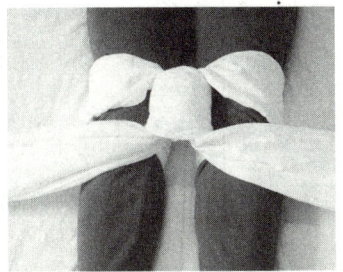
图 7-9 大单膝部约束使用法

操作考核评分标准

1. 考核要求
(1) 分值:100 分。
(2) 考核时间:10 分钟。
2. 出现以下情况本题按零分计 因操作不当导致病人损伤。
3. 有创新 不违反操作原则,能提高操作质量、增进病人舒适度,加 5 分。该创新处与操作评分标准不一致时不扣分。
4. 评分标准 见表 7。

表7 约束法操作评分表

班级：　　　　　　　　　　　　　　　　　　　　　　　　　　　　　姓名：

项目		分值	扣分	操作内容
准备 (20分)	护士准备	2 1 1 1		仪表端庄，衣帽整洁，符合要求 修剪指甲，洗手 戴口罩 语言柔和，态度和蔼
	病人准备	2 2 5		核对病人 向病人家属解释约束的目的、必要性，取得配合 评估病人病情、意识状态、肢体活动度、约束部位皮肤色泽、温度及完整性
	用物准备	2 2		准备合适的约束带 备齐用物，摆放妥当(少一项扣1分，扣完为止，不倒扣分)
	环境准备	2		环境安静、整洁，关好门窗，注意保暖
操作 (60分)	核对病人	2		核对医嘱执行单、腕带及床头卡上的床号、姓名
	移开床旁桌椅	3		轻轻移开床旁桌椅
	实施约束 约束肩部	4 4 4 4		病人腋窝衬棉垫 病人两侧肩部套入袖筒，两袖筒上的细带在胸前打结固定 两条较宽的长带尾端系于床头 必要时将枕横立床头
	约束腕部	4 4 4		用棉垫包裹病人手腕部(三角巾除外，可口述) 用宽绷带打成双套结，套在棉垫外稍拉紧 将带子系于床沿上
	约束膝部	4 4 4		棉垫放在病人两膝上，将约束带横放于棉垫上 双头带各缚住病人一侧膝关节 将宽带两端系于两边床沿
	移回床旁桌椅	3		轻轻移回桌旁桌椅
	观察	10		观察病人约束部位皮肤色泽、温度、完整性及约束肢体末梢循环情况等
	再次核对病人	2		核对医嘱执行单、腕带及床头卡上的床号、姓名
整理 (10分)	清理	2		协助病人取舒适卧位，整理床单位
	健康宣教	2		指导病人及家属约束后注意事项
	致谢	1		语言柔和
	处置用物	2		按规定分类处置用物
	洗手	1		按有关规定洗手
	记录	2		病人使用约束带原因、时间、部位、皮肤颜色、温度、末梢循环情况，解除约束的时间等，操作者签名

续表

项目		分值	扣分	操作内容
评价 (10分)	总体评价	2		态度认真,护患沟通有效,操作中体现对病人的关心
		2		操作熟练、规范
		2		动作轻柔
		2		严格遵守查对制度
		2		在规定时间内完成操作(每超1分钟扣0.5分)
累计得分:				考核者签名:

(孙学华　芦红梅)

实训 8　洗手与卫生手消毒

实训要求

1. 明确洗手与卫生手消毒的目的和注意事项。
2. 严格执行标准预防、安全原则。
3. 用物准备齐全，放置合理有序。
4. 能规范、熟练地实施洗手与卫生手消毒法，动作轻稳、有序。

实训指导

一、目的及原则

1. **目的**　去除手部皮肤污垢、碎屑和部分致病菌，切断通过手传播疾病的途径。

2. **原则**

（1）当手部有血液或其他体液等肉眼可见的污染时，应用肥皂（皂液）和流动水洗手；当手部有肉眼不可见的污染时，可以用速干手消毒剂消毒双手代替洗手。

（2）医务人员在下列情况下，应先洗手，然后再进行卫生手消毒：直接接触病人的血液、体液、分泌物以及被传染病微生物污染的物品后，直接为传染病病人检查、治疗、护理或处理传染病病人污物后。

二、适用范围

1. 进入病房之前或离开病房后。
2. 处理清洁或无菌物品之前，无菌操作前后，处理药物和配餐前。
3. 直接接触病人前后，接触病人伤口前后，接触病人周围环境及物品后。
4. 接触不同病人之间或从同一病人身体的污染部位转为操作其清洁部位时。
5. 接触病人的血液、体液、分泌物、排泄物、黏膜、破损皮肤或伤口敷料后。
6. 去卫生间前后。

三、用物

流动水洗手设备（以非手触式水龙头为佳）、清洁剂、消毒剂、速干手消毒剂、纸巾或干手机。

四、操作流程

【案例】3床病人,吴山,男,35岁,因乙型肝炎入院治疗。请问:护士为其输液完毕后应如何清洁双手?

【护士准备】仪表端庄,衣帽整洁,修剪指甲,取下手表及饰物,卷袖过肘。
【用物准备】按需准备,并放置合理位置。洗手设备完好。
【环境准备】操作场所适宜,环境整洁、宽敞、明亮。

(一)洗　手

【调水】打开水龙头,调节水流速度,调节水温,注意不要溅湿工作服及地面。
【湿手】在流动水下,充分淋湿双手,关闭水龙头。
【涂抹清洁剂】取适量清洁剂,均匀涂抹至整个手掌、手背、手指和指缝。
【揉搓双手】认真揉搓双手至少15秒钟。

|第一步| 掌心相对,手指并拢,相互揉搓。
|第二步| 掌心对手背沿指缝相互揉搓,两手交互进行。
|第三步| 掌心相对,两手交叉指缝相互揉搓。
|第四步| 弯曲手指使一手关节在另一手掌心旋转揉搓,两手交互进行。
|第五步| 一手握住另一手大拇指旋转揉搓,两手交互进行。
|第六步| 将一手五个手指指尖并拢放在另一手掌心旋转揉搓,两手交互进行。

【揉搓腕部】一手旋转揉搓另一手腕部及腕上10 cm,两手交互进行。
【冲洗】打开水龙头,在流动水下,自上而下彻底冲净双手。
【擦干】关闭水龙头,取纸巾或清洁干毛巾擦干双手,或在干手机下烘干双手。
【处置用物】按《医院感染管理办法》有关规定,分类处置用物。

(二)卫生手消毒

【涂抹消毒剂】取适量的速干手消毒剂于掌心。均匀涂抹至整个手掌、手背、手指和指缝。
【揉搓双手】同"洗手——揉搓双手"步骤。
【待干】保证手的消毒剂完全覆盖皮肤,直至手部干燥。
【处置用物】按《医院感染管理办法》有关规定,分类处置用物。

注 意 事 项

1. 不佩戴戒指、手镯等饰物。
2. 认真清洗指甲、指尖、指缝等易污染部位。
3. 冲洗双手时保持手指向下,使水流流向指尖,避免溅湿衣裤及地面。
4. 肥皂应保持干燥,盛放皂液的容器为一次性使用,重复使用的应每周清洁消毒。皂液有浑浊或变色时及时更换,并清洁、消毒容器。

图解实训要点

洗手与卫生手清毒相关操作及用物示例如图8-1、图8-2所示。

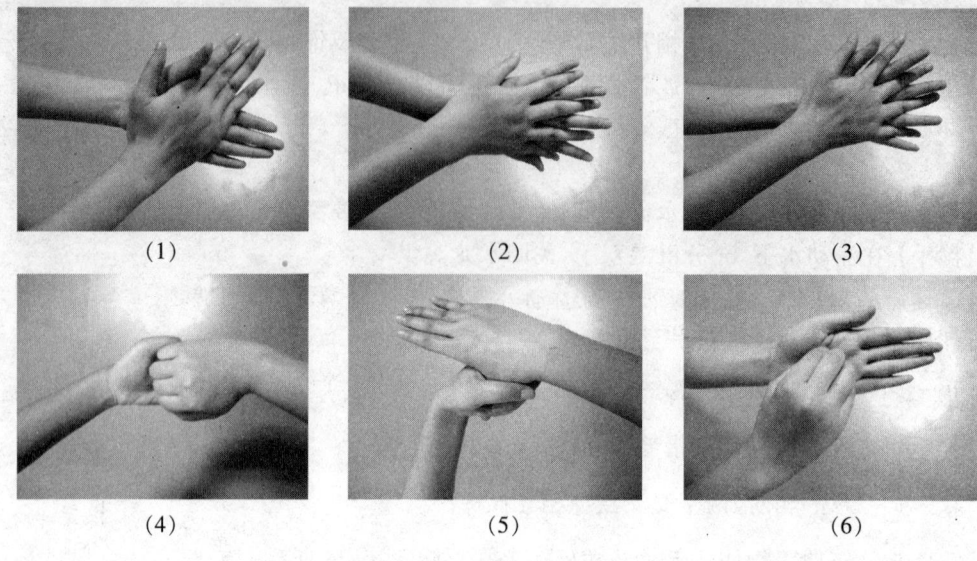

图8-1 六步洗手法图示

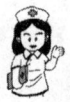 临床新进展

《医务人员手卫生规范》是由国家卫生部根据《中华人民共和国传染病防治法》和《医院感染管理办法》制定颁布的,是国家卫生行业标准。它制定了医务人员手卫生的管理与基本要求、手卫生设施、洗手与卫生手消毒、外科手消毒、手卫生效果的监测等标准。自2009年12月1日起施行。

操作考核评分标准

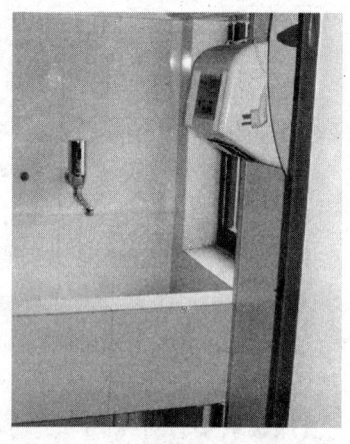

图8-2 感应式水龙头、干手机

1. 考核要求
(1) 分值:100分。
(2) 考核时间:3分钟。
2. 出现以下情况之一,本题按零分计
(1) 洗手不认真,漏洗多个部位。
(2) 操作不熟练,超过规定时间3分钟及以上。
3. 有创新 不违反操作原则,能提高操作质量、缩短操作时间,加5分。该创新处与操作评分标准不一致时不扣分。
4. 评分标准 见表8。

表8 洗手与卫生手清毒操作评分表

班级：　　　　　　　　　　　　　　　　　　　　　　　　　姓名：

项目		分值	扣分	操作内容
准备 (15分)	护士准备	2 1 1 1		仪表端庄,衣帽整洁,符合要求 修剪指甲,洗手,取下手表等饰物,卷袖过肘 戴口罩 语言柔和,态度和蔼
	用物准备	3 5		洗手设备完好 备齐用物,放置合理（少一项扣1分,扣完为止,不倒扣分）
	环境准备	2		环境整洁、宽敞、明亮
操作 (65分)	洗手	调水	2 2 2 2		打开水龙头方法正确 水流速度合适 水温合适 未溅湿工作服及地面
		湿手	2 2		充分淋湿双手 关闭水龙头
		涂抹清洁剂	2		取适量清洁剂,均匀涂抹至整个手各处
		揉搓	4 4 4 4 4 4 4 1		掌心相对,手指并拢,相互揉搓 掌心对手背,手指交叉,相互揉搓 掌心相对,手指交叉,相互揉搓 弯曲手指关节在掌心,旋转揉搓 拇指在掌心,旋转揉搓 指尖在掌心,旋转揉搓 旋转揉搓双手腕部 认真揉搓,无部位遗漏,持续15秒
		冲洗	4 2 2 2 2		打开水龙头方法正确（不可用手） 水流速度合适 水温合适 方向自上而下 未溅湿工作服及地面
		擦干	2 2		关闭水龙头方法正确 干手方法正确（一用一消毒）
	卫生手消毒	涂抹消毒剂	2		取适量消毒剂,均匀涂抹至整个手各处
		揉搓	2		同"洗手——揉搓双手"
		待干	2		直至手部干燥
整理 (10分)	清理	2		清理环境,避免污染
	处置用物	3 5		清洁、消毒盛放皂液容器 按规定分类处置用物

续表

项目		分值	扣分	操作内容
评价 (10分)	总体评价	2		态度认真
		2		操作熟练、规范
		2		动作轻柔
		2		无污染,环境整洁
		2		在规定时间内完成操作(每超1分钟扣0.5分)
累计得分:			考核者签名:	

（黄丽君）

实训 9　无 菌 技 术

实 训 要 求

1. 明确无菌技术的目的和注意事项,明确无菌物品、无菌区域和非无菌区域的概念。
2. 严格遵守无菌技术操作原则。
3. 用物准备齐全,放置合理有序。
4. 能规范、熟练地实施无菌技术综合操作。

实 训 要 点

一、目的

保持无菌物品及无菌区域不被污染,避免病原微生物侵入机体。

二、适用范围

一切需要防止微生物污染的操作。

三、用物

1. **无菌持物钳**　大、小无菌持物钳各一把,分别浸泡在相应的、盛有消毒液的宽口有盖容器内。
2. **无菌用物**　无菌储物槽1个(内有治疗碗2个以上及平镊2把以上)、无菌有盖罐2个(内有棉球、纱布若干)、无菌包1个(内有无菌治疗巾)、无菌橡胶手套1副、生理盐水、消毒溶液(消毒创面用)。
3. **消毒用物**　2%碘酒、70%～75%乙醇、棉签。
4. **其他**　胶布、启瓶器、弯盘、治疗盘、医嘱执行单。

四、操作流程

【案例】9床病人,周良眉,女,78岁,脑梗死后遗症偏瘫、卧床1年余,因并发肺炎入院治疗。入院体检:骶尾部Ⅲ°压疮,医嘱压疮创面换药。请问:护士该怎样为这位病人准备换药用物并换药?

【护士准备】仪表端庄,衣帽整洁,修剪指甲,洗手,戴口罩。
【病人准备】
核对　核对医嘱执行单、腕带、床头卡上的床号、姓名。

|告知| 让病人及家属了解换药的目的、注意事项,取得配合。告知病人换药时若有不适请告诉护士。

|评估| 评估病人年龄、意识状态、生命体征、病情、合作程度,评估病人压疮面积、程度等。

> 护士(持医嘱执行单到病人床前,查看床号,确认无误):"9床病人,您好,我是您的床位护士,我叫×××。请问您叫什么名字?"
> 病人:"周良眉。"
> 护士:"周奶奶,您好,您的臀部有溃破,根据医嘱我要为您换药,这样可以促进创面的愈合。"
> 病人:"换药疼吗?"
> 护士:"用药液擦拭时可能会有些不舒服,不过您不用担心,我会尽量轻柔的操作以减轻您的痛苦,您若有不适也请及时告诉我,好吗?"
> 病人:"好。"
> 护士(评估病人情况):"周奶奶,我去准备一下物品,马上过来。"
> 病人:"好的。"

【治疗室环境准备】选择空间宽敞、台面较大、干燥处进行无菌操作。无菌操作前半小时,停止清扫、换单,减少走动。若操作环境污浊、操作台面潮湿应禁止无菌操作。

【用物准备】在治疗室内准备用物。

(一)铺无菌盘

a. 单层底铺盘法

|检查| 检查无菌包名称、有效期、化学指示胶带,外包装是否完整,包布有无松散、潮湿等。

|开包| 解开无菌包系带,打开无菌包。

|取物| 用无菌持物钳取出无菌治疗巾放于治疗盘内。

|收包| 按原折痕"一"字形包扎,注明开包日期、时间、口述有效时间,并签名。

|铺盘| 双手捏住无菌治疗巾一边两角外面,轻轻抖开,双折铺于治疗盘上,将上层折成扇形,边缘向外,无菌面朝上,治疗巾内面构成无菌区。

b. 双层底铺盘法

同"单层底铺盘法",不同的是铺盘时当双手捏住无菌治疗巾一边两角外面轻轻抖开后,从远到近3折成双层底。

(二)使用无菌持物钳

|取钳| 打开无菌持物钳容器盖,将钳移至容器中央,钳端闭合,垂直取出。

|放钳| 使用时钳端向下,用后闭合钳端,立即垂直放回容器内,松开轴节。

|取物| 到距离较远处取物时,应将持物钳和容器一起移至操作处。

(三)取无菌物品

|检查| 检查无菌储槽的标记、灭菌日期及侧孔、底孔有无关闭。

|取治疗碗| 打开储槽,用无菌持物钳夹取2个无菌治疗碗、2个无菌平镊放于无菌治疗巾内。用毕及时盖严储槽,记录打开日期、时间,并签名。

|取纱布、棉球| 同法从其他无菌容器中取纱布或棉球若干分别放在无菌治疗巾内和治疗碗内。

(四)取无菌溶液

|要求| 一只碗盛生理盐水,另一只碗盛消毒溶液。

|清洁| 擦净无菌溶液瓶外灰尘。

|查对| 检查核对瓶签上的名称、有效期,瓶口有无松动,瓶体有无裂痕,溶液有无浑浊、沉淀、絮状物、变色等。

|开瓶| 核对无误后消毒瓶口,打开瓶塞。

|冲洗| 瓶签朝向掌心,在弯盘上倒出少量溶液冲洗瓶口。

|倒液| 再由原处倒出溶液至无菌治疗碗内。

|盖瓶盖| 塞瓶塞,消毒。

|标记| 在瓶上注明开瓶日期、时间,并签名。

(五)盖无菌盘

|盖巾| 放入无菌物品后,将上层无菌治疗巾盖上,上下层治疗巾边缘对齐。

|折叠边缘| 将中间开口处向上折两次,两侧边缘分别向下折一次,露出治疗盘边缘。

|标记| 注明铺盘日期、时间,并签名。

【到病人床旁】检查手套号码、灭菌日期、灭菌标志;手套外包装是否完整,有无潮湿、破洞、松散等。携无菌盘、无菌手套、清洁弯盘至病人床旁。

【再次核对】查看床号,确认无误,再次核对医嘱执行单、腕带、床头卡上病人的床号、姓名。

> 护士:"请问9床病人,您叫什么名字?"
> 病人:"我叫周良眉。"
> 护士:"周奶奶,我现在为您换药,好吗?"
> 病人:"好。"

【病室环境准备】关好门窗,注意保暖。屏风遮挡,请无关人员回避。若病室内正在进行清扫、换单或操作环境污浊应暂停操作。

【安置病人】协助病人翻身侧卧,充分暴露创面部位。

> 护士:"周奶奶,请您抬起臀部,我帮您把睡裤脱一下,以便换药,好吗?"
> 病人:"好的。"
> 护士:"周奶奶,您不用太紧张,我会尽量动作轻柔,如果有什么不适也请您及时告诉我,好吗?"
> 病人:"好的。"

（六）打开无菌盘

|打开无菌盘| 持无菌盘上层治疗巾边缘向上折 15 cm 左右。

（七）戴无菌手套

|检查| 核对手套号码、灭菌日期及灭菌标志，手套外包装是否完整。

|戴一只手套| 将手套袋平放于清洁、干燥的桌面上，取滑石粉在弯盘上方涂擦双手。一手掀开手套袋开口处，另一只手捏住手套的反折部分（手套内面），向前上方取出手套，对准五指戴上。

|戴另一只手套| 用戴好手套的手插入另一手套的反折内面（手套外面），同法取出手套，同法戴好手套。

|整理手套边缘| 将手套的翻边扣套在工作衣袖外面。

（八）使用无菌物品

|取无菌治疗碗| 用戴无菌手套的双手捏住无菌治疗巾上层反折处内面，掀开无菌治疗巾，手持无菌治疗碗外面将其取出。

|换药| 给病人压疮创面换药。

（九）脱无菌手套

|脱一只手套| 一手捏住另一手套腕部外面翻转脱下，放入弯盘内。

|脱另一只手套| 以脱下手套的手插入另一手套内面，将其翻转脱下放于弯盘内。

【观察】换药后观察病人局部和全身反应，倾听病人主诉。

> 护士："周奶奶，您感觉怎么样？"
> 病人："挺好的。"

【再次核对】再次核对医嘱执行单、腕带、床头卡上病人的床号、姓名。
【整理】协助病人穿好衣裤，取舒适卧位。整理床单位。
【健康宣教】

> 护士："周奶奶，您的压疮创面比较大，我们会继续每 2 小时协助您翻身 1 次，并保持您床单平整、干燥。也请您多加强营养，积极配合治疗护理，相信您很快就会康复的。"
> 病人："好的。我会积极配合你们的。"

【致谢】

> 护士："周奶奶，谢谢您的配合！"
> 病人："不用谢！"

【处置用物】按《医院感染管理办法》有关规定，分类处置用物。
【洗手】按有关规定洗手。
【记录】记录换药时间、所用药物、压疮程度、病人反应等，操作者签名。

注 意 事 项

1. 使用无菌持物钳注意事项

(1) 更换时间及要求

①无菌持物钳消毒液浸泡保存法:每周更换消毒液 1 次,消毒液面浸没钳轴节以上 2~3 cm或钳长的 1/2,每个容器只能放 1 把无菌持物钳。

②干燥保存法:每 4 小时更换 1 次,每个容器只能放 1 把持物钳。

(2) 用无菌持物钳取放物品时不可触及容器口缘及液面以上的容器内壁,以免污染。

(3) 不可用无菌持物钳夹取油纱布、换药、消毒皮肤等。

(4) 取放无菌物品必须使用无菌持物钳,无菌持物钳用后应立即放回容器内。

2. 使用无菌容器注意事项

(1) 无菌容器有效使用时间为 24 小时。

(2) 不可触及无菌容器盖的边缘及内面。

(3) 取出的无菌物品即使没有使用也不得再放回无菌容器内。

3. 使用无菌包注意事项

(1) 无菌包外须标明物品名称、灭菌日期,有效期为 7 天。

(2) 开包后有效时间为 24 小时。

(3) 无菌包不可放在潮湿处,以免污染。若包内物品被污染或包布受潮,须重新灭菌。

(4) 打开包布时手不可触及包布内面,也不可触及无菌面。

4. 使用无菌盘注意事项

(1) 铺好的无菌盘尽早使用,有效时间不超过 4 小时。

(2) 保持无菌盘干燥。

5. 使用无菌溶液注意事项

(1) 取用无菌溶液时手不可触及瓶塞内面,不可将物品伸入无菌溶液瓶内蘸取溶液,已倒出的无菌溶液不可再倒回瓶内。

(2) 倒无菌溶液时,勿将瓶签沾湿,勿使瓶口接触容器口周围。

(3) 已开启的无菌溶液可保存 24 小时。

6. 使用无菌手套注意事项

(1) 戴无菌手套时,防止手套外面触及任何非无菌物品。

(2) 已戴手套的手不可触及未戴手套的手及另一手套的内面(非无菌面),未戴手套的手不可触及手套的外面及无菌物品。

(3) 发现手套有破损,立即更换。

(4) 戴手套的手臂不可下垂,手应保持在腰部或治疗台面以上范围内活动。

7. 无菌物品放置注意事项

(1) 无菌物品必须与非无菌物品分开放置,并有明显标志。

(2) 无菌物品必须存放在无菌包或无菌容器中。

(3) 无菌物品按失效期先后顺序摆放。

(4) 若疑无菌物品被污染,应更换并重新灭菌。

(5) 1 套无菌物品只供 1 位病人使用,防止交叉感染。

8. 无菌区域注意事项 明确无菌区域,非无菌物品应远离无菌区域。

9. **操作者注意事项** 操作者身体应与无菌区保持一定距离,面向无菌区;避免面对无菌区谈笑、咳嗽、打喷嚏,不可跨越无菌区。

图解实训要点

无菌技术相关用物及操作示例如图 9-1 至图 9-21 所示。

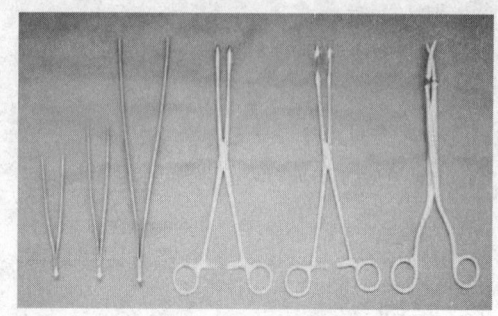 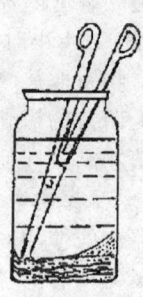

图 9-1 无菌持物钳种类　　　　图 9-2 消毒液浸泡保存法

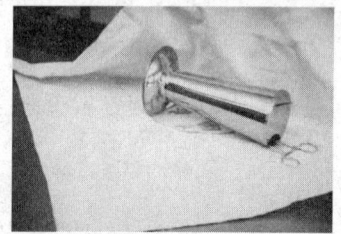 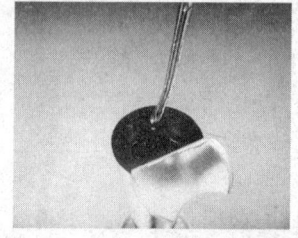 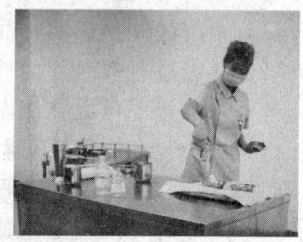

图 9-3 干燥保存法　　图 9-4 钳端向下使用　　图 9-5 取无菌物品

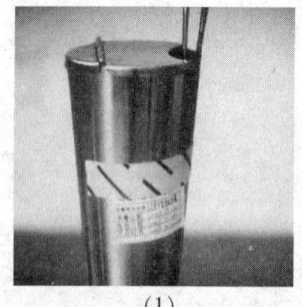 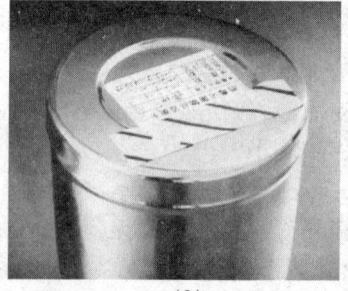 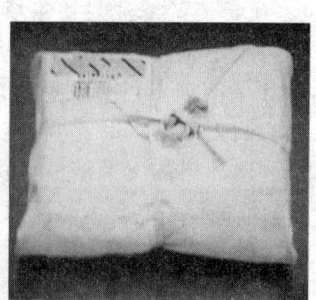

　　(1)　　　　　　　　　(2)　　　　　　　　　(3)

图 9-6 定期消毒

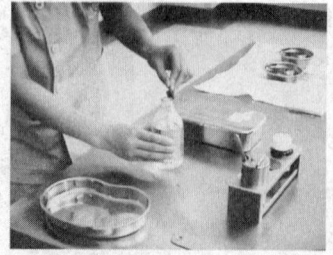 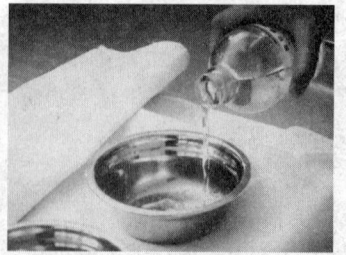 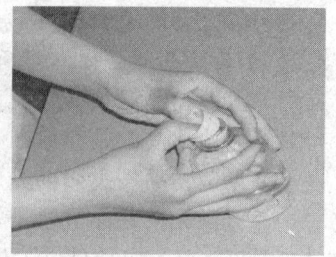

图 9-7 打开瓶塞　　　图 9-8 倒无菌液体　　　图 9-9 盖瓶塞

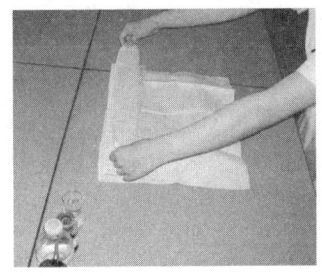
图 9-10 单层底铺盘法

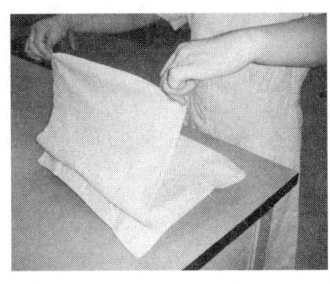
图 9-11 双层底铺盘法

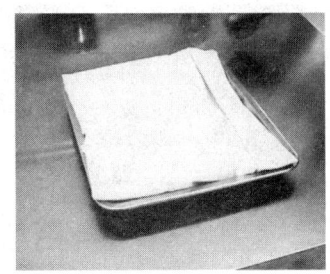
图 9-12 折叠无菌盘

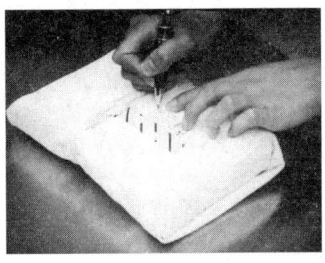
图 9-13 无菌包处理

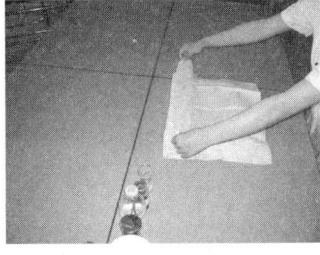
图 9-14 打开无菌盘

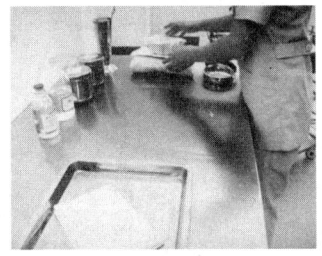
图 9-15 无菌物品摆放有序

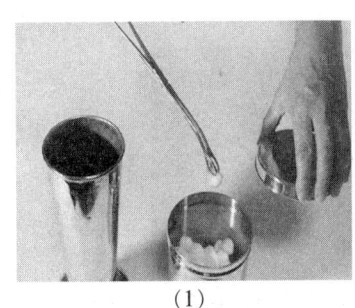
(1)

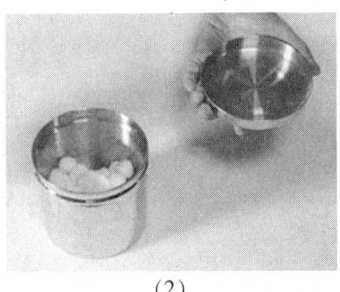
(2)

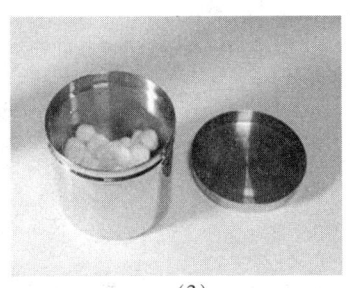
(3)

图 9-16 打开无菌容器盖步骤

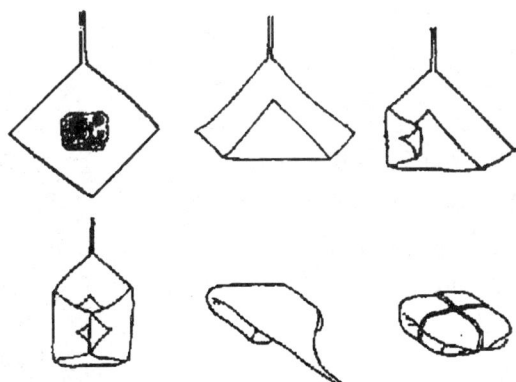

图 9-17 折叠无菌包

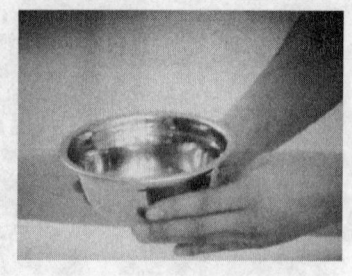
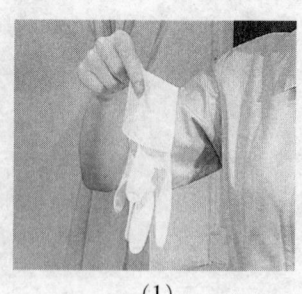

(1)   (2)

图 9-18 端无菌碗   图 9-19 取无菌手套

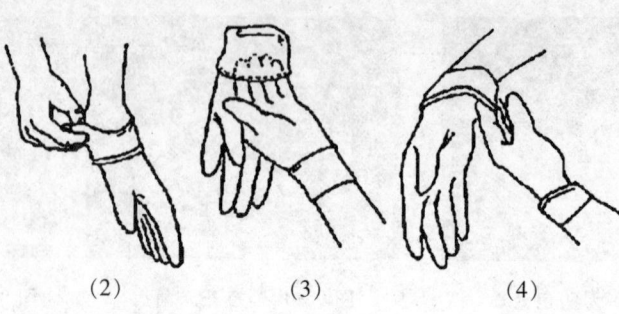

(1)   (2)   (3)   (4)

图 9-20 戴无菌手套

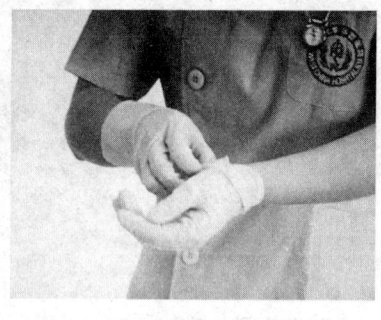
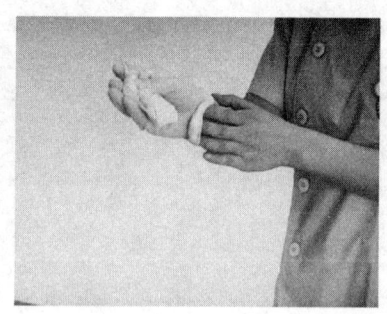

(1)   (2)

图 9-21 脱无菌手套

临床新进展

  一次性溶液瓶（见图 9-22）中无菌溶液取用方法：可使用无菌注射器抽取。按无菌原则消毒瓶口后，尽量一次性抽完所需量。若一次无法抽完，应准备 2 只针头交替使用。操作结束后，若瓶内仍有剩余液体，用无菌酒精棉球封住瓶口，并记录开瓶日期、时间，开瓶人签名，注明 24 小时内有效。

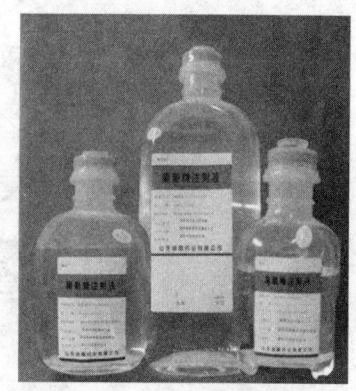

图 9-22 一次性溶液瓶

操作考核评分标准

1. **考核要求**
(1) 分值:100分。
(2) 考核时间:8分钟。
2. **出现以下情况之一,本题按零分计**
(1) 违背无菌原则2次及以上。
(2) 操作不熟练,超过规定时间3分钟及以上。
3. **有创新** 不违反操作原则,能提高操作质量、缩短操作时间,加5分。该创新处与操作评分标准不一致时不扣分。
4. **评分标准** 见表9。

表9 无菌技术操作评分表

班级: 姓名:

项目		分值	扣分	操作内容
准备 (15分)	护士准备	2		仪表端庄,衣帽整洁,符合要求
		1		修剪指甲,洗手
		1		戴口罩
		1		语言柔和,态度和蔼
	病人准备	1		核对病人,进行解释
		1		评估病人的病情、意识状态、合作程度
	环境准备 (治疗室)	2		环境安静、整洁、干燥、宽敞
		2		停止清扫、换单,减少走动(口述)
	用物准备	4		备齐用物,摆放合理(少一项扣1分,扣完为止,不倒扣分)
操作 (70分)	铺无菌盘	4		检查无菌包的名称、有效期及化学指示胶带有无变色,包布有无松散、潮湿、破损
		2		打开无菌包操作规范,夹取无菌巾放入治疗盘内
		2		按原折痕"一"字形包扎
		2		记录开包日期、时间,签名。有效时间(口述)
		2		将治疗巾上层折成扇形,边缘反折正确。有效时间(口述)
	使用无菌 持物钳	2		垂直取放无菌持物钳,钳端向下且闭合
		2		取放无菌持物钳时,钳端不触及容器口缘和液面以上内壁
		2		放回无菌持物钳后,松开轴节,盖好容器盖子
		2		就近使用无菌持物钳取用无菌物品,钳端不可倒置
	取无菌物品	4		检查无菌储槽的名称、有效期、化学指示胶带有无变色,容器孔有无关闭
		2		不跨越无菌区,取治疗碗
		2		用毕及时盖严储槽,记录打开日期、时间,签名。有效时间(口述)
		2		同法取无菌棉球或纱布

续表

项目		分值	扣分	操作内容
操作 (70分)	取无菌溶液	2		擦净瓶外灰尘
		4		检查无菌溶液的名称、有效期,瓶口有无松动、瓶体有无裂痕,溶液有无沉淀、浑浊、絮状物、变色等
		2		开瓶塞方法正确
		2		瓶签置于掌心,冲洗瓶口,原处倒出
		2		盖塞、消毒方法正确
		2		注明开瓶日期、时间,签名。有效时间(口述)
	盖无菌盘	1		上下层治疗巾边缘对齐
		2		中间开口处向上折两次,两侧边缘分别向下折一次
		2		注明铺盘日期、时间,签名
	再次核对	1		核对医嘱执行单、腕带、床头卡上的床号、姓名
	环境准备 (病室)	2		保暖、遮挡病人,充分暴露创面
		2		停止清扫、换单,减少走动(口述)
	打开无菌盘	1		手法正确
	戴无菌手套	4		查看手套的名称、有效期、化学指示胶带、号码,手套包装是否完整
		2		取手套、戴手套方法正确
		2		将手套的翻边扣套在工作衣袖外面
		2		检查手套有无破损,如有滑石粉应冲洗干净
	持无菌容器	1		手持无菌容器的外面
	脱无菌手套	1		翻转手套腕部边缘,脱一侧手套,放入弯盘内
		1		将无手套的手插入另一手套内面,翻转脱下,放入弯盘内
	观察	1		观察病人反应,倾听病人主诉
	再次核对	1		核对医嘱执行单、腕带、床头卡上的床号、姓名
整理 (10分)	清理	1		协助病人取舒适卧位,整理床单位
	健康宣教	0.5		酌情对病人及家属进行指导
	致谢	0.5		语言柔和
	处置用物	1		按规定分类处置用物
	洗手	1		按有关规定洗手
	记录	1		酌情记录操作情况等,操作者签名
评价 (10分)	总体评价	2		态度认真,护患沟通有效,操作中体现对病人的关心
		2		操作熟练、规范,无多余动作
		3		无污染,未跨越无菌区
		3		在规定时间内完成操作(每超1分钟扣0.5分)
累计得分:				考核者签名:

(张 荣)

实训10 穿、脱隔离衣

实 训 要 求

1. 明确穿、脱隔离衣的目的和注意事项,明确清洁区、半污染区、污染区的划分。
2. 严格遵守隔离原则。
3. 用物准备齐全,放置合理有序。
4. 能规范、熟练地实施穿、脱隔离衣,动作稳重、轻柔,无污染。

实 训 要 点

一、目的

保护病人和工作人员,避免交叉感染和自身感染的发生,防止病原体传播。

二、适用范围

1. 传染病人。
2. 高度易感人群。

三、用物

1. **治疗盘内** 已消毒的手刷2把、10%肥皂液、清洁干燥小毛巾。
2. **盛放污物的容器** 2个(分别放用过的刷子、小毛巾)。
3. 隔离衣1件。

四、操作流程

【案例】9床病人,胡斌,男,45岁,入院诊断:乙型肝炎,肝硬化,上消化道出血。请问:护士在护理时,需如何穿、脱隔离衣?

【护士准备】仪表端庄,衣帽整洁,修剪指甲、洗手、戴口罩,取下手表,卷袖过肘。
【用物准备】备齐用物,检查隔离衣大小、是否干燥、有无破损。
【环境准备】选择较大空间穿、脱隔离衣。

(一)穿隔离衣

【拿衣】手持衣领取下隔离衣,使隔离衣污染面朝外,清洁面朝自己。
【穿袖】一手持衣领,一手穿衣袖,举起手臂,将衣袖下抖,同法穿好另一袖子。

【系领扣】两手持衣领,由前向后理顺领边,系领扣。

【系袖带】对齐袖口边缘后系袖带。

【对衣边】将隔离衣后身向前拉,捏住衣边,注意不能触摸到内面;同法拉另一侧衣边,并捏住。在背后将两衣边缘对齐,向一侧折叠,注意两衣边边缘对齐。

【系腰带】按住折叠处,将腰带在背后交叉,再回前面打活结。

(二)脱隔离衣

【解腰带】解开腰带,将腰带集中在前面打一活结。

【解袖带】解开袖带。

【塞袖】在肘上部将隔离衣袖塞于工作衣袖内,袖口向外翘起。

【刷手】用刷子蘸肥皂水,按前臂→腕部→手背→手掌→手指→指缝→指甲顺序刷洗,每侧刷半分钟。两侧刷完后用流水冲净泡沫,使污水从前臂流向指尖。换刷子,同法再刷一次,共两分钟。用小手巾自上而下擦干双手。

【解领扣】解开领扣。

【褪衣袖】一手伸入另一侧隔离衣袖内,拉下衣袖过手,用衣袖遮住的手在外面拉下另一侧衣袖过手,双手在袖内互相对拉,使双臂逐渐褪出隔离衣。

【挂衣】衣肩对齐,两边对齐,翻转隔离衣,使清洁面对外,手持衣领挂于衣钩上。

【洗手】按有关规定洗手。

注 意 事 项

1. 隔离衣长度要合适,须全部遮盖工作服,若有破损,应重新更换。

2. 穿隔离衣后,双臂应保持在腰部以上视线范围内,且不得进入清洁区,避免接触清洁物品。

3. 刷手范围应超过被污染的范围,刷手时身体不能靠近水池,不能弄湿隔离衣。隔离衣也不能污染水池及其他物品。

4. 流水洗手时腕部应低于肘部。

5. 隔离衣每日更换(如有潮湿或污染,应立即更换),注意保持衣领的清洁。

6. 脱下的隔离衣若挂在半污染区,清洁面向外;若挂在污染区,则污染面向外。

图解实训要点

穿、脱隔离衣相关操作示例如图10-1至图10-3所示。

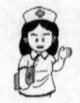临床新进展

目前临床使用的新的一次性隔离衣如图10-4所示。

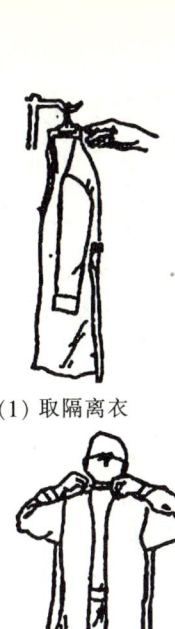 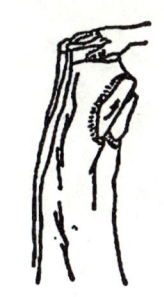 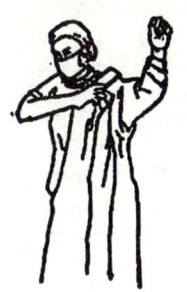 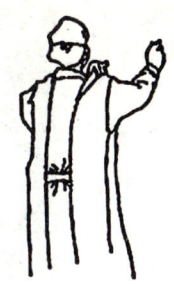

(1) 取隔离衣　　(2) 清洁面朝自己　　(3) 穿上一袖　　(4) 穿上另一袖

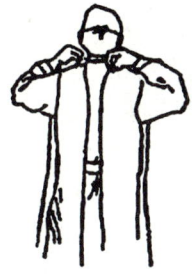 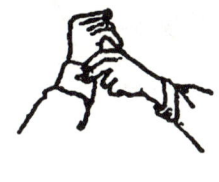 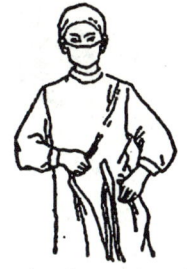

(5) 系领扣　　(6) 扣衣袖　　(7) 将一侧衣边捏至前面

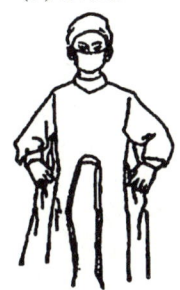 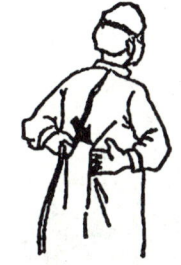 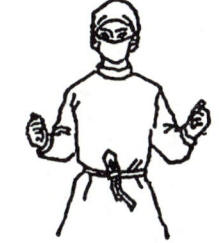

(8) 同法捏另一边　　(9) 将两侧衣边对齐　　(10) 扎起腰带

图 10-1　穿隔离衣方法

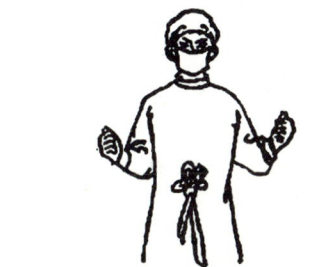 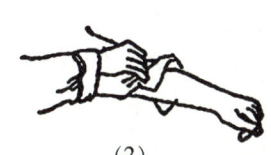

(1)　　(2)

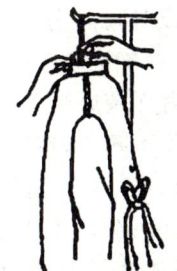

(3)　　(4)　　(5)

图 10-2　脱隔离衣

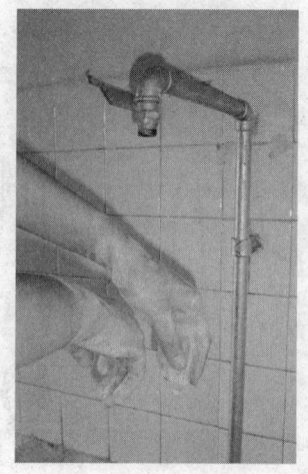 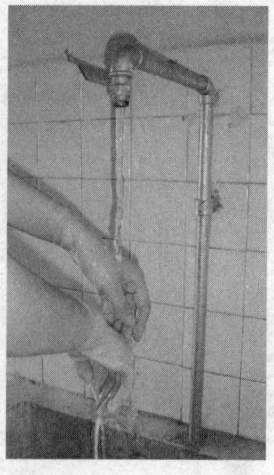

图 10-3 流水冲手姿势

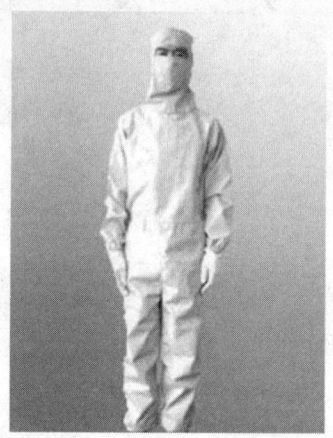

图 10-4 一次性隔离衣

操作考核评分标准

1. **考核要求**
(1) 分值:100 分。
(2) 考核时间:8 分钟。
2. **出现以下情况之一,本题按零分计**
(1) 违背无菌原则 2 次及以上。
(2) 操作不熟练,超过规定时间 2 分钟及以上。
3. **有创新** 不违反操作原则,能提高操作质量、缩短操作时间,加 5 分。该创新处与操作评分标准不一致时不扣分。
4. **评分标准** 见表 10。

表10 穿、脱隔离衣操作评分表

班级：　　　　　　　　　　　　　　　　　　　　　姓名：

项目		分值	扣分	操作内容
准备 (20分)	护士准备	2		仪表端庄,衣帽整洁,符合要求
		1		取下手表,卷袖过肘,修剪指甲,洗手
		1		戴口罩
		1		语言柔和,态度和蔼
	用物准备	5		备齐用物,摆放合理(少一项扣1分,扣完为止,不倒扣分)
		5		检查隔离衣有无破损、是否干燥、大小是否合适
	环境准备	5		环境宽敞
操作 (60分)	穿衣	2		手持衣领取下隔离衣,使清洁面朝自己
		5		穿衣袖
		5		系领扣
		5		系袖带
		5		对衣边,系腰带
		3		穿隔离衣时未污染工作服、领口、脸等处
	脱衣	5		解开腰带,在腰前打一活结
		5		解开袖带,塞袖于工作衣袖内
		5		刷手顺序正确,刷手时间充足,无漏刷处
		5		冲手时污水流向正确
		5		隔离衣未潮湿,未污染水池及其他物品
		5		解开领扣
		5		褪衣袖
整理 (10分)	挂衣	5		隔离衣内、外面位置正确
	处置用物	2		按规定分类处置用物
	洗手	3		按有关规定洗手
评价 (10分)	总体评价	2		态度认真
		3		操作熟练、规范,无多余动作
		3		无污染
		2		在规定时间内完成操作(每超1分钟扣0.5分)
累计得分：				考核者签名：

（张　荣）

实训 11　口　腔　护　理

实 训 要 求

1. 遵循查对制度,执行标准预防、安全的原则。
2. 明确口腔护理的目的和注意事项。
3. 能正确评估病人的口腔状况及合作程度。
4. 能正确选择口腔护理的漱口溶液,用物准备齐全,放置合理有序。
5. 能规范、熟练地实施口腔护理,动作轻柔、稳重、省时省力,操作有序。
6. 病人感觉舒适,未发生口腔黏膜损伤。
7. 能有效地观察病人病情变化情况。
8. 尊重、关心、体贴病人,护患沟通有效,满足病人身心需要。

实 训 要 点

一、目的

1. 保持病人口腔的清洁、湿润,使病人舒适,预防和治疗病人口腔感染。
2. 防止病人口臭,增进其食欲,保持其口腔的正常功能。
3. 观察病人口腔黏膜、舌苔的变化及特殊的口腔气味,提供病人病情变化信息,协助治疗诊断。

二、适用范围

1. 禁食、昏迷、高热、鼻饲、大手术后及口腔疾患病人。
2. 其他生活不能自理的病人。

三、用物

1. **治疗盘内**　医嘱执行单、口腔护理包(内有治疗碗盛棉球若干、弯血管钳、镊子、压舌板、弯盘、治疗巾、纱布)、漱口杯、吸水管、棉签、手电筒、液体石蜡油。必要时备开口器、拉舌钳及口腔外用药。
2. **常用溶液**　见表 11-1。

表 11-1　口腔护理常用溶液

名　称	作　用
生理盐水	清洁口腔、预防感染
复方硼砂溶液(朵贝尔溶液)	除臭、抑菌
1%~3%过氧化氢溶液	遇有机物时,放出新生氧,抗菌、除臭
2%~3%硼酸溶液	防腐、抑菌
1%~4%碳酸氢钠溶液	破坏细菌的生长环境,用于真菌感染
0.02%呋喃西林溶液	清洁口腔,广谱抗菌
0.1%醋酸溶液	用于铜绿假单胞菌感染
0.01%氯己定(洗必泰)	清洁口腔,广谱抗菌
0.08%甲硝唑溶液	用于厌氧菌感染

3. 常用外用药　液状石蜡油、锡类散、新霉素、冰硼散、制霉菌素甘油、西瓜霜、金霉素甘油等。

四、操作流程

【案例】3床病人,鞠萍萍,女,19岁,发热伴皮下淤点10余天,入院诊断:急性淋巴细胞性白血病。目前病人神志清楚,食欲差,身体虚弱。检查发现其口腔黏膜有散在的淤点,轻触牙龈有出血,医嘱予以口腔护理。请问:护士应如何对其进行口腔护理?

【护士准备】仪表端庄,衣帽整洁,修剪指甲,洗手,戴口罩。

【病人准备】

核对　核对医嘱执行单、腕带、床头卡上的床号、姓名。

告知　告知病人口腔护理的目的、方法、注意事项及可能的感受,取得病人的配合。

评估　评估病人病情、意识状态、合作程度、自理能力、口腔卫生状况和pH,口唇及口腔黏膜情况,有无手术、插管、溃疡、感染、出血,有无义齿等情况。

护士(持医嘱执行单到病人床前,查看床号,确认无误):"3床病人,您好!我是您的床位护士,我叫×××。请问您叫什么名字?"

病人:"我叫鞠萍萍。"

护士:"小鞠,您好!您的身体比较虚弱,起床刷牙漱口不方便,现在我来帮您洗洗牙、漱漱口,好吗?这样可以清除您口腔中的病菌和异味,预防口腔感染的发生。操作中我会尽量动作轻柔,减轻您的痛苦,如果您有不适也请及时告诉我。您愿意配合吗?"

病人:"愿意。"

护士(评估病人情况):"小鞠,您的口唇有点干,请您张开嘴让我看一下您口腔内的情况。(观察病人口腔黏膜)您的口腔黏膜暂时无溃疡。现在我去准备一下物品,马上过来为您做口腔护理,好吗?"

病人:"好的。"

【用物准备】在治疗室打开口腔护理包,倒漱口液于治疗碗中浸湿棉球,清点棉球数量;备齐用物,携至床旁。

【环境准备】清洁舒适,光线良好。

【再次核对】再次核对医嘱执行单、腕带、床头卡上病人的床号及姓名。

> 护士:"请问3床病人,您叫什么名字?"
> 病人:"我叫鞠萍萍。"
> 护士:"小鞠,我现在开始为您清洁口腔,可以吗?"
> 病人:"可以。"

【安置病人】

安置体位　协助病人侧卧或仰卧,头偏向一侧,面向护士。

铺巾　铺治疗巾于病人颔下。

置盘　放置弯盘于病人口角旁。

【观察口腔】湿润病人口唇,嘱其张口。一手持手电筒,一手持压舌板轻轻撑开病人颊部,观察病人口腔内有无异常。若有活动义齿应取下。

【协助漱口】协助病人漱口,拭去病人口角处水渍。

> 护士:"小鞠,请您吸口水漱漱口,漱口水请吐入弯盘内。"
> 病人:"好。"

【擦洗口腔】每次夹取一个棉球,每擦洗一个部位更换一个棉球。用弯血管钳夹紧含漱口液的棉球,拧干(夹棉球的血管钳在下面,镊子在上面)。

牙外侧面　嘱病人咬合上下牙齿,用压舌板轻轻撑开其一侧颊部,由臼齿向门齿处纵向擦洗牙的外侧面。同法擦洗对侧。

牙内侧面、咬合面、颊部　嘱病人张口,依次擦洗病人一侧牙的上内侧面、上咬合面、下内侧面、下咬合面、颊部;纵向擦洗内侧面,横向擦洗咬合面,弧形擦洗颊部。同法擦洗对侧。

硬腭、舌　由内向外弧形擦洗病人硬腭、舌面,纵向擦洗病人舌下。

> 护士:"小鞠,请您咬合上下牙齿,我为您擦洗牙齿的外面……现在请您张开牙齿,我要为您擦洗牙齿的其他地方……鞠萍萍,您配合得很好,现在感觉怎么样?有什么不舒服吗?"
> 病人:"感觉挺好,没什么不舒适的。"

【协助漱口】协助病人漱口,拭去其口角处水渍。

> 护士:"请您再吸口水漱漱口,漱口水请吐入弯盘内。"

【检查、用药】清点棉球,观察病人口腔情况,询问病人感受,酌情给以外用药。

> 护士:"小鞠,请您张开嘴,让我再看一下您口腔的情况,好吗?"
> 病人:"好的。"
> 护士:"您的口腔现在已比较清洁,但口唇仍有点干,我给您涂点石蜡油滋润一下……您现在感觉怎么样?"
> 病人:"感觉很好,舒服多了。"

【再次核对】再次核对医嘱执行单、腕带、床头卡上病人的床号及姓名。

【整理】撤去弯盘及治疗巾,协助病人取舒适卧位,整理床单位。

【健康宣教】

> 护士:"小鞠,您现在体温较高,食欲也不太好,牙龈还有点出血,很容易并发口腔感染,请您平时要注意多喝水,饭后要及时漱口,保持口腔清洁,防止口腔感染。"
>
> 病人:"好的。"

【致谢】

> 护士:"小鞠,谢谢您的配合!"
>
> 病人:"不用谢!"

【处置用物】按《医院感染管理办法》的有关规定,分类处置用物。

【洗手】按有关规定洗手。

【记录】记录病人口腔护理时间、口腔黏膜及口唇的情况、所用漱口液、口腔护理期间病人的反应等,操作者签名。

注意事项

1. 仔细观察病人口腔黏膜情况,长期应用抗生素者,注意观察其有无真菌感染。
2. 血管钳夹取、绞干棉球方法正确,棉球不可过湿,以防病人将液体吸入呼吸道。
3. 擦洗动作轻柔,防止病人黏膜及牙龈损伤。
4. 血管钳夹紧棉球,防止棉球遗留在病人口腔内,操作前后清点棉球数量。
5. 若有活动义齿,应取下,用冷水刷洗干净,待病人漱口后再给其戴上。暂时不用时,可浸泡于冷水中,每日更换冷水。义齿禁用热水或消毒液浸泡。
6. 若病人昏迷,禁忌漱口。
7. 若用开口器,应从病人臼齿处放入,牙关紧闭者不可用暴力使其张口。

图解实训要点

口腔护理相关操作示例如图11-1至图11-3所示。

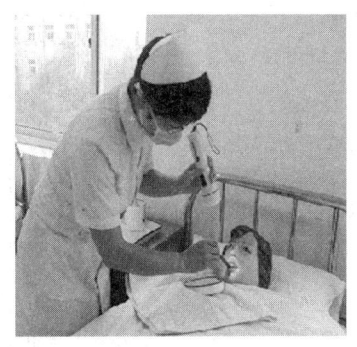 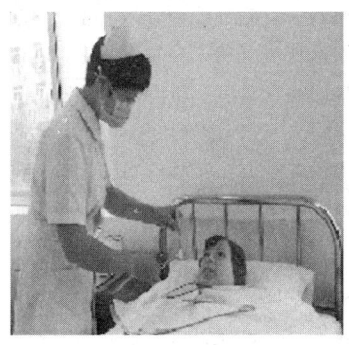 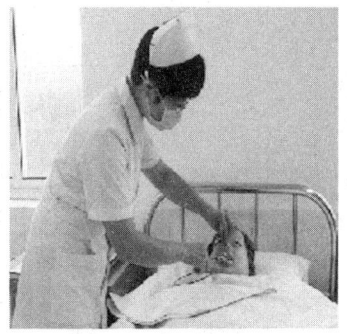

图11-1 观察口腔黏膜　　图11-2 绞干棉球　　图11-3 擦洗动作轻柔

操作考核评分标准

1. 考核要求

(1) 分值:100 分。

(2) 考核时间:12 分钟。

2. 出现下列情况之一,本题按零分计

(1) 因操作不当导致病人口腔黏膜损伤。

(2) 病人口腔遗留有棉球。

3. 有创新　不违反操作原则,能提高操作质量、增进病人舒适,加 5 分。该创新处与操作评分标准不一致时不扣分。

4. 评分标准　见表 11-2。

表 11-2　口腔护理操作评分表

班级:　　　　　　　　　　　　　　　　　　　　　　　　　　姓名:

项目		分值	扣分	操作内容
准备 (25 分)	护士准备	2		仪表端庄,衣帽整洁,符合要求
		1		修剪指甲,洗手
		1		戴口罩
		1		语言柔和,态度和蔼
	病人准备	2		核对病人
		2		进行解释
		4		评估病人的病情、意识状态、合作程度
		2		评估病人口唇、口腔清洁度、口腔黏膜情况
	用物准备	1		漱口溶液选择、配制正确
		2		打开口腔护理包,倒漱口液于治疗碗中浸湿棉球
		2		清点棉球数量
		3		备齐用物,携至床边(少一项扣 1 分,扣完为止,不倒扣分)
	环境准备	2		环境整洁,光线良好
操作 (55 分)	再次核对	1		医嘱执行单、腕带、床头卡上病人床号及姓名
	安置病人	2		协助病人侧卧或仰卧,头偏向一侧,面向护士
		2		铺治疗巾于病人颏下,放置弯盘于病人口角旁
	观察口腔	1		湿润病人口唇
		3		嘱病人张口,正确使用压舌板,观察病人口腔有无异常
		2		义齿处理方法正确(口述)
	协助漱口	1		协助病人漱口,拭去其口角处水渍;昏迷病人禁忌漱口
	擦洗口腔	2		弯血管钳夹取及绞干棉球方法正确
		2		棉球湿度适宜
		30		擦洗顺序、方法正确,没有遗漏擦洗部位(一处未擦到或方法不正确扣 3 分,压舌板使用不正确扣 3 分)
		2		病人无恶心、呛咳等不适

续表

项目		分值	扣分	操作内容
操作 (55分)	协助漱口	1		协助病人漱口,拭去其口角处水渍
	检查、用药	1 2 1 1		清点棉球数量 观察病人口唇、口腔情况 询问病人感受 酌情给病人以外用药
	再次核对	1		医嘱执行单、腕带、床头卡上病人的床号及姓名
整理 (10分)	清理	1 2		撤去弯盘及治疗巾 协助病人取舒适卧位,整理床单位
	健康宣教	2		指导病人及家属保持病人口腔清洁的要点和方法
	致谢	0.5		语言柔和
	处置用物	2		按规定分类处置用物
	洗手	0.5		按有关规定洗手
	记录	2		记录口腔护理时间、病人反应、口腔黏膜及口唇的情况、所用漱口液等,操作者签名
评价 (10分)	总体评价	1 2 2 2 2 1		态度认真,护患沟通有效,操作中体现对病人的关心 操作熟练、规范 动作轻柔,病人无口腔黏膜损伤 病人安全、口腔清洁、感觉舒适 无污染,床单位清洁、干燥 在规定时间内完成操作(每超1分钟扣0.5分)
累计得分:				考核者签名:

(高达玲)

实训 12　床上面部清洁和梳头

实 训 要 求

1. 明确床上面部清洁和梳头的目的和注意事项。
2. 用物准备齐全,放置合理有序。
3. 遵循省力、安全的原则。规范、熟练地实施床上面部清洁和梳头操作,动作轻稳、有序。
4. 能有效地观察病人的病情变化。病人无不适反应,未发生面部、头皮损伤等情况。
5. 保持床单位的清洁、干燥。
6. 尊重、关爱病人,护患沟通有效,满足病人身心需要。

实 训 要 点

一、目的

1. 去除病人面部及头部的污垢,保持其面部清洁及头发整洁,减少感染的机会。
2. 促进病人面部及头皮的血液循环。
3. 使病人舒适、美观,增强病人自尊与自信。

二、适用范围

病情较重、长期卧床、活动受限、生活不能自理的病人。

三、用物

温水、毛巾2块、脸盆、梳子、镜子、纸袋、护肤品(病人可自备)。必要时备30%的乙醇。

四、操作流程

【案例】21床病人,郭明明,女,28岁,入院诊断:胆囊炎、胆石症。行胆囊切除术后第2天,病人可坐起,身体虚弱,面部有污物,头发蓬乱、打结。请问:护士应该怎样为其做床上面部清洁和梳头?

【护士准备】仪表端庄,衣帽整洁,修剪指甲,洗手,必要时戴口罩。
【病人准备】

告知　告知病人及家属床上面部清洁及梳头的目的、方法和注意事项,取得配合。

评估　评估病人病情、意识状态、生活自理能力、合作程度、个人卫生习惯。根据病人的面部及头发的清洁情况及个人卫生习惯选择实施床上面部清洁和梳头的时间。

> 护士:"21床病人,您好,我是您的床位护士,我叫×××。请问您叫什么名字?"
> 病人:"我叫郭明明。"
> 护士:"郭大姐,您好,因为您刚术后第2天,身体还比较虚弱,洗脸、梳头不太方便,让我来帮您洗脸、梳头,好吗?"
> 病人:"好的。"
> 护士:"洗脸、梳头不仅可以去除您面部的污物及脱落的头屑和头发,而且还可以促进您头面部的血液循环,您愿意配合吗?"
> 病人:"愿意。"
> 护士(评估病人情况):"我去准备一下物品,马上过来为您洗脸、梳头,好吗?"
> 病人:"好的。"

【用物准备】准备好物品,携至床边。

【环境准备】安静、整洁,温度适宜,光线良好。

【安置体位】置面盆于床尾椅上,调好水温,协助病人取坐位或半坐卧位(病情允许情况下)。

【擦洗面部】干毛巾围于病人颈前颌下,微湿毛巾包在护士右手上,擦洗病人面部。

擦洗顺序 内眦→外眦→额部→面颊→鼻翼→人中→耳后→下颌→颈部。

【涂护肤品】根据病人需要涂护肤品。

【梳理头发】从发梢梳向发根。打结难梳理者,应分撮缠绕在指头上分段梳理,必要时可用30%的乙醇湿润后再慢慢梳理。

【梳成发型】根据病人喜好,梳成发型。

> 护士:"郭大姐,现在您感觉有什么不舒适吗?"
> 病人:"没有,挺好的。"
> 护士:"您平时喜欢什么发型?"
> 病人:"梳辫子。"
> 护士:"好的,您看这样行吗?"(取镜子给病人)
> 病人:"可以,谢谢你!"
> 护士:"不客气!"

【整理】将病人脱落的头发放于纸袋内,撤下干毛巾,协助病人取舒适卧位,整理床单位。

【健康宣教】

> 护士:"郭大姐,您的头发比较多,以后梳发时最好选择齿间较宽、圆钝齿的梳子。如果头发打结,要从发梢梳向发根,逐段梳顺,以免引起不舒适或损伤头皮。"
> 病人:"好的。"

【致谢】

> 护士:"郭大姐,谢谢您的配合!"
> 病人:"不用谢!"

【处置用物】按《医院感染管理办法》有关规定,分类处置用物。
【洗手】按有关规定洗手。
【记录】记录病人在操作过程中的反应及异常情况的处理等,操作者签名。

注 意 事 项

1. 注意省力与安全的原则。
2. 尊重、体贴病人,动作轻柔。
3. 操作中注意观察病人反应,及时处理异常情况。
4. 注意擦净病人耳后及颈部皮肤皱褶处。
5. 避免强行梳拉病人头发。若病人头发纠结成团,可先用30%的乙醇湿润后再逐段梳理。
6. 保持床单位清洁、干燥。

图解实训要点

床上面部清洁和梳头相关操作示例如图12-1至图12-3所示。

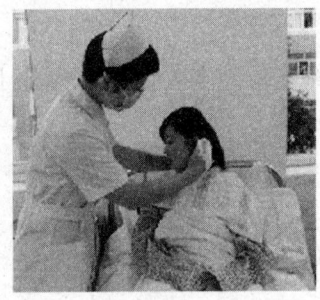 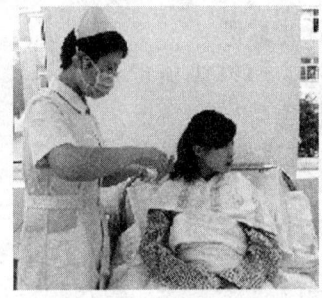 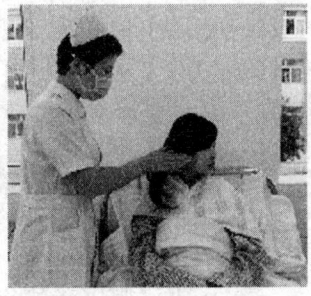

图12-1　注意擦洗皮肤皱褶处　　图12-2　动作轻柔　　图12-3　乙醇湿润纠结头发

操作考核评分标准

1. **考核要求**
(1) 分值:100分。
(2) 考核时间:8分钟。
2. **出现以下情况之一,本题按零分计**
(1) 床单、衣服被明显沾湿。
(2) 因操作不当导致病人烫伤或受凉。
(3) 操作不熟练,动作粗暴,给病人带来明显痛苦。
3. **有创新**　不违反操作原则,能提高操作质量、缩短操作时间,加5分。该创新处与操作评分标准不一致时不扣分。
4. **评分标准**　见表12。

表 12　床上面部清洁和梳头操作评分表

班级：　　　　　　　　　　　　　　　　　　　　　　　　　　姓名：

项目		分值	扣分	操作内容
准备 (25 分)	护士准备	2 1 1 1		仪表端庄,衣帽整洁,符合要求 修剪指甲,洗手 必要时戴口罩 语言柔和,态度和蔼
	病人准备	4 4 3		了解病人的病情、意识状态、生活自理能力及卫生习惯 评估病人面部及头发的清洁程度 进行解释
	用物准备	5		备齐用物,摆放妥当(少一项扣 1 分)
	环境准备	2 2		光线良好 温度适宜
操作 (55 分)	安置体位	2 2 2		置面盆于床尾椅上 调好水温 协助病人取舒适卧位
	擦洗面部	2 2 27		将干毛巾围于病人颈前颌下 微湿毛巾包在右手上 擦洗面部,顺序依次为内眦、外眦、额部、面颊、鼻翼、人中、耳后、下颌、颈部(漏一处扣 3 分,一处清洗不干净扣 3 分)
	涂护肤品	2		根据病人需要涂护肤品
	梳理头发	3 2 5 5		从发梢梳向发根 先梳一侧再同法梳理另一侧 打结难梳理者,应分撮缠绕在指头上分段梳理 必要时可用 30% 的乙醇湿润后再慢慢梳理
	梳成发型	1		尊重病人喜好,梳成发型
整理 (10 分)	清理	1 2 2		将病人脱落的头发放于纸袋内 协助病人取舒适卧位 整理床单位
	健康宣教	1		指导病人选择正确的梳发器具,掌握正确的梳发技巧
	致谢	0.5		语言柔和
	处置用物	2		按规定分类处置用物
	洗手	0.5		按有关规定洗手
	记录	1		记录病人反应、异常情况的处理等,操作者签名
评价 (10 分)	总体评价	1 2 2 2 2 1		态度认真,护患沟通有效,操作中体现对病人的关心 操作熟练、规范 动作轻柔 病人安全、清洁、舒适 无污染、床单位清洁、干燥 在规定时间内完成操作(每超 1 分钟扣 0.5 分)
累计得分：				考核者签名：

（高达玲）

实训 13　会阴擦洗（女病人）

实训要求

1. 明确会阴擦洗的目的和注意事项。
2. 严格遵守查对制度，执行标准预防、安全原则。
3. 能规范熟练地实施会阴擦洗操作，动作轻稳、有序。
4. 能有效地观察病人的会阴部及伤口情况。病人无严重不适，未发生损伤。
5. 护患沟通有效，关爱病人，满足病人的身心需要。保护病人隐私，维护病人自尊。

实训要点

一、目的

1. 去除病人会阴部异味，预防或减少感染。
2. 防止病人皮肤破损，促进伤口愈合。
3. 保持病人会阴清洁，增进病人舒适。

二、适用范围

1. 泌尿生殖系统感染病人。
2. 大小便失禁、会阴部分泌物过多致局部不适或破损病人。
3. 留置导尿管病人。
4. 产后及各种会阴部手术后病人。

三、用物

1. **治疗盘内置**　医嘱执行单、小毛巾、浴巾、浴毯、橡胶单、治疗巾、一次性手套、卫生纸，必要时备消毒剂或消毒液（如0.5%碘伏）。
2. **治疗盘外置**　水盆（内盛50～52℃温水）、便器、屏风。

四、操作流程

【案例】26床病人，王玲珑，女，28岁，初产妇，足月产后1日，恶露较多，医嘱每日会阴擦洗1次。请问：护士应如何为其进行会阴擦洗？

【护士准备】仪表端庄，衣帽整洁，修剪指甲，洗手、戴口罩、手套。

【病人准备】

核对　核对医嘱执行单、腕带、床头卡上的床号、姓名。

告知　让病人及家属了解会阴护理的目的、方法和注意事项,取得配合,告知病人会阴擦洗时若有不适请告诉护士。病人有尿意时嘱其排空尿液。

评估　评估病人年龄、意识状态、生命体征、病情、合作程度,评估病人会阴部的卫生状况及会阴部皮肤有无破损、炎症、肿胀、触痛等,有无尿失禁和留置导尿管。

> 护士(持医嘱执行单到病房,查看床号,确认无误):"26床病人,您好,我是您的床位护士,我叫×××。请问您叫什么名字?"
> 病人:"我叫王玲珑。"
> 护士:"王玲珑,您好,为了保持您的会阴部清洁,预防感染,现在我要对您进行会阴擦洗。在擦洗过程中我会尽量动作轻柔,您若有不适也请及时告诉我。您愿意配合吗?"
> 病人:"愿意。"
> 护士(评估病人情况):"王大姐,您现在需要排便吗?如果需要请先排便。我去准备一下物品,马上来为您擦洗。"
> 病人:"好的。"

【用物准备】根据病人情况,遵医嘱选择擦洗液。备齐用物,携至床边。

【环境准备】环境整洁、安静,温度适宜。操作时用围帘或屏风遮挡病人,减少暴露。关闭门窗。

【再次核对】再次核对医嘱执行单、腕带、床头卡上病人的床号、姓名。

> 护士:"请问26床病人,您叫什么名字?"
> 病人:"我叫王玲珑。"
> 护士:"王大姐,我现在为您擦洗会阴,可以吗?"
> 病人:"可以。"

【备水】将盆放在床尾椅上,倒入温水,毛巾放于盆内。

【安置体位】

> 护士:"王大姐,请您把对侧裤腿脱去,好吗?"
> 病人:"好。"

摆体位　协助病人取仰卧位,使其两腿屈曲外展,暴露外阴。对侧裤腿及浴毯盖在近侧腿上,对侧下肢用盖被遮盖。

垫单　病人臀下垫橡胶单和治疗巾。

【戴手套】戴一次性手套。

【擦洗会阴】

手持湿毛巾自上而下、由外向内进行擦洗,顺序:阴阜→两侧大阴唇→分开大阴唇擦两侧小阴唇→尿道口→阴道口→肛门。

護士:"王大姐,请您放松点,不要紧张,我会尽量动作轻柔。"
病人:"好的。"
护士:"您感觉怎么样?有什么不舒服请告诉我。"
病人:"感觉很好。"

【再次核对】再次核对医嘱执行单、腕带、床头卡上的床号、姓名。

【整理】撤治疗巾和橡胶单,脱手套。协助病人穿好衣裤,取舒适卧位。整理床单位,开窗通风。

【健康宣教】

护士:"王大姐,您产后刚1天,阴道流出物较多,要保持局部清洁,同时需要使用卫生巾,卫生巾潮湿后要及时更换,防止感染。"
病人:"好的。"

【致谢】

护士:"王大姐,谢谢您的配合!"
病人:"不用谢!"

【处置用物】按《医院感染管理办法》有关规定,分类处置用物。

【洗手】按有关规定洗手。

【记录】记录病人会阴擦洗时间、擦洗液名称、恶露量、伤口情况及病人反应等,操作者签名。

注意事项

1. 注意遮挡,防止病人受凉,保护病人隐私。
2. 操作动作轻柔。
3. 每擦洗一处,都要更换毛巾的不同部位。
4. 重点擦洗部位:
(1) 加强肛门处清洁。必要时先用卫生纸擦拭肛门,然后再擦洗肛门。
(2) 若是男病人,注意阴囊处清洁。提起阴囊部,彻底擦净皮肤皱褶处分泌物。
(3) 若会阴有伤口,协助病人取健侧卧位以免恶露浸润伤口,影响伤口愈合。用无菌棉球轻轻擦净伤口及周围会阴部。
(4) 从污染最轻的部位擦至污染最严重的部位。
5. 保持床单位清洁、干燥。

图解实训要点

会阴擦洗(女病人)相关操作示例如图13-1、图13-2所示。

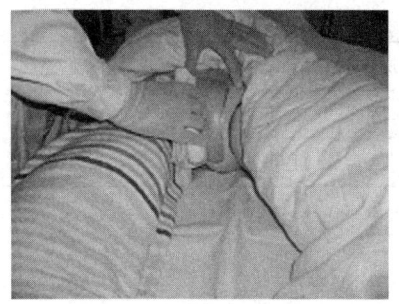 图13-1 注意遮盖病人
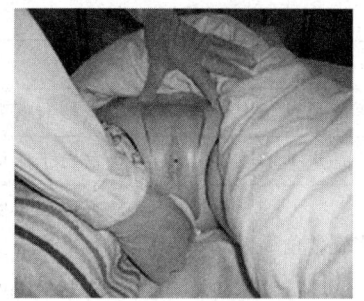 图13-2 注意擦净病人肛门部位

操作考核评分标准

1. **考核要求**
(1) 分值:100分。
(2) 考核时间:6分钟。

2. **出现以下情况之一,本题按零分计**
(1) 床单、衣服被明显沾湿。
(2) 因操作不当导致病人受凉或伤口感染。

3. **有创新** 不违反操作原则,能提高操作质量、缩短操作时间,加5分。该创新处与操作评分标准不一致时不扣分。

4. **评分标准** 见表13。

表13 会阴擦洗(女病人)操作评分表

班级: 姓名:

项目		分值	扣分	操作内容
准备(25分)	护士准备	2		仪表端庄,衣帽整洁,符合要求
		1		修剪指甲,洗手
		1		戴口罩,必要时戴手套
		1		语言柔和,态度和蔼
	病人准备	2		核对病人
		2		评估病人的病情、意识状态、合作程度
		4		评估病人会阴部有无伤口、有无尿失禁和留置导尿管
		2		进行解释,病人有尿意时嘱其排空尿液
	用物准备	4		备齐用物,摆放妥当(少一项扣1分,扣完为止,不倒扣分)
		2		根据病人情况,遵医嘱选择擦洗液
	环境准备	2		环境整洁、安静,温度适宜
		2		关闭门窗,屏风遮挡,保护病人隐私

续表

项目		分值	扣分	操作内容
操作 (55分)	再次核对	3		再次核对医嘱执行单、腕带、床头卡上病人卡号、姓名
	备水	5		将盆放于床尾椅上,倒入温水,毛巾放于盆内
	安置体位	10 5 5		病人体位正确 遮盖妥当 将橡胶单及治疗巾垫于病人臀下
	戴手套	3		按正确方法戴手套
	擦洗会阴	21		擦洗顺序正确(自上而下,由外向内):阴阜→两侧大阴唇→分开大阴唇擦两侧小阴唇→尿道口→阴道口→肛门(每错一处扣3分)
	再次核对	3		再次核对医嘱执行单、腕带、床头卡上病人卡号、姓名
整理 (10分)	清理	1 1 1		撤治疗巾和橡胶单,脱手套 协助病人穿好衣裤,取舒适卧位 整理床单位,开窗通风
	健康宣教	2		指导病人正确使用和更换卫生巾
	致谢	0.5		语言柔和
	处置用物	2		按规定分类处置用物
	洗手	0.5		按有关规定洗手
	记录	2		记录病人外阴擦洗时间、有无皮肤破损、感染、恶露量、颜色、性质及病人反应,操作者签名等
评价 (10分)	总体评价	1 2 2 2 2 1		态度认真、护患沟通有效,操作中体现对病人的关心 操作熟练、规范 动作轻柔 病人安全、清洁、舒适 无污染,床单位清洁、干燥 在规定时间内完成操作(每超1分钟扣0.5分)
累计得分:				考核者签名:

(柳　敏)

实训 14　指(趾)甲护理

实 训 要 求

1. 明确指(趾)甲护理的目的和注意事项。
2. 严格遵守查对制度,执行标准预防、安全原则。
3. 能规范熟练地实施指(趾)甲护理操作,动作轻稳、有序。
4. 能有效地观察病人的指(趾)甲情况。病人无不适,未发生指(趾)甲损伤。
5. 护患沟通有效,关爱病人,满足病人的身心需要。

实 训 要 点

一、目的

1. 使生活不能自理病人指(趾)甲清洁。
2. 避免病人指(趾)甲损伤。

二、适用范围

生活不能自理病人。

三、用物

1. **治疗盘内**　小橡胶单、治疗巾、2块毛巾、肥皂、带锉的指甲剪、弯盘、护手霜或护肤霜(病人可自备)。
2. **治疗盘外**　盛热水的面(脚)盆(水温41~43℃),清洁袜子。

四、操作流程

【案例】9床病人,徐建明,男,48岁,颈椎骨折手术后6日。目前肢体活动障碍,指(趾)甲较长,足部污垢较多。请问:护士应该怎样为其进行指(趾)甲护理?

【护士准备】仪表端庄,衣帽整洁,修剪指甲,洗手,戴口罩,必要时戴手套。
【病人准备】
告知　告知病人指(趾)甲清洁和护理的目的,取得病人配合。
评估　评估病人指(趾)甲颜色、长度,周围皮肤有无炎症和破损,有无真菌感染;评估病人病情、合作程度及肢体活动度。

> 护士:"9床病人,您好,我是你的床位护士,我叫×××。请问您叫什么名字?"
> 病人:"我叫徐建明。"
> 护士:"徐叔叔,您的手指(脚趾)甲有些长,里面容易藏储污垢,导致感染发生。我来帮您修剪一下,您愿意吗?"
> 病人:"愿意。"
> 护士(评估病人情况):"我去准备物品,马上来为您修剪。"
> 病人:"好的。"

【用物准备】备齐用物,携至床边。

【环境准备】

(1) 调整病床高度,便于操作。

(2) 必要时调节室温,屏风遮挡。

(3) 有床栏时,将靠近护士侧床栏放下,方便操作。

【安置体位】帮助病人安置舒适体位。

【泡手】铺橡胶单及治疗巾于病人手下,将面盆盛温水置于治疗巾上,协助病人用肥皂洗手,为病人泡手5~10分钟,指甲较硬者可适当延长浸泡时间。彻底清除指甲污垢后,用毛巾擦干病人双手及缝隙,移去水盆。

【修剪指甲】将弯盘放于治疗巾上,观察病人指甲及周围皮肤情况,用指甲剪修剪指甲,清除倒刺。注意将手指甲剪成弧形,以免损伤或嵌入周围组织。用指甲锉锉平指甲边缘,涂擦护手霜。

> 护士:"徐叔叔,疼吗?"
> 病人:"不疼。"

【撤换用物】撤出病床一侧中部的橡胶单、治疗巾,铺在床尾,上置盛温水的脚盆。

【泡足】协助病人脱去袜子,暴露双脚,用肥皂清洗病人足部后,将其双脚浸于温水中浸泡5~10分钟,趾甲较厚硬者,浸泡时间可适当延长。彻底清除趾甲污垢后,用毛巾擦干病人双脚及趾缝。移去水盆。

> 护士:"徐叔叔,水温怎么样?"
> 病人:"不冷、不烫,正正好。"

【修剪趾甲】将弯盘放于治疗巾上,观察病人趾甲及周围皮肤情况。用指甲剪修剪趾甲,清除倒刺。用指甲锉锉平趾甲边缘。涂擦护肤霜。

> 护士:"徐叔叔,疼吗?"
> 病人:"不疼。"

【撤去用物】撤橡胶单及治疗巾,更换清洁袜子。

【整理】协助病人取舒适卧位,拉上防护床栏。整理床单位并开窗通风。

【健康宣教】

> 病人:"请问护士,今后我需要长期卧床治疗,不剪指甲也没关系吧?"
> 护士:"徐叔叔,指(趾)甲太长,容易造成皮肤损伤,也容易藏储污垢,引起感染,即使长期卧床不动也需要经常修剪指(趾)甲。"
> 病人:"哦,我知道了。"

【致谢】
护士:"谢谢您的配合!"
病人:"不用谢!"

【处置用物】按《医院感染管理办法》有关规定,分类处置用物。
【洗手】按有关规定洗手。
【记录】记录修剪病人指(趾)甲的时间、病人手或足部情况及病人反应等,操作者签名。

注 意 事 项

1. 操作动作轻柔、仔细,避免损伤病人指(趾)甲及周围组织。
2. 若病人手或足有真菌感染,应做好个人防护,设专用指甲剪及指甲锉,每次用后消毒。
3. 注意保护病人指(趾)甲,经常按摩、温水清洗病人双手和双脚,有助于促进病人血液循环,改善其指(趾)甲营养。常用防护品涂擦病人手、足,防止局部皮肤损伤。

图解实训要点

指(趾)甲护理相关操作示例如图 14-1 所示。

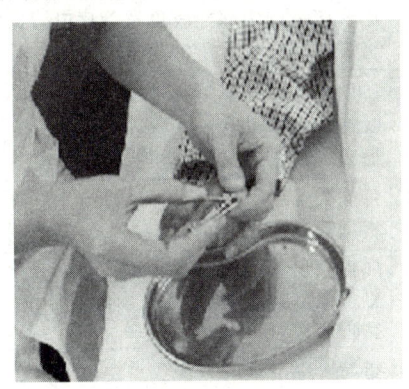

图 14-1 操作动作轻柔、仔细

操作考核评分标准

1. **考核要求**
(1) 分值:100 分。
(2) 考核时间:16 分钟。
2. **出现以下情况,本题按零分计** 因操作不当,损伤病人指(趾)甲及周围组织。
3. **有创新** 不违反操作原则,能提高操作质量、缩短操作时间,加 5 分。该创新处与操作评分标准不一致时不扣分。
4. **评分标准** 见表 14。

表14 指(趾)甲护理操作评分表

班级： 姓名：

项目		分值	扣分	操作内容
准备 (25分)	护士准备	2 1 1 1		仪表端庄，衣帽整洁，符合要求 修剪指甲，洗手 戴口罩，必要时戴手套 语言柔和，态度和蔼
	病人准备	4 4 2		评估病人的病情、意识状态、合作程度、肢体活动度 评估病人指(趾)甲情况，手、足部皮肤情况 进行解释
	用物准备	5		备齐用物，摆放妥当(少一项扣1分，扣完为止，不倒扣分)
	环境准备	2 3		环境整洁、舒适、温度适宜 调整病床高度
操作 (55分)	安置体位	2		协助病人取舒适卧位
	铺单	5		铺橡胶单及治疗巾于病人手下，将面盆盛温水置于治疗巾上
	泡手	5 5 2		协助病人用肥皂洗手 热水浸泡病人双手5～10分钟 撤去面盆，擦干病人双手及指缝
	修剪指甲	5 2		将病人指甲剪短，用锉刀磨平 根据需要涂护手霜
	撤换用物	5 5		撤病床一侧中部橡胶单及治疗巾铺在床尾 将脚盆盛温水置于治疗巾上
	泡足	5 5 2		协助病人用肥皂清洗足部 浸泡病人双足5～10分钟 撤去脚盆，擦干病人双脚及趾缝
	修剪趾甲	5 2		将病人趾甲剪短，用锉刀磨平 根据需要涂护肤霜
整理 (10分)	清理	1 1 1		撤橡胶单及治疗巾 更换清洁袜子，协助病人取舒适体位 整理床单位
	健康宣教	2		指(趾)甲清洁的方法及重要性
	致谢	0.5		语言柔和
	处置用物	2		按规定分类处置用物
	洗手	0.5		按有关规定洗手
	记录	2		记录操作时间、病人手或足部情况及病人反应等，操作者签名
评价 (10分)	总体评价	1 2 2 2 2 1		态度认真，护患沟通有效，操作中体现对病人的关心 操作熟练、规范 动作轻柔 病人安全、清洁、舒适 无污染，床单位清洁、干燥 在规定时间内完成操作(每超1分钟扣0.5分)
累计得分：				考核者签名：

(柳 敏)

实训 15　床 上 洗 发

实 训 要 求

1. 明确床上洗发的目的和注意事项。
2. 能规范、熟练地实施床上洗发操作,动作轻柔、敏捷,省时省力,操作有序。保证病人安全。
3. 使病人头发清洁,感觉舒适,个人形象良好。
4. 护理措施恰当,病人未出现受凉、头皮损伤、眼耳进水等情况。
5. 能有效地观察病人面色及病情变化。
6. 关爱病人,护患沟通有效,满足病人身心需要。

实 训 要 点

一、目的

1. 去除病人头皮屑及污垢。
2. 使病人头发清洁、整齐、美观、无异味。
3. 促进病人头皮血液循环,增进病人身心健康。

二、适用范围

长期卧床、活动受限、生活不能自理且病情稳定病人。

三、用物

1. **治疗盘内**　大橡胶单、小橡胶单、浴巾、毛巾 2 条、眼罩或纱布、胶布、别针、棉球(不脱脂)2 个、洗发液、水罐或水壶、水温计。
2. **治疗盘外**　马蹄形垫(橡胶或自制)、脸盆(扣杯法还需备茶缸、吸水管、血管钳)或洗头车、水壶(内盛 40~45℃ 温水)、污水桶。
3. **其他**　梳子、镜子、电吹风、纸袋、护肤品(病人可自备)、便盆(上盖便盆巾)。

四、操作流程

【案例】8床病人,王寒萍,女,35岁,因车祸造成多处骨折,经手术、牵引复位等治疗已处于恢复期,现已卧床三周,主诉头皮瘙痒伴明显异味,欲请护士帮忙为其洗头。请问:护士应该怎样为其实施床上洗发?

【护士准备】仪表端庄,衣帽整洁,修剪指甲,洗手,戴口罩。
【病人准备】

|告知| 让病人及其家属了解洗发的目的、方法和注意事项,取得配合。告知病人洗发时若有不适请告诉护士。

|评估| 评估病人头发卫生状况、病情、年龄、意识状态、生命体征、合作程度以及对床上洗发的认识等。了解病人有无排便等其他需要。

> 护士:"8床病人,您好,我是你的床位护士,我叫×××。请问您叫什么名字?"
> 病人:"我叫王寒萍。"
> 护士:"王大姐,您好,为了使您头发清洁,我将为您进行床上洗发,您愿意吗?"
> 病人:"愿意。但是在床上洗发会不会把床单弄湿?"
> 护士:"我们有专门的床上洗发设备,在洗发中我会尽量注意,避免把您床单弄湿。您若有不适也请及时告诉我。您能配合吗?"
> 病人:"能。"
> 护士:"您需要用便盆吗?"
> 病人:"不需要了。"
> 护士(评估病人情况):"我去准备一下物品,马上过来为您洗发。"
> 病人:"好。"

【用物准备】备齐用物,携至床边。
【环境准备】关好门窗,调节室温至22~26℃,必要时屏风遮挡。移开床旁桌、椅。
【围毛巾】松开病人的衣领向内反折,将小毛巾置于其颈部,用别针固定。
【安置体位】

|马蹄形垫法| 协助病人仰卧、屈膝,使其上半身斜向床边;将盖有小橡胶单及浴巾的枕头移于病人肩下,大橡胶单铺于马蹄形垫上;开口处下接污水桶,将病人头部置于马蹄形垫内。

|扣杯法| 协助病人仰卧、屈膝,将盖有小橡胶单及浴巾的枕头移于病人肩下,铺大橡胶单于病人头部床单上,床上放脸盆1只,盆底放小毛巾一块,其上倒扣搪瓷缸,杯底垫毛巾(外裹隔水薄膜),将病人的头部枕于杯上。脸盆内置一根血管钳夹着的橡胶管,下端接污水桶。

|洗头车法| 协助病人仰卧、屈膝,使其上半身斜向床边;将盖有小橡胶单及大毛巾的枕头移于病人肩下,将洗头车拉至床旁。使病人头部枕于洗头车的头托上或将接水盆置于病人头下。

【保护眼耳】用棉球塞住病人双耳,纱布(或眼罩)盖住病人双眼,必要时用胶布固定。

> 护士:"王大姐,我现在要用棉球塞住您的耳朵,用纱布盖住您的眼睛,防止水溅入。"
> 病人:"好的。"

【试水温】以水温计或护士的手先测试水温,然后请病人感受一下。

> 护士:"王大姐,您感觉水温可以吗?"
> 病人:"可以。"

【洗发】充分湿润病人头发,倒洗发液于手掌,涂遍病人头发→由发际至脑后部反复揉搓,用指腹按摩病人头皮→一手抬起病人头部,另一手洗病人脑后头发→冲洗病人头发,至洗净为止。操作中要注意观察病人,了解其感受。

> 护士:"王大姐,您现在感觉如何?"
> 病人:"很好。"

【撤去用物】洗发毕,解下病人颈部毛巾包住其头发,一只手托住病人头部,另一只手撤去马蹄形垫(或脸盆、接水盘及洗头车)。

【安置病人】
(1) 协助病人卧于床正中,将枕头从病人肩下移至头部。
(2) 去除病人耳内棉球及眼罩,用毛巾擦干病人脸部、头发或用电吹风吹干病人头发。为病人梳发,梳下脱落的头发放入纸袋中。协助病人涂抹护肤品。
(3) 撤去枕头上的小橡胶单及浴巾。

【观察】观察病人面色、神志、生命体征及病情变化。

> 护士:"王大姐,您现在感觉如何?"
> 病人:"很舒服。"

【整理】协助病人取舒适卧位,整理床单位,保持床单位清洁、干燥。

【致谢】

> 护士:"王大姐,谢谢您的配合!"
> 病人:"不用谢!"

【处置用物】按《医院感染管理办法》有关规定,分类处置用物。
【洗手】按有关规定洗手。
【记录】记录病人床上洗发时间、洗发中病人的反应、异常情况的处理、洗发后病人情况等,操作者签名。

注 意 事 项

1. 注意保暖,防止水溅入病人耳、眼内。
2. 洗发时间不宜过长,防止病人头部充血和疲劳,引起病人不适。
3. 洗发过程中,注意观察病人病情变化,如面色、脉搏、呼吸等,有异常情况应立即停止操作,及时处理。
4. 洗发时揉搓力度应适中,不可用指甲挠抓,以防抓破病人头皮。
5. 极度衰弱的病人不宜洗发。

图解实训要点

床上洗发相关操作示例如图15-1所示。

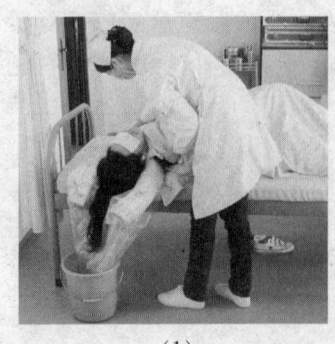 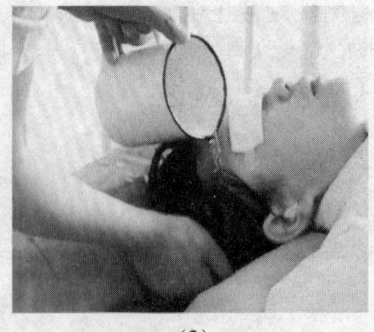 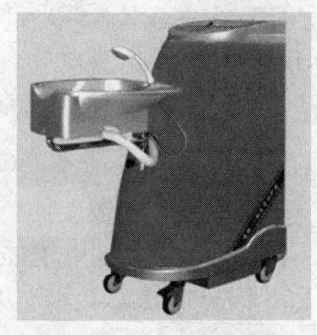

(1)　　　　　　　　　(2)

图 15-1　防止水溅入病人耳、眼内　　　　图 15-2　电子自控洗发擦浴车

 临床新进展

现在临床使用各种型号的洗头车较多,其中较先进的电子自控洗发擦浴车,头托可以270°旋转,水温电脑自控,如图15-2所示。

操作考核评分标准

1. 考核要求
(1) 分值:100 分。
(2) 考核时间:12 分钟。
2. 出现以下情况之一,本题按零分计
(1) 床单、衣服被明显沾湿。
(2) 因操作不当导致病人不安全或受凉或病情加重。
(3) 操作不熟练,超过规定时间 5 分钟及以上。
3. 有创新　不违反操作原则,能提高操作质量、缩短操作时间,加 5 分。该创新处与操作评分标准不一致时不扣分。
4. 评分标准　见表 15。

表 15 床上洗发操作评分表

班级：　　　　　　　　　　　　　　　　　　　　　　　　　　　姓名：

项目		分值	扣分	操作内容
准备 (20分)	护士准备	2 1 1 1		仪表端庄,衣帽整洁,符合要求 修剪指甲,洗手 戴口罩 语言柔和,态度和蔼
	病人准备	1 2 2 1		进行解释 评估病人年龄、病情、意识状态、合作程度 评估病人头发卫生情况 按需给予便盆
	用物准备	4		备齐用物,携至床边(少一项扣1分,扣完为止,不倒扣分)
	环境准备	2 2 1		关好门窗,屏风遮挡,保护隐私,注意保暖 调节室温22～26℃(口述) 移开床旁桌、椅
操作 (60分)	围毛巾	2		方法正确
	安置体位	5		体位适宜操作,病人舒适
	保护眼、耳	4		方法正确
	试水温	5		水温40～45℃
	洗发	5 5 5 5		充分湿润病人头发 倒洗发液于手掌,涂遍病人头发 用指尖揉搓病人头发、按摩病人头皮,方向由发际向头顶部 冲洗病人头发至洗净为止
	撤去用物	5		手法正确
	安置病人	3 3 3		体位舒适 擦干病人脸部、头发 梳去脱落头发置纸袋中
	操作中观察	10		观察病人面色、神志、生命体征及病情变化情况,注意有无寒战等不适
整理 (10分)	清理	2 3		协助病人取舒适卧位 保持床单位清洁、干燥
	致谢	0.5		语言柔和
	处置用物	2		按规定分类处置用物
	洗手	0.5		按有关规定洗手
	记录	2		记录病人床上洗发时间、病人反应等,操作者签名
评价 (10分)	总体评价	1 2 2 2 2 1		态度认真 护患沟通有效,操作中体现对病人的关心 操作熟练、规范、省力,动作轻柔,无多余动作 注意保暖,病人安全,感觉舒适 无污染,床单位清洁、干燥 在规定时间内完成操作(每超1分钟扣0.5分)
累计得分：				考核者签名：

(叶守梅)

实训 16　床 上 擦 浴

实训要求

1. 明确床上擦浴的目的和注意事项。
2. 能规范、熟练地实施床上擦浴。动作轻柔、敏捷,省时省力,操作有序。
3. 使病人皮肤清洁,感觉舒适,未发生受凉、皮肤损伤等情况。
4. 能有效地观察病人皮肤情况及病情变化。
5. 关爱病人,护患沟通有效,满足病人身心需要。保护病人隐私,维护病人自尊。

实训要点

一、目的

1. 去除病人皮肤污垢,保持病人皮肤清洁,满足病人舒适需要。
2. 促进病人血液循环,增强病人皮肤代谢功能,预防病人感染和压疮等并发症的发生。
3. 观察病人一般情况,活动病人肢体,预防病人肌肉挛缩和关节僵硬等并发症。

二、适用范围

病情较重、长期卧床、活动受限、生活不能自理的病人。

三、用物

1. 治疗车上　脸盆、足盆、会阴盆、水桶 2 个(一个盛热水,根据季节和病人生活习惯确定水温;另一个盛污水)、浴毯、清洁衣裤,酌情备清洁被套、大单、枕套。
2. 治疗盘内　毛巾 4 条、浴巾 2 条、浴皂、梳子、小剪刀、50%乙醇、爽身粉、润肤品(病人可自备)。
3. 其他　便盆(上盖便盆巾)、屏风,冬季酌情备保暖设备。

四、操作流程

【案例】15 床病人,李淑仪,女,65 岁,慢性胆囊炎手术后 2 周,体质较弱,生活不能完全自理,主诉全身皮肤瘙痒难受。请问:护士应该如何对其进行床上擦浴?

【护士准备】仪表端庄,衣帽整洁,修剪指甲,洗手,戴口罩。

【病人准备】

告知　让病人及其家属了解床上擦浴的目的、方法和注意事项,取得配合。告知病人擦浴时若有不适请告诉护士。

[评估] 评估病人皮肤卫生状况、年龄、意识状态、生命体征、病情、合作程度、肢体活动度、手术切口情况等,了解病人有无排便等其他需要。

> 护士(来到病人床前,查看床号,确认无误):"15床病人,您好,我是您的床位护士,我叫×××。请问您叫什么名字?"
> 病人:"我叫李淑仪。"
> 护士:"李奶奶,您好,这两天我看您一直在抓痒,一旦皮肤抓破就会感染。今天我帮您擦个澡行吗?"
> 病人:"行!太感谢您了!但我不能起床啊。"
> 护士:"我帮您在床上进行擦澡,擦澡时您若有不适请及时告诉我,您能配合吗?"
> 病人:"能配合。"
> 护士:"您需要用便盆吗?"
> 病人:"不需要了。"
> 护士(评估病人情况):"我去准备一下物品,马上过来给您擦澡。"
> 病人:"好的。"

【用物准备】备齐用物,携至床边。

【环境准备】关好门窗,拉上窗帘,注意保暖,屏风遮挡。调节室温在24~25℃。

【安置体位】协助病人移近护士侧并取舒适卧位,酌情放平床头、床尾、支架、床档,松开床尾盖被。

【备水】将肥皂盒、脸盆放在床旁椅上,倒入2/3盆热水,根据季节和病人生活习惯调试水温,一般水温以在50~52℃为宜。

【擦浴】将微湿的小毛巾包在手上成手套状,清水1遍、浴皂1遍(酌情使用)、清水擦净、浴巾擦干及按摩。

[擦洗脸部]

(1) 将1条浴巾铺于病人枕上,另一条浴巾铺于病人颌下。

(2) 擦洗顺序:内眦→外眦→额部→面颊→鼻翼→人中→耳后→下颌→颈部。

(3) 取下浴巾。

[擦洗上肢、手] 操作过程中保持浴巾半垫半盖于病人上肢。

(1) 脱衣:协助病人脱衣(先脱近侧,后脱远侧;如有伤疾,先脱健侧,后脱患侧)。

(2) 擦近侧:在近侧上肢下纵向铺浴巾,擦洗顺序从肩端到腕端。

(3) 擦对侧:协助病人面向护士侧卧或护士移到对侧,同上法擦洗对侧上肢。

> 护士:"李奶奶,我帮您侧卧行吗?"
> 病人:"行。"

(4) 将浴巾放于床边,上置脸盆,协助病人洗手,酌情使用护肤品。

[擦洗胸部] 协助病人仰卧,将浴毯向下折叠至病人脐部,将浴巾盖于病人胸部,从肩到乳头再从乳头到膈肌纵向擦洗。操作过程中保持浴巾盖于病人胸部。

护士:"李奶奶,我帮您睡平好吗?"
病人:"好。"

擦洗腹部　将浴毯盖于病人胸部及下肢,将浴巾盖于病人腹部,从上至下纵向擦洗。操作过程中要保持浴巾盖于病人腹部。若有伤口,动作要轻柔,注意保护伤口。

护士:"李奶奶,伤口痛吗?"
病人:"不痛。"

擦洗背部
(1) 擦洗:协助病人侧卧,背向护士,将浴巾纵向铺于病人身下,将浴毯盖于病人肩部和腿部,依次擦洗后颈部、背部、臀部。
(2) 乙醇按摩:用50%乙醇按摩病人受压部位,酌情扑爽身粉。
(3) 保暖:操作过程中保持浴巾盖于病人背部。
(4) 观察:观察病人面色,询问有何不适。

护士:"李奶奶,我帮您侧卧行吗?"
病人:"行。"
护士:"李奶奶,您现在感觉难受吗?"
病人:"不难受。"

穿衣　协助病人穿清洁上衣(先穿远侧,后穿近侧;如有伤疾,先穿患侧,后穿健侧)。

脱裤　协助病人脱裤(先脱近侧,后脱远侧;如有伤疾,先脱健侧,后脱患侧)。

擦洗会阴　协助病人仰卧,将浴巾垫于病人臀下,换水、盆、毛巾后请病人自己擦洗会阴或帮助病人清洗会阴(用浴巾盖好病人上肢和胸部,用浴毯盖好病人下肢,暴露病人会阴)。

擦洗下肢
(1) 换水、盆、毛巾。
(2) 浴毯盖于病人远侧腿部(同时盖住病人会阴部)。
(3) 浴巾纵向铺于病人近侧下肢下面,擦洗病人近侧下肢,从大腿至踝部擦洗。同法擦洗另一侧。
(4) 操作过程中保持浴巾半垫半盖于病人下肢。

泡双足　将浴巾放于床尾,上置脚盆,协助病人泡脚,酌情使用护肤品。

穿裤　协助病人穿清洁裤子(先穿远侧,后穿近侧;如有伤疾,先穿患侧,后穿健侧)。

【观察】询问病人感受,观察病人面色、神志、生命体征、伤口、病情变化等情况。

护士:"李奶奶,您感觉怎么样?"
病人:"舒服多了。"

【整理】
(1) 协助病人取舒适卧位,按需为病人剪指(趾)甲、梳发。

(2) 整理床单位,按需更换清洁被套、大单、枕套,清理用物。

【致谢】

护士:"李奶奶,谢谢您的配合!"

病人:"不用谢!"

【处置用物】按《医院感染管理办法》有关规定,分类处置用物。

【洗手】按有关规定洗手。

【记录】记录病人擦浴时间、擦浴中病人的反应、异常情况的处理、擦浴后病人情况等,操作者签名。

注 意 事 项

1. 动作轻稳,省时省力。

2. 注意擦净病人耳郭、耳后、腋窝、指缝、乳房下、脐部、腹股沟、趾间等皮肤皱褶、易存污垢处。

3. 及时更换或添加热水,酌情更换水盆和毛巾。

4. 尽量减少暴露,注意保暖,防止病人着凉,维护病人自尊。

5. 操作中注意观察病人病情变化及皮肤有无异常,若病人出现寒战、面色苍白等情况,应立即停止擦洗,给予适当处理。

图解实训要点

床上擦浴相关操作示例如图16-1至图16-8所示。

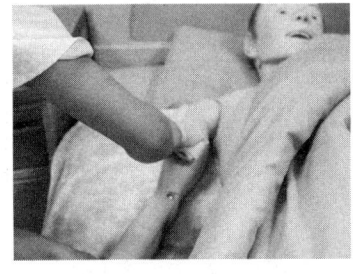 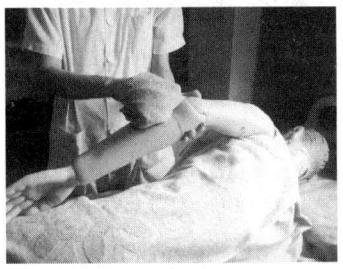 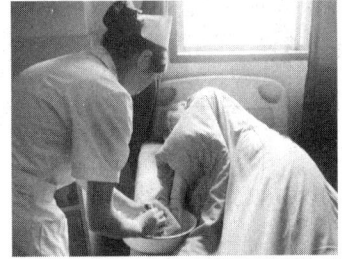

图16-1 擦近侧上肢　　　图16-2 擦对侧上肢　　　图16-3 洗手

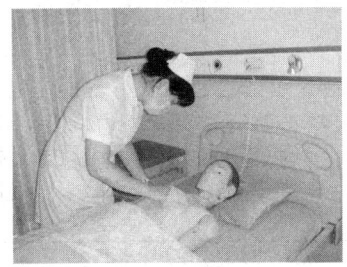 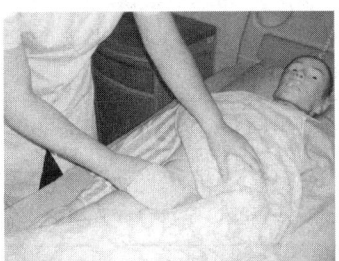 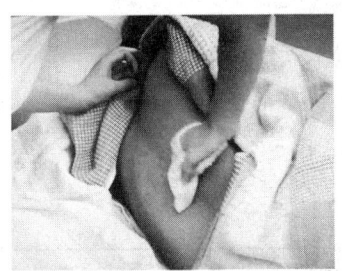

图16-4 擦胸部　　　图16-5 擦腹部　　　图16-6 擦背部

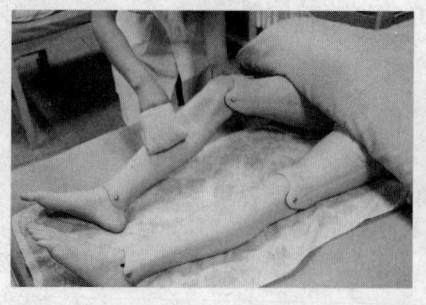
图 16-7 擦下肢

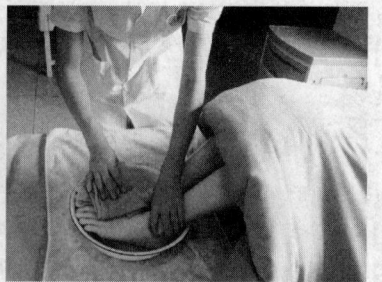
图 16-8 洗脚

操作考核评分标准

1. 考核要求
(1) 分值:100 分。
(2) 考核时间:22 分钟。
2. 出现以下情况之一,本题按零分计
(1) 床单、衣服被明显沾湿。
(2) 因操作不当导致病人不安全或受凉或病情加重。
(3) 操作不熟练,超过规定时间 5 分钟及以上。
3. 有创新 不违反操作原则,能提高操作质量、缩短操作时间,加 5 分。该创新处与操作评分标准不一致时不扣分。
4. 评分标准 见表 16。

表 16 床上擦浴操作评分表

班级: 姓名:

	项目	分值	扣分	操作内容
准备 (20 分)	护士准备	2 1 1 1		仪表端庄,衣帽整洁,符合要求 修剪指甲,洗手 戴口罩 语言柔和,态度和蔼
	病人准备	1 2 2 1		进行解释 评估病人年龄、病情、意识状态、合作程度、肢体活动度 评估病人皮肤卫生情况及手术切口情况 按需给予便盆
	用物准备	5		备齐用物,携至床边(少一项扣 1 分,扣完为止,不倒扣分)
	环境准备	2 2		关好门窗,拉上窗帘,屏风遮挡,保护病人隐私,注意保暖 调节室温至 24~25℃(口述)

续表

项目		分值	扣分	操作内容
操作 (60分)	安置体位	2		放平床头、床尾支架或床档,松开床尾盖被
	备水	4 4		根据季节和病人生活习惯确定水温(一般为50~52℃) 注意保持水温
	上身擦浴	4 4 4 4 4 4		擦脸、颈手法、顺序正确 脱上衣方法、顺序正确 擦洗上肢、胸、腹部手法、顺序正确 擦洗后颈、背、臀部手法、顺序正确 穿上衣方法、顺序正确 注意擦洗皱褶、易存污垢处
	下身擦浴	4 2 4 2 4 4 2		脱裤方法、顺序正确 擦洗会阴 擦洗下肢手法、顺序正确 清洗双足 穿裤方法、顺序正确 注意擦洗皱褶、易存污垢处 酌情更换水盆、毛巾
	观察	4		观察病人面色、神态、生命体征及病情变化情况,注意有无寒战等不适
整理 (10分)	清理	1 2 2		协助病人取舒适卧位 按需剪病人指(趾)甲、梳发 整理床单位,酌情换单,开窗通风
	致谢	0.5		语言柔和
	处置用物	2		按规定分类处置用物
	洗手	0.5		按有关规定洗手
	记录	2		记录擦浴时间、病人反应等,操作者签名
评价 (10分)	总体评价	1 2 2 2 2 1		态度认真 护患沟通有效,操作中体现对病人的关心 操作熟练、规范、省力,动作轻柔,无多余动作 注意保暖,病人安全、感觉舒适 无污染、床单位清洁、干燥 在规定时间内完成操作(每超1分钟扣0.5分)
累计得分:				考核者签名:

(吴桃信)

实训 17 协助更衣

实训要求

1. 明确协助更衣的目的和注意事项。
2. 能规范、熟练地协助病人更衣,动作稳重、轻柔、有序。
3. 病人感觉安全、舒适,未发生受凉等不适。
4. 能有效地观察病人皮肤情况及病情变化。
5. 关爱病人,护患沟通有效,满足病人身心需要。保护病人隐私,维护病人自尊。

实训要点

一、目的

协助病人更换清洁衣物,满足病人清洁和舒适的需要。

二、适用范围

长期卧床、活动受限、生活不能自理的病人。

三、用物

清洁合适的衣物、便盆(上盖便盆巾)、污物车或袋,必要时备屏风。

四、操作流程

【案例】24床病人,王秀英,女,65岁,因脑出血已住院治疗2周。现病人神志清楚,生命体征平稳,左侧肢体偏瘫,不能起床。病人衣裤较脏,准备为病人更换衣裤。请问:护士应该怎样协助其更衣?

【护士准备】仪表端庄,衣帽整洁,修剪指甲,洗手,戴口罩。
【病人准备】

告知 让病人及其家属了解更换衣服的目的、方法和注意事项,取得配合。告知病人操作过程中若有不适及时告诉护士。

评估 评估病人年龄、病情、意识状态、生命体征、偏瘫肢体的肌力、合作程度及有无导管,了解病人有无排便等其他需要。

护士(查看床号,确认无误):"24床病人,我是您的床位护士,我叫×××,请问您叫什么名字?"
　　病人:"我叫王秀英。"
　　护士:"王奶奶,您好,您的衣服已经脏了,我来为您换衣服,好吗?"
　　病人:"好。但是我不能起床,换衣服会很困难的。"
　　护士:"您放心,我会尽量动作轻柔,不让您感到难受,更不会让您着凉的。您能配合我吗?"
　　病人:"能。"
　　护士:"您需要用便盆吗?"
　　病人:"不需要了。"
　　护士(评估病人情况):"王奶奶,我去准备一下物品,马上过来。"
　　病人:"好的。"

【用物准备】备齐用物,携至床边。

【环境准备】关好门窗,注意保暖,屏风遮挡,调节室温为24~25℃。

【安置体位】根据病情协助病人取适宜卧位。酌情取半卧位、坐位更换,或轴线翻身法更换。若有导管应妥善安置。

【脱上衣】协助病人取平卧位。先脱病人近侧衣袖,若病人有伤患,先脱其健侧衣袖。将脱下的衣服置于病人身下,然后协助病人取侧卧位,再脱远侧或患侧衣袖。

【穿上衣】先穿病人对侧衣袖,若病人有伤患,先穿其患侧衣袖。将衣服置于病人身下,然后协助病人取平卧位,再穿近侧或健侧衣袖。拉平整衣服,扣好衣扣。

　　护士:"王奶奶,您现在难受吗?"
　　病人:"不难受。"
　　护士:"我现在准备为您换裤子了,您有什么不舒服请及时告诉我,好吗?"
　　病人:"好的。"

【脱裤子】协助病人平卧,屈膝。一手托病人臀部,一手将病人裤子往下拉至其大腿。先脱近侧裤腿,若病人有伤患,先脱健侧裤腿。

【穿裤子】先穿病人对侧裤腿,若病人有伤患,先穿其患侧裤腿,后穿近侧或健侧裤腿,系好裤带。

【观察】询问病人感受,观察病人面色、神志、生命体征、病情变化、导管等情况。

　　护士:"王奶奶,您现在感觉怎么样?"
　　病人:"舒服多了。"

【整理】协助病人取舒适卧位,如有导管应妥善安置。整理床单位。

【致谢】

　　护士:"王奶奶,谢谢您的配合!"
　　病人:"不用谢!"

【处置用物】按《医院感染管理办法》有关规定,分类处置用物。

【洗手】按有关规定洗手。

【记录】必要时记录病人更衣时间、病人情况等,操作者签名。

注 意 事 项

1. 动作轻稳,省时省力。
2. 操作中注意观察病人病情变化及皮肤有无异常,若病人出现心悸、寒战、面色苍白等情况,应立即停止更衣,给予适当处理。
3. 尽量减少暴露,注意保暖,维护病人自尊。

图解实训要点

协助更衣相关操作示例如图 17-1 至图 17-4 所示。

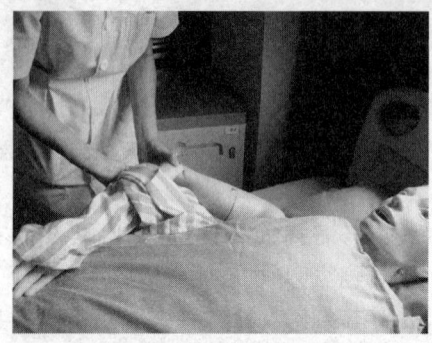

图 17-1　先脱近侧或健侧衣袖

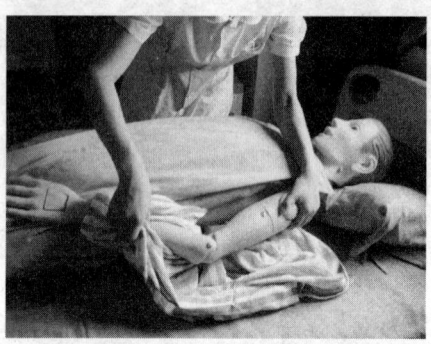

图 17-2　后脱远侧或患侧衣袖

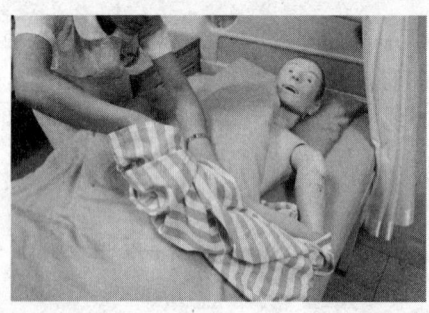

图 17-3　先穿远侧或患侧衣袖

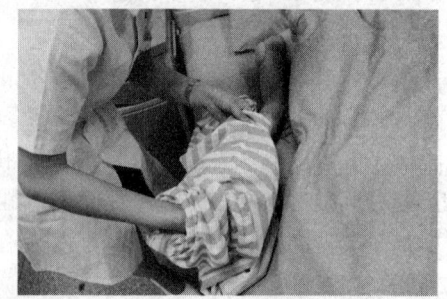

图 17-4　再穿近侧或健侧衣袖

操作考核评分标准

1. 考核要求
(1) 分值:100 分。
(2) 考核时间:5 分钟。
2. 出现以下情况之一,本题按零分计
(1) 因操作不当导致病人不安全或受凉或病情加重。
(2) 操作不熟练,超过规定时间 2 分钟及以上。

3. **有创新** 不违反操作原则,能提高操作质量、缩短操作时间,加5分。该创新处与操作评分标准不一致时不扣分。

4. **评分标准** 见表17。

表17 协助更衣操作评分表

班级:　　　　　　　　　　　　　　　　　　　　　　　姓名:

项目		分值	扣分	操作内容
准备 (20分)	护士准备	2 1 1 1		仪表端庄,衣帽整洁,符合要求 修剪指甲,洗手 戴口罩 语言柔和,态度和蔼
	病人准备	2 2 1		进行解释 评估病人的病情、意识状态、合作程度 必要时给予便盆
	用物准备	4		备齐用物,携至床边(少一项扣1分,扣完为止,不倒扣分)
	环境准备	2 2 2		关好门窗,注意保暖 屏风遮挡,保护病人隐私 调节室温24～25℃
操作 (60分)	安置体位	6		根据病情协助病人取坐位、半坐卧位、平卧位等,妥善安置导管
	脱上衣	6 6		先脱近(健)侧 后脱对(患)侧
	穿上衣	6 6		先穿对(患)侧 后穿近(健)侧
	脱裤子	6 6		先脱近(健)侧 后脱对(患)侧
	穿裤子	6 6		先穿对(患)侧 后穿近(健)侧
	观察	6		询问病人感受,观察病人病情变化
整理 (10分)	清理	2 2		协助病人取舒适卧位,妥善处理导管 整理床单位
	致谢	1		语言柔和
	处置用物	2		按规定分类处置用物
	洗手	1		按有关规定洗手
	记录	2		记录病人更衣时间、病人情况等,操作者签名
评价 (10分)	总体评价	2 2 2 2 2		态度认真 护患沟通有效,操作中体现对病人的关心,保护病人隐私 操作熟练、规范、省力,动作轻柔,无多余动作 注意保暖,病人安全、感觉舒适 在规定时间内完成操作(每超1分钟扣0.5分)
累计得分:				考核者签名:

(吴桃信)

实训 18　失 禁 护 理

实 训 要 求

1. 严格执行标准预防、消毒隔离、安全的原则。
2. 准确评估病人的失禁情况,准备相应的物品,放置合理有序。
3. 关爱病人,护患沟通有效,满足病人身心需要。
4. 保护病人隐私,维护病人自尊。
5. 指导并鼓励病人进行膀胱功能及盆底肌收缩功能训练。
6. 操作规范,动作轻柔,保持床单位的清洁、干燥。

实 训 要 点

一、目的

1. 保持病人皮肤清洁和床单位的整洁,使病人身心舒适。
2. 维持病人皮肤的完整性,治疗或预防病人皮肤并发症。
3. 观察和了解病人的情况,满足病人身心需要,建立良好的护患关系。

二、适用范围

1. 大便失禁病人。
2. 小便失禁病人。

三、用物

1. 橡胶单和中单(一次性尿布)、床刷、卫生纸、毛巾、盆、水壶(内盛50～52℃的温水)、清洁衣裤、屏风。
2. 按需准备外用药。

四、操作流程

【案例】23床病人,陈春华,男,63岁。因腰椎压缩性骨折行腰椎骨折切开内固定术,术后出现大小便失禁,漏尿时无知觉,大便失禁略有知觉。请问:护士应该怎样对其实施大小便失禁护理?

【护士准备】仪表端庄,衣帽整洁,剪指甲,洗手,戴口罩。

【病人准备】

评估 让病人及家属了解失禁护理的目的、方法和注意事项,取得配合。告知病人操作过程若有不适请告诉护士。

评估 评估病人意识状态、病情、皮肤情况、失禁程度以及合作程度,评估病人有无引流管。

护士(查看床号,确认无误):"23床病人,您好。我是您的床位护士,我叫×××。请问您叫什么名字?"

病人:"我叫陈春华。"

护士:"陈大爷,您好,针对您的情况,我将要清洁您的皮肤,更换污染的床单,让您感觉舒适一些。我会尽量轻柔操作,您若有不适请及时告诉我。您愿意配合吗?"

病人:"愿意。"

护士(评估病人情况):"陈大爷,我去准备一下物品,马上过来。"

病人:"好的。"

【用物准备】按需备齐用物,携至床边。

【环境准备】关好门窗,注意保暖。屏风遮挡,请无关人员回避。

【安置体位】拉起对侧的护栏,妥善固定各种引流管,协助病人取左侧卧位,使病人双腿屈曲,褪裤至膝部,垫卫生纸于病人臀下。

【调试水温】取盆放在床旁椅上,倒入热水约2/3满,调试水温。

【清洁皮肤】取毛巾蘸温水依次清洗病人会阴部及臀部的皮肤。操作中和病人沟通,注意保暖,保护病人隐私。

护士:"陈大爷,我现在给您清洁皮肤,如果您觉得水温过热或者过凉,请告诉我。"

病人:"好的。"

【观察】注意观察病人骶尾部及肛周皮肤的情况。

【处理】酌情给以外用药,协助病人穿好衣裤。

护士:"陈大爷,我现在已经清洁好您的皮肤了。我发现您的肛门周围皮肤有发红的现象,我现在给您涂点氧化锌软膏,保护皮肤,好吗?"

病人:"好的。谢谢您!"

护士:"不用谢!"

【更换中单】

操作流程 拉起对侧护栏→妥善固定各种引流管→协助病人背对护士侧卧→松开近侧中单→将中单卷至病人身下→扫净橡胶中单→铺清洁中单(远侧半边向内卷至病人身下,近侧半边和橡胶中单一起平塞入床垫下)→协助病人面对护士侧卧→妥善固定各种引流管→拉起近侧护栏→转至对侧卷出污单;同法铺好清洁中单。

【预防保护】酌情采取相应的保护皮肤措施,如小便失禁的男性病人可以采用尿套接尿技术,女性病人可以采用尿壶、接尿器接尿,必要时使用尿垫、尿裤等。

【整理】协助病人取舒适卧位,整理床单位,保持床单位清洁、干燥,开窗通风。

【健康宣教】指导并鼓励病人进行膀胱功能及盆底肌收缩功能的训练。

护士:"陈大爷,为了保持您的皮肤清洁,我帮您用尿壶接尿,如果有不舒适请及时告诉我,好吗?"

病人:"好的,但是我还控制不住大小便,怎么办呢?"

护士:"您以后每天要进行膀胱功能及盆底肌收缩功能训练,这样可以逐步增强您控制排尿和排便的能力。"

病人:"怎么训练?您能教我吗?"

护士:"您可以平卧或者半坐在床上,试着做排尿和排便动作,先慢慢收缩肌肉10秒左右,然后再慢慢放松肌肉10秒左右,连续10次,每次锻炼20~30分钟,每天做几次,以您感觉不累为宜。"

病人:"好的,我明白了。"

【致谢】

护士:"陈大爷,谢谢您的配合!"

病人:"不用谢!"

【处置污物】按《医院感染管理办法》有关规定,分类处置用物。

【洗手】按有关规定洗手。

【记录】记录病人失禁护理时间、失禁程度、皮肤情况、保护措施等,操作者签名。

注意事项

1. 注意遮挡,防止病人着凉,保护病人隐私。
2. 操作动作轻柔。
3. 操作中注意与病人沟通,询问病人感受,病人如有不适,立即停止操作。
4. 清洁病人皮肤时注意保持床单位清洁、干燥。

图解实训要点

失禁护理相关用物及操作示例如图18-1至图18-4所示。

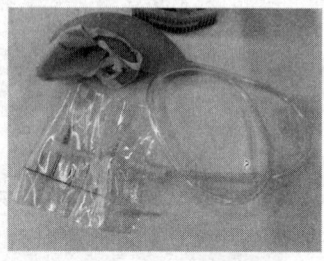
图18-1 女式接尿器

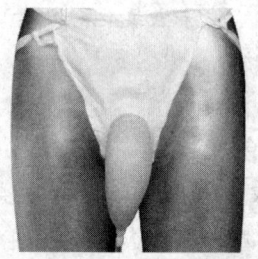
图18-2 应用女式接尿器

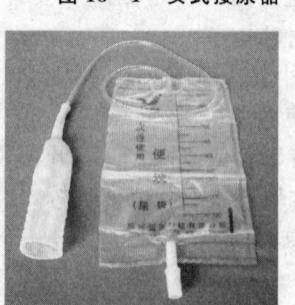
图18-3 男式接尿器

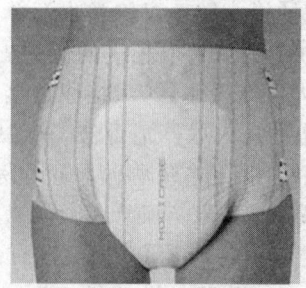
图18-4 成人尿裤

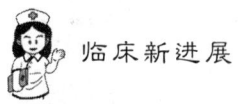

临床新进展

一、小便失禁的护理进展

1. **男性尿接收裤** 男性尿接收裤由裤子和尿接收系统两部分组合而成,如图18-5、图18-6所示。裤子是由纯棉布制作的宽松式长腿内裤。尿接收系统固定悬挂在裤子中。储尿袋的最大容量为900毫升。穿着此裤可随时以站、坐等姿势在裤中排尿,暂时储存尿,可行走、骑车、从事各种日常活动,且外表看不出来。

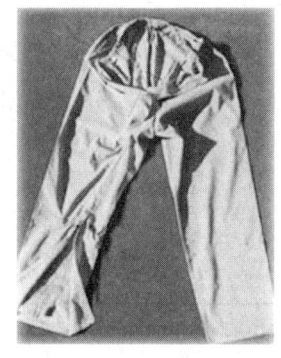
图18-5 男性尿接收裤

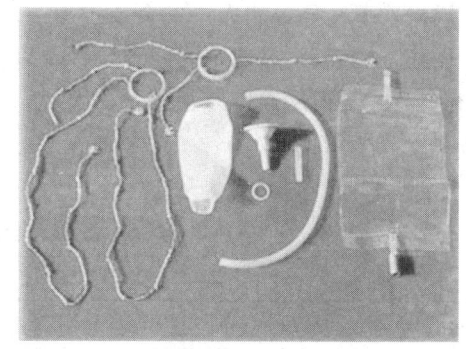
图18-6 男性尿接收裤接收系统

2. **女性尿接收裤** 女性尿接收裤与男性尿接收裤组成、功能相似,如图18-7、图18-8所示。在裤衩下方的适当位置有一立体造型的漏斗区域,漏斗区域的棉布内面经过特殊的涂层处理可保证尿液不渗漏。尿液由漏斗区域收集进入储尿袋,并在储尿袋中暂时储存。

3. **防外溅女式便盆** 如图18-9所示。

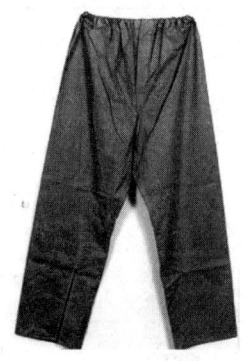
图18-7 女性尿接收裤

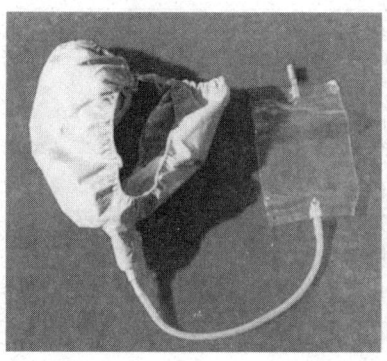
图18-8 女性尿接收裤接收系统

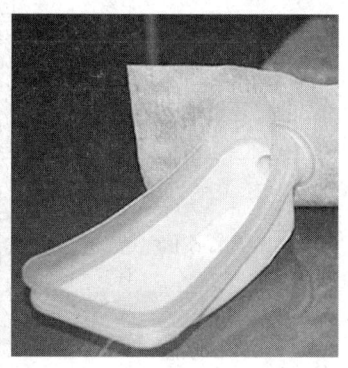
图18-9 防外溅女式便盆

二、大便失禁的护理进展

1. **丹碧丝卫生棉条** 塞入肛门。

2. **一次性气囊导管** 深插直肠15~20 cm,气囊起到固定、防止粪水外流作用,导管接负压器持续低负压吸引。

3. **肠造口袋** 将人工肛门造口的肠口袋贴在肛周皮肤上。

操作考核评分标准

1. 考核要求

(1) 分值:100分。

(2) 考核时间:10分钟。

2. 出现以下情况之一,本题按零分计

(1) 床单、衣服被明显沾湿。

(2) 因操作不当导致病人不安全或受凉或病情加重。

(3) 操作不熟练,超过规定时间3分钟及以上。

3. **有创新** 不违反操作原则,能提高操作质量、缩短操作时间,加5分。该创新处与操作评分标准不一致时不扣分。

4. **评分标准** 见表18。

表18 失禁护理操作评分表

班级: 姓名:

项目		分值	扣分	操作内容
准备（20分）	护士准备	2		仪表端庄,衣帽整洁,符合要求
		1		修剪指甲,洗手
		1		戴口罩
		1		语言柔和,态度和蔼
	病人准备	2		进行解释,取得配合
		2		评估病人失禁、皮肤情况,评估有无引流管
	用物准备	3		备齐用物,携至床边(少一项扣1分,扣完为止,不倒扣分)
	环境准备	4		关好门窗,注意保暖
		4		屏风遮挡,保护病人隐私
操作（55分）	安置体位	2		拉起对侧护栏
		2		各种引流管安置妥当
		2		协助病人左侧卧位
		2		垫卫生纸或者干燥大单
	调试水温	5		水温适宜
	清洁皮肤	10		温水依次清洗病人会阴部及臀部皮肤
	观察	5		观察病人骶尾部及肛周皮肤的情况
	处理	2		酌情给以外用药
		2		协助病人穿好清洁衣裤

续表

项目		分值	扣分	操作内容
操作 (55分)	更换中单	2		拉起对侧护栏,协助病人背对护士侧卧
		2		松开近侧中单
		2		将中单向床中线内卷至病人身下
		2		扫净橡胶中单
		2		铺好近侧清洁中单
		2		妥善固定各种引流管
		2		取出污单,同法铺好另一侧清洁中单
		2		移枕,协助病人平卧
	预防保护	2		灵活采取接尿措施
	观察	5		观察操作后病人反应
整理 (15分)	清理	2		协助病人取舒适卧位
		2		保持床单位清洁、干燥
		2		开窗通风
	健康宣教	3		指导并鼓励病人进行膀胱功能及盆底肌收缩功能训练
	致谢	1		语言柔和
	处置用物	2		按规定分类处置用物
	洗手	1		按有关规定洗手
	记录	2		记录病人失禁护理时间、失禁程度、皮肤情况、保护措施、病人反应等,操作者签名
评价 (10分)	总体评价	1		态度认真
		2		护患沟通有效
		2		操作中体现对病人的关心
		2		操作熟练、规范
		2		动作轻柔,无多余动作
		1		在规定时间内完成操作(每超1分钟扣0.5分)
累计得分:				考核者签名:

(徐　婷)

实训 19　床上使用便器(女式)

实 训 要 求

1. 遵循标准预防、消毒隔离、安全的原则。
2. 评估病人的生活自理能力及活动情况,帮助或协助病人使用便器,满足其需求。
3. 准备并检查便器表面有无破损、裂痕等。注意保暖,保护病人隐私。
4. 护理过程中,与病人沟通,询问病人有无不适,及时处理。
5. 病人便后观察其排泄物性状及骶尾部位的皮肤,如有异常及时处理。
6. 正确处理病人排泄物,清洁便器,保持床单位清洁、干燥。

实 训 要 点

一、目的

对卧床的病人提供便器,满足其基本需求。

二、适用范围

不能自行下床大小便病人。

三、用物

橡胶单、治疗巾、便器(上盖便器巾)、卫生纸、屏风。

四、操作流程

【案例】3 床病人,王林,女,73 岁,退休工人,因急性心肌梗死入院。请问:护士应该如何协助病人床上使用便器?

【护士准备】仪表端庄,衣帽整洁,修剪指甲,洗手,戴口罩。

【病人准备】

告知　让病人及家属了解床上排便的目的、方法和注意事项,取得配合。告知病人排便时若有不适请告诉护士。

评估　评估病人年龄、意识状态、生命体征、病情、合作程度等。

护士(查看床号,确认无误):"3 床病人,您好,我是您的床位护士,我叫×××。请问您叫什么名字?"

病人:"我叫王林。"

护士:"王奶奶,刚刚您按了床头铃,请问有什么需要帮助的吗?"

病人:"我……不知道该怎么说。"

护士:"我是您的床位护士,您有什么需要请告诉我,好吗?"

病人:"嗯……我想上厕所。"

护士:"不用不好意思,根据您现在的病情,您只能在床上排便。现在我来协助您在床上排便,好吗?"

病人:"好。"

护士(评估病人情况):"王奶奶,我去拿便器,马上过来。"

病人:"好的。"

【用物准备】便器加温。备齐用物,携至床边。

【环境准备】关好门窗,注意保暖。屏风遮挡,请无关人员回避。

【褪裤、垫单】

|褪裤| 协助病人平卧、双腿屈曲,褪裤至膝部。

|垫单| 将橡胶单和治疗巾垫于病人臀下。

【放置便器】

(1) 病情允许时,嘱病人双脚向下蹬在床上,同时抬起臀部;护士一手抬起病人臀部,另一手将便器置于病人臀下;便器扁平处放病人腰下。

(2) 病情允许时,可摇起床头,协助病人坐卧在便器上,以便排便。将手纸折成长方形,放于病人耻骨联合上方,以防尿液溅出污染被褥。

(3) 若病人病情较重,可先将病人转向一侧,把便器对着病人臀部,护士一手紧按便器,另一手帮助病人向回转身至便器上。

护士:"王奶奶,我先帮您转向对侧,然后把便器放入您身下,好吗?"

病人:"好的。"

护士:"便器已经放好了,您是否感觉坐在了便器中央?"

病人:"嗯,是的。"

护士:"请您缓慢排便,不要过度用力,若有不适或排便困难请及时告诉我,好吗?"

病人:"好的。"

【观察病人】观察病人生命体征、神志、心电图、面部表情等情况,倾听病人主诉。

护士:"王奶奶,您现在感觉怎么样?"

病人:"还好。大便已经解出来了。"

【取便器】排便完毕,放平床头,擦净病人肛门,取出便器。

【观察、处置粪便】观察排泄物性状、颜色、量、气味及有无其他异常情况,留取标本送检,酌情对粪便消毒、倾倒。

【整理】放平床头,协助病人穿好衣裤,帮病人洗手,取舒适卧位。整理床单位,开窗通风。

【健康宣教】

护士:"王奶奶,您要注意多吃蔬菜、水果等有助排便的食物。有便意时请及时告诉我们,我们会及时帮您排便。您千万不能下床排便或用力排便,以免病情加重。"

病人:"好的。"

【致谢】
　　护士:"王奶奶,谢谢您的配合!"
　　病人:"不用谢!"

【处置用物】按《医院感染管理办法》有关规定,分类处置用物。
【洗手】按有关规定洗手。
【记录】记录病人排便时间、排便量、颜色、性状、气味及病人反应等,操作者签名。

注意事项

1. 遮挡病人,防止受凉,保护隐私。
2. 放、取便器时抬高病人臀部,动作轻柔,避免拖拉便器,防止损伤病人皮肤。
3. 便器开口向下放置。
4. 避免粪便污染病人皮肤及床单位。

图解实训要点

床上使用便器相关用物及操作示例如图19-1至图19-3所示。

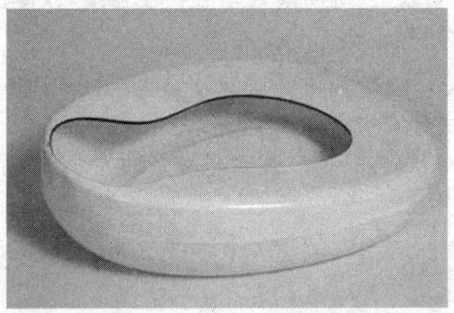

图19-1　便器(女式)

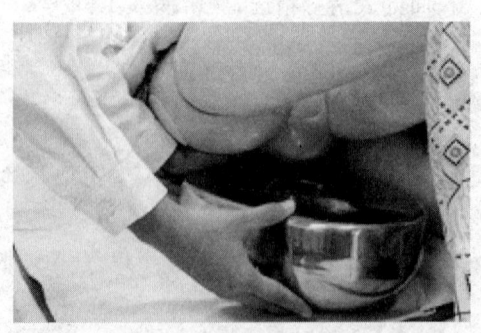

图19-2　取放便器

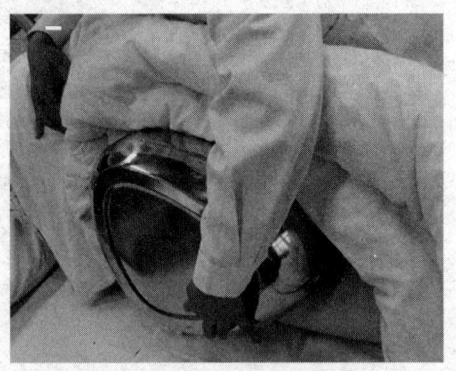

图19-3　病情较重时放置便器方法

操作考核评分标准

1. **考核要求**
(1) 分值:100 分。
(2) 考核时间:8 分钟。

2. **出现以下情况之一,本题按零分计**
(1) 床单、衣服被粪便严重污染。
(2) 因操作不当导致病人不安全或受凉或病情加重。
(3) 操作不熟练,超过规定时间 3 分钟及以上。

3. **有创新** 不违反操作原则,能提高操作质量、缩短操作时间,加 5 分。该创新处与操作评分标准不一致时不扣分。

4. **评分标准** 见表 19。

表 19 床上使用便器(女式)操作评分表

班级: 姓名:

项目		分值	扣分	操作内容
准备 (20分)	护士准备	2 1 1 1		仪表端庄,衣帽整洁,符合要求 修剪指甲,洗手 戴口罩 语言柔和,态度和蔼
	病人准备	2 2		进行解释 评估病人的年龄、意识状态、病情、合作程度
	用物准备	2 5		便器加温 备齐用物,携至床边(少一项扣1分,扣完为止,不倒扣分)
	环境准备	2 2		关好门窗,注意保暖 屏风遮挡,保护病人隐私
操作 (50分)	褪裤、垫单	3 3		褪裤至膝部 将橡胶单和治疗巾垫于病人臀下
	放置便器	3 3		开口朝会阴 病人臀部坐于便器中央
	观察病人	5 5		观察病人病情变化情况 倾听病人主诉
	取出便器	3 3 5 4		排便完毕,放平床头 擦净病人肛门 抬起病人臀部,轻轻取出便器 观察病人骶尾部皮肤
	观察、处置粪便	5 4 4		观察病人排泄物性状、颜色、量、气味及有无其他异常情况 留取标本送检 酌情对粪便消毒、倾倒

续表

项目		分值	扣分	操作内容
整理 (20分)	清理	2 2 2 2		放平床头 协助病人穿好衣裤,协助病人取舒适卧位 帮助病人洗手 整理床单位,开窗通风
	健康宣教	2		指导病人预防便秘,避免用力排便
	致谢	1		语言柔和
	处置用物	2		按规定分类处置用物
	洗手	2		按有关规定洗手
	记录	5		记录病人排便时间、排便量、颜色、性状及病人反应等,操作者签名
评价 (10分)	总体评价	1 2 2 2 2 1		态度认真 护患沟通有效 操作中体现对病人的关心 操作熟练、规范 动作轻柔,无多余动作 在规定时间内完成操作(每超1分钟扣0.5分)
累计得分:				考核者签名:

(梁晓菊)

实训 20　协助病人翻身及指导有效咳嗽

实 训 要 求

1. 明确协助病人翻身及指导有效咳嗽的目的和注意事项。
2. 严格遵循查对制度、安全原则、省力原则,防止病人皮肤擦伤。
3. 能规范、熟练地实施协助病人翻身及指导有效咳嗽的操作,动作稳重、轻柔、有序。
4. 病人翻身及咳嗽后呼吸通畅、舒适。
5. 能有效地观察病人面色及病情变化。
6. 关爱病人,护患沟通有效,满足病人身心需要。

实 训 要 点

一、目的

1. 协助病人更换卧位,使其舒适。
2. 协助病人有效排痰,预防坠积性肺炎等并发症。

二、适用范围

不能翻身及不能有效咳嗽病人。

三、用物

集痰容器、餐巾纸等。

四、操作流程

【案例】16床病人,李凯丰,男,67岁,因晚期胃癌入院,极度消瘦,长期卧床,主诉排痰困难。请问:护士应该怎样做?

【护士准备】仪表端庄,衣帽整洁,修剪指甲,洗手,戴口罩。
【病人准备】
告知　让病人及家属了解翻身及有效咳嗽排痰的目的、方法和注意事项,取得合作。告知病人在翻身、咳嗽时若有不适请告诉护士。
评估　评估病人年龄、意识状态、生命体征、病情、合作程度、皮肤、伤口、导管等情况,了解病人有无禁忌证等。

> 护士:"李爷爷,您好!最近感觉怎么样?"
> 病人:"我咳痰困难。"
> 护士:"这与您长期卧床不动有关。现在我来帮您翻身,协助您咳嗽排痰好不好?我会尽量轻柔操作,您若有不适也请及时告诉我,您愿意配合吗?"
> 病人:"愿意。"
> 护士(评估病人情况):"李爷爷,我去准备一下物品,马上过来,好吗?"
> 病人:"好的。"

【用物准备】备齐用物,携至床边。
【环境准备】关好门窗,注意保暖。
【固定床轮】固定床轮。
【安置导管】若有导管,将各种导管安置妥当。
【移动病人】

a. 翻身侧卧

(1) 病人两手放于腹部,护士托住病人头颈肩、臀部将其移近护士侧,再将病人双下肢移近护士。
(2) 嘱病人屈膝,护士一手扶病人肩,一手扶病人膝,轻推病人转向对侧,使其背向护士。
(3) 分别在病人背部、胸部、两膝之间放置软枕,使其舒适。
(4) 观察病人局部皮肤,检查导管有无脱落、扭曲、移位、受压等。倾听病人主诉。

b. 协助坐起

(1) 让病人两手环抱护士颈部,护士两腿分开,双手自腋下环抱病人肩背部,协助病人坐起。
(2) 指导病人挤压腹部,深吸气后屏气3秒,然后用力做爆破性咳嗽,将痰咳出;吐痰于积痰器内,擦净病人口唇。
(3) 观察病人生命体征、神志、紫绀、排痰等情况。检查导管有无脱落、扭曲、移位、受压等。倾听病人主诉。

> 护士:"李爷爷,您现在感觉如何?"
> 病人:"有点累,但呼吸舒畅多了,谢谢您!"
> 护士:"不客气!"

【整理】协助病人取舒适卧位,整理床单位。
【健康宣教】

> 护士:"李爷爷,以后您要多喝水,经常翻身,这样有利于痰液排出。"
> 病人:"好的。"

【致谢】

> 护士:"李爷爷,谢谢您的配合!"
> 病人:"不用谢!"

【处置用物】按《医院感染管理办法》有关规定,分类处置用物。
【洗手】按有关规定洗手。
【记录】记录病人翻身时间、皮肤情况、咳嗽排痰时间、排痰量及痰的颜色、性状等,操作者签名。

注意事项

1. 根据病情选择是否翻身以及适当的翻身后体位。
2. 协助病人翻身时,不可拖拉病人,以免擦伤皮肤;翻身后注意观察病人皮肤情况。
3. 协助术后病人翻身时,应先换药再翻身,翻身后防止伤口受压。
4. 协助正在牵引的病人翻身时,不可放松牵引。
5. 协助术后病人咳嗽时,注意保护其伤口;挤压病人腹部,增加腹压,以利排痰。

图解实训要点

协助病人翻身及指导有效咳嗽相关操作示例如图20-1至图20-6所示。

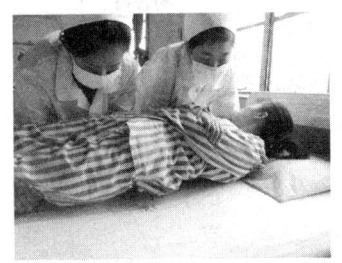
图20-1 翻身时不可拖拉病人

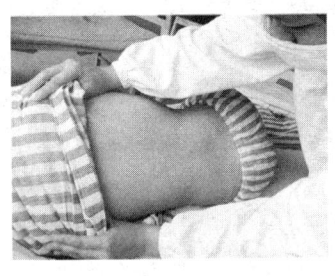
图20-2 观察病人皮肤情况

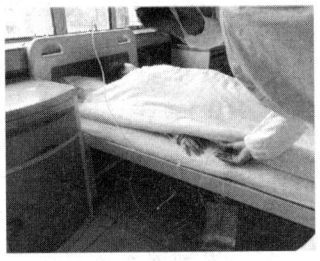
图20-3 妥善安置导管

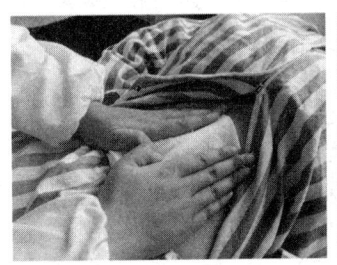
图20-4 咳嗽时保护伤口

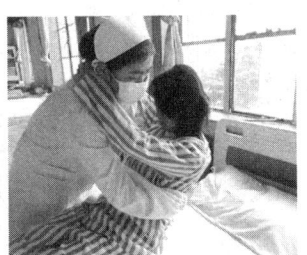
图20-5 扶病人起床

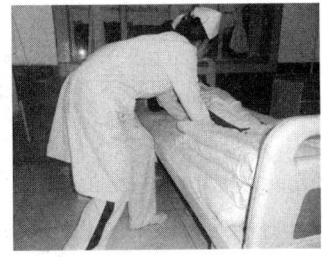
图20-6 协助病人翻身时,遵循省力原则

临床新进展

在临床工作中,一些新的辅助工具使协助病人翻身更轻巧、简单。如图20-7至图20-10所示。

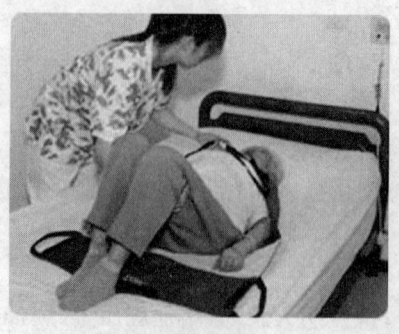
图20-7　向上移位

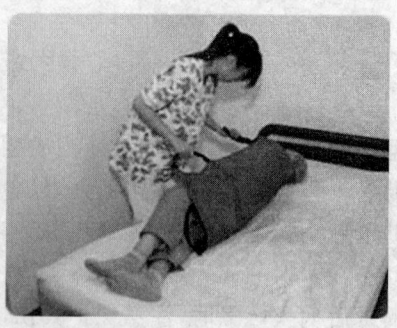
图20-8　左右翻身

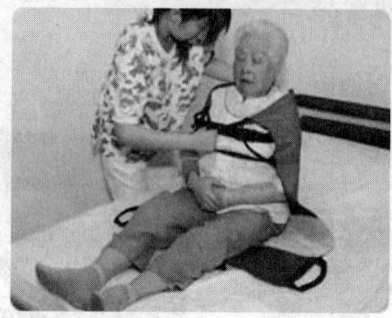
图20-9　协助坐起

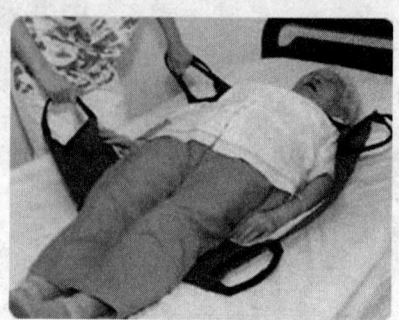
图20-10　左右移动

操作考核评分标准

1. 考核要求
(1) 分值：100分。
(2) 考核时间：酌情。
2. 出现以下情况之一，本题按零分计
(1) 协助病人翻身过程中，病人皮肤损伤。
(2) 因操作不当导致病人不安全或加重病情或出现并发症，如坠床、导管脱落、切口崩裂等。
3. 有创新　不违反操作原则，能提高操作质量、缩短操作时间加5分。该创新处与操作评分标准不一致时不扣分。
4. 评分标准　见表20。

表 20　协助病人翻身及指导有效咳嗽操作评分表

班级：　　　　　　　　　　　　　　　　　　　　　　姓名：

项目		分值	扣分	操作内容
准备 (20分)	护士准备	2 1 1 1		仪表端庄,衣帽整洁,符合要求 修剪指甲,洗手 戴口罩 语言柔和,态度和蔼
	病人准备	2 2 2		核对病人,进行解释 评估病人病情、意识状态、合作程度、皮肤、伤口、导管等情况 了解病人有无禁忌证等
	用物准备	5		备齐用物,携至床边(少一项扣1分,扣完为止,不倒扣分)
	环境准备	2 2		环境安静、整洁 关好门窗,注意保暖
操作 (60分)	固定床轮	5		固定床轮
	安置导管	5		妥善安置导管
	翻身侧卧	2 5 5 5 8		病人两手放于腹部 护士托住病人头颈肩、臀部,移近护士侧,再将病人双下肢移近护士 嘱病人屈膝,护士扶其肩、膝,轻推病人转向对侧 放置软枕 观察病人局部皮肤,检查导管受压情况等
	协助坐起	2 2 5 8 8		病人两手环抱护士颈部 护士两腿分开,双手抱住病人肩背部 协助病人坐起 指导病人咳痰 观察病人生命体征、排痰情况,检查导管等
整理 (10分)	清理	2		协助病人取舒适卧位,整理床单位,开窗通风
	健康宣教	1		指导病人注意休息
	致谢	0.5		语言柔和
	处置用物	2 2		按规定分类处置用物 消毒、处理排出痰液
	洗手	0.5		按有关规定洗手
	记录	2		记录病人翻身时间及皮肤、咳嗽、排痰情况,操作者签名
评价 (10分)	总体评价	2 2 2 2 2		态度认真,护患沟通有效,操作中体现对病人的关心 操作规范,动作轻稳、省力 避免拖拉等动作 病人咳嗽有效 在规定时间内完成操作(每超1分钟扣0.5分)
累计得分：				考核者签名：

（黄　萍）

实训 21 协助病人移向床头法

实训要求

1. 正确运用人体力学原理进行操作。
2. 正确评估病人情况,充分解释,取得配合。
3. 保证病人安全、舒适,无意外发生。

实训要点

一、目的

协助滑向床尾而自己不能移动的病人移向床头,恢复安全而舒适的卧位。

二、适用范围

1. 长期卧床身体下滑而自己不能改变体位病人。
2. 一人协助移向床头法:适用于能部分自理病人。
3. 两人协助移向床头法:适用于不能自理病人。

三、用物

必要时备枕头、帆布单或中单。

四、操作流程

【案例】24床病人,鲁刚哲,男,63岁,由于慢性疾病长期卧床,体形偏胖,在床上移动比较困难,需要护士协助病人移向床头。请问:护士应该怎样协助其移向床头?

【护士准备】仪表端庄,衣帽整洁,修剪指甲,洗手。

【病人准备】

评估 评估病人的病情、体重与肢体活动能力,根据病人病情选择正确的移动方法(该病人可以选用两人协助移向床头法)。

告知 告知病人或病人家属床上移动的方法和注意事项,取得配合。

护士:"老人家,您好,请您向床头移动一下,这样您会舒服一些。"
病人:"我自己移不动啊。"
护士:"我们来帮助您往床头移,请您配合一下,好吗?"
病人:"好的,谢谢。"

【用物准备】必要时备枕头、帆布单或中单等。
【固定床轮】固定床轮。
【安置导管】若有导管,将各种导管安置妥当。
【调整床单位】必要时将盖被折叠至床尾或一侧;根据病人病情放平床头支架,枕头横立于床头。
【协助病人移向床头】

a. 一人法

护士靠近床侧,两腿适当分开,一手托住病人肩部,一手托住病人膝部。在护士抬起病人的同时,病人脚蹬床面,使身体上移。

> 护士:"老人家,请您双手抓住床头,两腿屈膝,我数到'3'时,您就配合我向上用力,好吗?"
> 病人:"好的,我尽量。"

b. 两人同侧法

甲、乙两护士站于病床同侧,一人托住病人颈肩及腰部,另一人托住病人臀部及腘窝部,两人同时用力,共同将病人抬起,移向床头。

c. 两人对侧法

甲、乙两护士分别站于病床两侧,两人双手相接,手指相互交叉,托住病人颈肩部和臀部,同时用力,共同将病人抬起,移向床头。

> 护士:"老人家,请您将双手放在腹部,两腿屈膝,我们帮助您向上移一移,好吗?"
> 病人:"好的。"

【观察】观察病人生命体征、神志、紫绀等情况,倾听病人主诉。

> 护士:"老人家,您现在感觉怎么样?"
> 病人:"还好。"

【整理】放回枕头,按需抬高床头,协助病人取舒适卧位,将各种导管安置妥当,整理床单位。

【健康宣教】

> 护士:"老人家,您要注意多在床上移动,以免出现压疮。您若需要我们帮忙,请按床头铃,我们也会经常来看望您的。"
> 病人:"好的。"

【致谢】

> 护士:"老人家,谢谢您的配合!"
> 病人:"不用谢!"

【处置用物】按规定分类处置用物,将平车、毛毯或棉被等放回原处。
【洗手】按有关规定洗手。
【记录】必要时记录病人的病情变化。

注 意 事 项

1. 正确运用人体力学原理,操作轻稳、省力、安全。多人操作时动作协调一致。
2. 移动病人时不可有拖、拉、推等动作,以减少病人与病床之间的摩擦,避免擦伤病人皮肤或关节脱位。

图解实训要点

协助病人移向床头法相关操作示例如图 21-1 至图 21-3 所示。

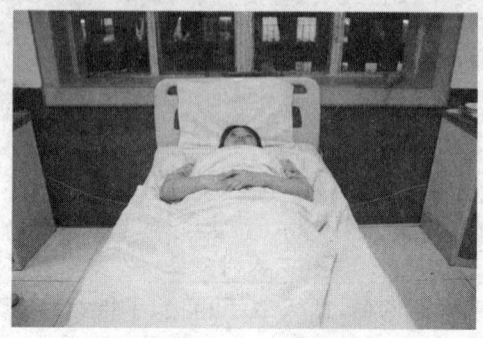

图 21-1　枕头横立于床头

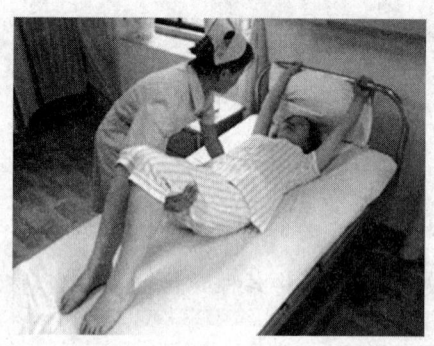

图 21-2　一人协助移向床头法

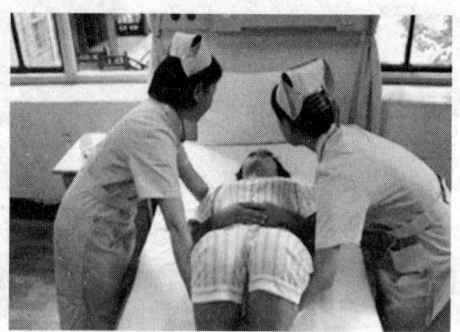

图 21-3　两人协助移向床头法(对侧)

操作考核评分标准

1. 考核要求
(1) 分值:100 分。
(2) 考核时间:2 分钟。
2. 出现以下情况之一,本题按零分计
(1) 操作过程中病人头部撞伤或病人身体受到严重擦伤或创伤。
(2) 操作不熟练,超过规定时间 1 分钟及以上。
3. 有创新　不违反操作原则,能提高操作质量、缩短操作时间,加 5 分。该创新处与操作评分标准不一致时不扣分。

4. 评分标准　见表21。

表21　协助病人移向床头法操作评分表

班级：　　　　　　　　　　　　　　　　　　　　　　　　　姓名：

项目		分值	扣分	操作内容
准备(15分)	护士准备	1		仪表端庄,衣帽整洁,符合要求
		1		修剪指甲,洗手
		1		语言柔和,态度和蔼
	病人准备	4		核对病人床号、姓名,进行解释,取得配合
		4		评估病人的病情、体重与肢体活动能力
	用物准备	4		必要时备帆布单或中单、枕头等(口述),携至床边(少一项扣1分,扣完为止,不倒扣分)
操作(65分)	固定床轮	5		固定床轮
	安置导管	5		妥善安置导管
	调整床单位	5		根据病情放平床头支架或摇平床头,枕横立于床头
	移向床头 一人法	5		护士靠近床侧,两腿适当分开
		10		一手托住病人肩背部,一手托住膝部
		10		嘱病人脚蹬床面,双手抓栏杆,使其上移
	移向床头 两人法	5		同侧:护士两人站于病床同侧,一人托住病人颈肩及腰,另一人托住臀部及腘窝部
		10		对侧:护士两人分别站在床的两侧,两人双手相接,手指相互交叉,托住病人颈肩部和臀部
		5		同时用力,共同将病人移向床头
	观察	5		观察病人生命体征、神志等情况,倾听病人主诉
整理(10分)	清理	2		放回枕头,按需要抬高床头(可口述)
		2		协助病人取舒适卧位,整理床单位
	健康宣教	1		指导病人注意多在床上移动
	致谢	1		语言柔和
	处置用物	2		按规定分类处置用物,将平车、毛毯或棉被等放回原处
	洗手	1		按有关规定洗手
	记录	1		必要时记录病人的病情变化
评价(10分)	总体评价	2		态度认真,护患沟通有效,操作中体现对病人的关心
		2		操作规范,动作轻稳、省力
		2		多人合作时动作协调一致
		2		病人上移达到预定的高度,病人舒适安全
		2		在规定时间内完成操作(每超1分钟扣0.5分)
累计得分:				考核者签名:

(左晶晶)

实训 22　体温、脉搏、呼吸测量法

实 训 要 求

1. 明确体温、脉搏、呼吸测量法的目的和注意事项。
2. 用物准备齐全,放置合理有序。
3. 能规范、熟练地实施体温、脉搏、呼吸测量法,动作轻稳、有序,测量结果准确。
4. 能有效地观察病人面色、神志及病情变化。
5. 关爱病人,护患沟通有效,满足病人身心需要。

实 训 要 点

一、目的

通过观察病人体温、脉搏、呼吸的变化,了解病人情况,为诊断、治疗、护理提供依据。

二、适用范围

1. 病人病情监测。
2. 健康人体格检查。

三、用物

1. 放消毒体温计的干容器(内垫纱布)、放用过体温计的容器(内垫纱布且装有消毒液)、浸消毒液纱布、干纱布、表(有秒针)、记录本、笔,必要时备听诊器、医嘱执行单。
2. 若测肛温需另备润滑油、棉签及卫生纸。

四、操作流程

【案例】18 床病人,李泉,男,48 岁,因慢性心力衰竭入院,入院后需测量体温、脉搏、呼吸。请问:护士应该怎样为其测量体温、脉搏和呼吸?

【护士准备】仪表端庄,衣帽整洁,修剪指甲,洗手,戴口罩。
【用物准备】检查体温计。备齐用物,携至床边。
【病人准备】

| 核对 | 核对医嘱执行单、腕带、床头卡上的床号、姓名。 |
| 告知 | 让病人及家属了解测量体温、脉搏、呼吸的目的、方法和注意事项,取得配合。 |

|评估| 评估病人年龄、意识状态、病情、合作程度以及近30分钟内有无吸烟、进食、喝热水、剧烈活动、冷热敷、情绪波动等影响体温、脉搏、呼吸测量值的因素。

> 护士(查看床号,确认无误):"18床病人,您好,我是您的床位护士,我叫×××。请问您叫什么名字?"
> 病人:"我叫李泉。"
> 护士:"李叔叔,您好,为了解您的身体状况,我现在要给您测量体温、呼吸和脉搏。您愿意配合吗?"
> 病人:"愿意。"
> 护士:"李叔叔,您在近30分钟内有没有吸烟、进食、喝热水、剧烈活动、冷热敷、洗澡、情绪波动等情况?"
> 病人:"没有。"

【环境准备】病室安静、整洁,温度适宜。
【再次核对】再次核对医嘱执行单、腕带、床头卡上病人的床号、姓名。

(一)测量体温

【取体温计】擦干并检查体温计有无破损,甩水银柱至35℃以下。
【测量】

|测腋温| 露出病人腋窝,擦干汗液,将水银端放于病人腋窝处,与其皮肤紧贴,嘱病人夹紧体温计,测量10分钟。

> 护士:"李叔叔,您的腋下有汗吗?如果有,请您用这块干纱布把它擦拭干,好吗?"
> 病人:"好的。"

|测口温| 将口表水银端斜放于舌下热窝处,嘱病人紧闭双唇,勿咬体温计,测量3分钟。

> 护士:"李叔叔,请您张开嘴巴,我把体温计放在您的舌下,请您紧闭双唇,但千万别咬体温计。"
> 病人:"好的。"

|测肛温| 暴露病人臀部,润滑肛表前端,分开臀部,将肛表缓慢旋转插入病人肛门3~4cm并固定,测量3分钟。

【读体温计】取出体温计,用浸消毒液纱布擦拭其表面,正确读数。再将水银柱甩至35℃以下,放入装有消毒液的容器内。
【消毒体温计】

|单人专用体温计| 用后放入盛有消毒液的专用容器中浸泡,使用前用清水冲洗、擦干,即可使用。

|集体用体温计| 用后全部浸泡于消毒液中,5分钟后用清水冲洗、擦干,放入另一消毒容器内,再次浸泡30分钟后取出用清水冲洗、擦干,放入清洁干容器中备用。

(二)测量脉搏

【测量姿势】将病人手臂放于舒适位置,手腕伸展,护士将示指、中指、无名指按压在病人桡动脉表面,压力大小以能清楚触及脉搏为宜。

【测量时间】一般计数 30 秒,结果乘以 2 即得脉率。脉搏异常的病人计数 1 分钟。

【观察脉搏性质】测脉搏同时观察病人脉搏节律、强弱、动脉壁弹性等。

(三)测量呼吸

【测量姿势】测量脉搏后,操作者手仍放在诊脉部位,观察病人胸、腹起伏情况,不要引起病人的注意。

【测量时间】以一起一伏为一次呼吸,一般计数 30 秒,结果乘以 2 得呼吸频率。呼吸异常的病人计数 1 分钟。

【观察呼吸性质】测量病人呼吸的同时观察病人呼吸深浅、节律、声音、形式、性质、气味、呼吸运动对称情况,注意有无呼吸困难。

【再次核对】再次核对医嘱执行单、腕带、床头卡上的床号、姓名。

【整理】协助病人取舒适体位,整理床单位。

【健康宣教】

护士:"李叔叔,我已经为您测量了体温、脉搏和呼吸,您的脉搏较快,我会立即告诉医生,也请您不要剧烈活动,要多卧床休息,避免情绪激动。我们会经常来看您的,如果您有什么需要,也可以按床头铃呼叫我们。"

病人:"好的。"

【致谢】

护士:"李叔叔,谢谢您的配合!"

病人:"不用谢!"

【处置用物】按《医院感染管理办法》有关规定,分类处置用物。

【洗手】按有关规定洗手。

【记录】记录病人体温、脉搏、呼吸的数值等,操作者签名。将所测体温、脉搏、呼吸绘制于体温单上。

注意事项

1. 测量时避免影响病人体温、脉搏、呼吸的各种因素。

2. 根据病人病情选择合适的测量体温方法。婴幼儿、精神异常、昏迷、口腔疾患、口鼻手术、张口呼吸者禁测口温,腋下创伤、手术、炎症、极度消瘦、夹不紧体温计者禁测腋温,直肠或肛门手术、腹泻、心肌梗死者禁测肛温。

3. 婴幼儿、危重病人、躁动者测生命体征时应有专人守护,防止意外。

4. 若病人不慎咬破体温计,应首先清除碎玻璃,再口服蛋清或牛奶等保护胃黏膜物质,病情许可时可食用粗纤维食物促进水银的排出。

5. 不可用拇指诊脉,测量脉搏压力要适中。

6. 异常脉搏应测量 1 分钟。偏瘫病人测量脉搏时应选择健侧肢体。脉搏细弱难以触诊时,可测心尖搏动 1 分钟。脉搏短绌时应由 2 名护士同时测量,一人听心率,另一人测脉率,由听心率者发出"起"或"停"口令,计时 1 分钟。

7. 测呼吸前不必告知病人。测危重病人呼吸时,可用少许棉花置于病人鼻孔前,观察棉花吹动情况1分钟。

8. 定期检测体温计。将全部体温计的水银柱甩在35℃以下，于同一时间放入已测好的36~40℃的水中，3分钟后取出检视，若体温计相差0.2℃以上或水银柱自动下降或玻璃管有裂缝，挑出弃用。

图解实训要点

体温、脉搏、呼吸测量法相关操作示例如图22-1至图22-8所示。

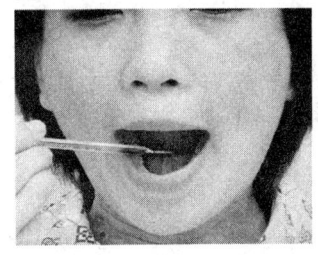
图22-1 口表放置位置

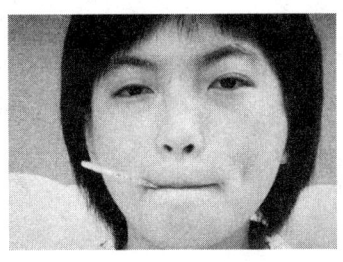
图22-2 口表放置姿势

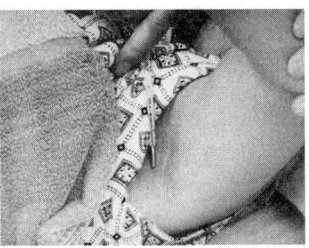
图22-3 腋表放置位置

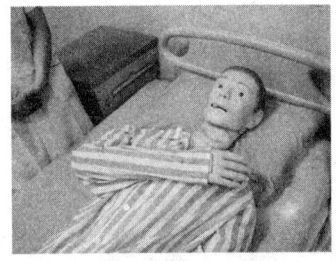
图22-4 腋表放置姿势

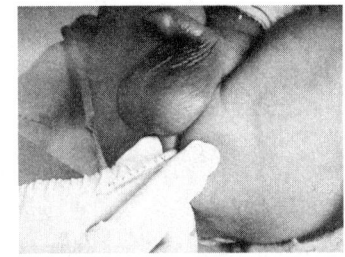
图22-5 肛表放置姿势

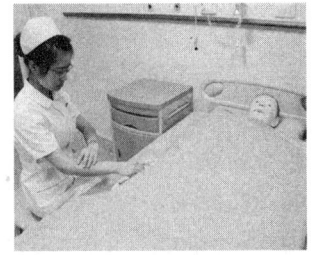
图22-6 测脉搏、呼吸

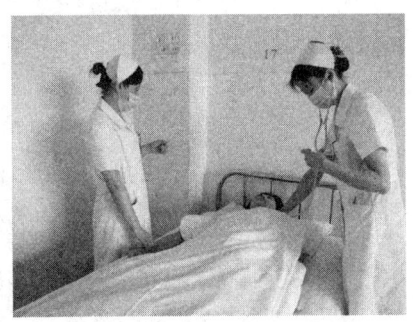
图22-7 脉搏短绌测量方法

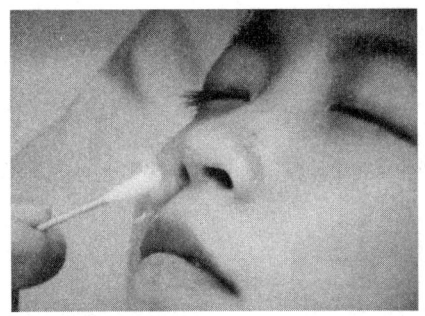
图22-8 呼吸微弱测量方法

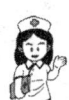临床新进展

目前，临床上使用的一些新的测量体温的工具使测量更方便、结果更准确，如图22-9至图22-11所示。

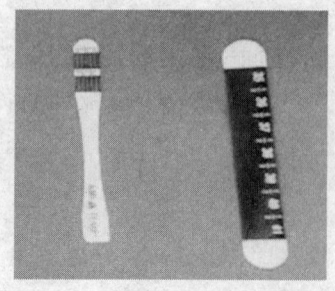 图22-9 可弃式体温计　　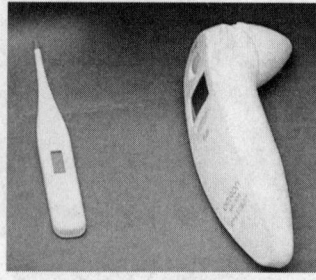 图22-10 电子体温计　　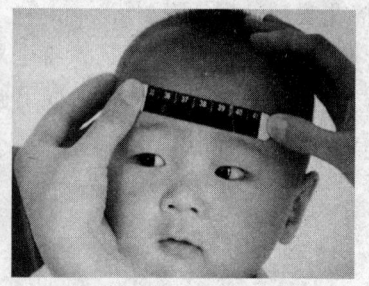 图22-11 儿童专用体温计

操作考核评分标准

见"实训23　操作考核评分标准"。

（刘晓红）

实训 23　血压测量法(上肢)

实 训 要 求

1. 明确血压测量法的目的和注意事项。
2. 用物准备齐全,放置合理有序。
3. 能规范、熟练地实施血压测量法,动作轻稳、有序,测量结果准确。
4. 能有效地观察病人面色、神志及病情变化情况。
5. 关爱病人,护患沟通有效,满足病人身心需要。

实 训 要 点

一、目的

了解病人血压情况,为预防、诊断、治疗、康复、护理提供依据。

二、适用范围

1. 病人病情监测。
2. 健康人体格检查。

三、用物

血压计、听诊器、笔、记录纸,必要时备医嘱执行单。

四、操作流程

【案例】18床病人,汪萍,女,48岁,因急性心力衰竭入院,呼吸极度困难,无法说话,医嘱给予静脉滴注硝普钠,需严密监测血压。请问:护士应该怎样为其测量血压?

【护士准备】仪表端庄,衣帽整洁,修剪指甲,洗手,戴口罩。

【用物准备】
(1) 检查血压计是否完好,袖带宽窄是否合适,玻璃管上端是否和大气相通,橡胶管和输气球是否漏气,水银是否充足(挤压裹紧的袖带,充气,观察水银是否能迅速升到玻璃管上端)。
(2) 备齐用物,携至床边。

【病人准备】

核对　核对医嘱执行单、腕带、床头卡上的床号、姓名。

|告知| 让病人及家属了解测量血压的目的、方法和注意事项,取得配合。

|评估| 评估病人年龄、意识状态、病情、合作程度以及近30分钟内有无吸烟、进食、剧烈运动、情绪波动等影响血压测量值的因素。

> 护士(查看床号,确认无误):"18床病人家属,您好,我是18床的床位护士,我叫×××。请问18床病人叫什么名字?"
> 病人家属:"她叫汪萍。"
> 护士:"汪阿姨正在静脉滴注硝普钠,需严密监测血压,我现在来为她测量血压行吗?"
> 病人家属:"行。"
> 护士:"请问汪阿姨在近30分钟内有没有进食、喝热水、剧烈运动等情况?"
> 病人家属:"没有。"

【环境准备】病室安静、整洁,温度适宜。
【再次核对】再次核对医嘱执行单、腕带、床头卡上病人的床号、姓名。
【测血压】

|体位| 协助病人取坐位或仰卧位,使其被测肢体肘臂伸直,掌心向上,卷袖。坐位时肱动脉平第四肋软骨,卧位时肱动脉平腋中线,确保血压计"0"点与病人肱动脉、右心房在同一水平位置。

|放稳血压计| 血压计垂直放稳,打开水银槽开关。

|缠袖带| 驱净袖带内空气,将袖带平整地缠于病人上臂中部,下缘距病人肘窝2~3cm,松紧以能放入1指为宜。

|放胸件| 戴好听诊器,将听诊器胸件放在病人肱动脉搏动最明显处,以一手稍加固定。

|充气| 另一手关闭气门。打气至肱动脉搏动音消失后再升高20~30 mmHg,打气不可过猛、过快。

|放气| 以每秒4 mmHg左右的速度缓慢放气,放气不可过快、过慢。

|读数| 双眼平视汞柱,听诊器中听到的第一声搏动时汞柱所指的刻度即为收缩压。当搏动音突然消失或减弱时,汞柱所指的刻度即为舒张压。

|收袖带| 取下袖带,排净空气,关闭气门,卷平袖带,放入血压计盒内。

|关闭| 将血压计右倾45°待水银全部流入水银槽后,关闭水银槽开关,关闭血压计盒盖。

【再次核对】再次核对医嘱执行单、腕带、床头卡上的床号、姓名。
【整理】协助病人穿好衣服,取舒适体位,整理床单位。
【健康宣教】

> 护士:"18床病人家属,您好,现在汪阿姨的血压为110/80 mmHg,血压正常。因为硝普钠降压作用迅速,且与静脉输液滴数明显相关,所以我们还要继续严密监测汪阿姨的血压。也请你们不要随意调节硝普钠的输液速度。有问题请及时与我们联系。"
> 病人家属:"好的。"

【致谢】
  护士:"谢谢您的配合!"
  病人家属:"不用谢!"

【处置用物】按《医院感染管理办法》有关规定,分类处置用物。

【洗手】按有关规定洗手。

【记录】记录所测血压值,按收缩压/舒张压记录;当变音与消失音有差异时,按收缩压/变音/消失音记录。操作者签名。

注 意 事 项

1. 定期检测、校对血压计,每次测量血压前都须检查血压计及听诊器是否完好。
2. 需要长期监测血压时,要做到"四定"(定时间、定部位、定体位、定血压计)。血压计放置要平稳,测量动作要轻柔,打气和放气的速度应适宜。
3. 偏瘫者选择健侧肢体,输液者选择对侧肢体测量血压。
4. 胸件的整个膜面要与病人皮肤紧密接触,但不可压的太重,不可将胸件塞在袖带内。
5. 重复测量血压时应排除干扰因素(如刚刚剧烈运动过、情绪激动过或被测手臂位置过高过低、血压计位置不平、胸件位置不对、水银槽未开、袖带过松或宽窄不当等),然后将袖带内气体驱净,使汞柱降至零点,稍等片刻后再重复测量。必要时测量双侧对照。

图解实训要点

血压测量法(上肢)相关操作示例如图23-1至图23-6所示。

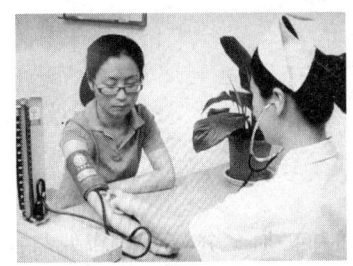
图23-1 坐位测量血压

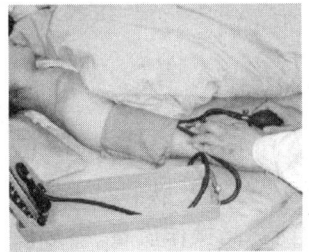
图23-2 卧位测量血压

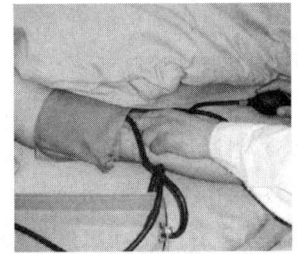
图23-3 绑袖带的位置及松紧度

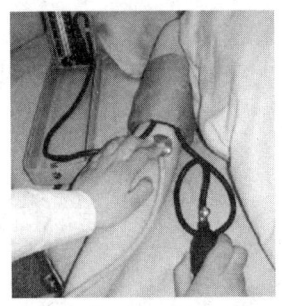
图23-4 听诊器胸件位置

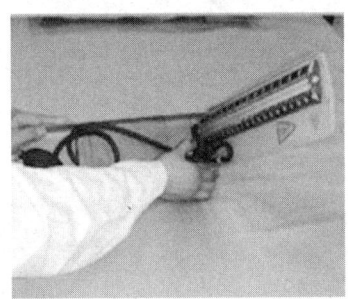
图23-5 关闭血压计前,倾斜45°

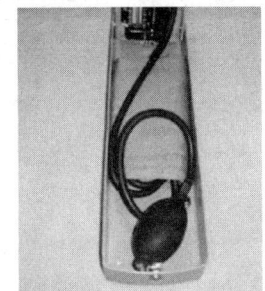
图23-6 绑袖带平整放入盒内

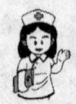 **临床新进展**

目前临床测量血压的仪器很多,如图 23-7 所示(从左至右依次为水银血压计、压力表式血压计、手臂式电子血压计、手腕式电子血压计)。

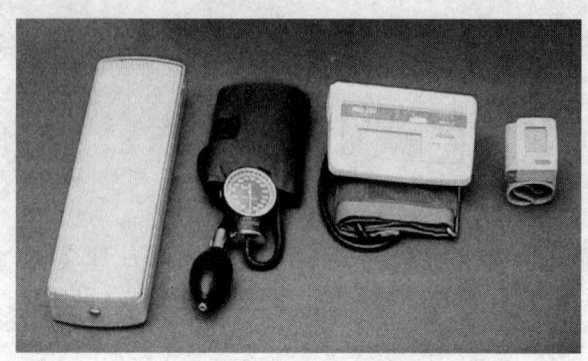

图 23-7　各种血压计

操作考核评分标准(体温、脉搏、呼吸、血压)

1. 考核要求
(1) 分值:100 分。
(2) 考核时间:10 分钟。
2. 出现以下情况之一,本题按零分计
(1) 违反操作规程,导致体温计、血压计损坏。
(2) 体温表读数时有 5 支以上不正确。
(3) 用拇指诊脉者。
(4) 测呼吸时,向病人解释。
(5) 测量结果不正确。
(6) 操作不熟练,超过规定时间 3 分钟及以上。
3. 有创新　不违反操作原则,能提高操作质量、缩短操作时间,加 5 分。该创新处与操作评分标准不一致时不扣分。
4. 操作评分　见表 23。

表 23　体温、脉搏、呼吸、血压测量法操作评分表

班级：　　　　　　　　　　　　　　　　　　　　　　　　　　姓名：

项目		分值	扣分	操作内容
准备 (20分)	护士准备	2		仪表端庄,衣帽整洁,符合要求
		2		修剪指甲,洗手
		1		语言柔和,态度和蔼
	用物准备	5		检查体温表、血压计和听诊器的质量
		3		备齐用物,携至床边(少一项扣1分,扣完为止,不倒扣分)
	病人准备	2		核对病人,进行解释
		2		评估病人的病情、意识状态、合作程度
		2		评估是否存在干扰测量值的影响因素
	环境准备	1		安静、整洁、温度适宜
操作 (60分)	再次核对	1		核对医嘱执行单、腕带、床头卡上的床号、姓名
	测体温	2		检查体温计并甩水银柱至35℃以下
		2		酌情选择测体温位置,手法正确,必要时专人守护
		3		测量时间合理
		3		读体温计正确
		2		甩水银柱至35℃以下,放入装有消毒液的容器内
		2		咬破体温计处理方法(口述)
	测脉搏	2		测量部位适当,手法正确
		3		测量时间合理
		3		注意病人脉搏的节律、强弱、动脉壁弹性情况
		3		脉搏短绌病人脉搏测量方法正确(口述)
		2		偏瘫病人测脉搏应选择健侧肢体(口述)
		2		病人脉搏细、弱难以测量时,用听诊器测心尖搏动(口述)
	测呼吸	2		测量脉搏后手不离开触脉部位,观察病人胸、腹起伏情况
		3		测量时间合理
		3		注意病人呼吸的深度、节律、声音、形态及有无呼吸困难
		2		呼吸微弱或危重者测呼吸方法(口述)
	测血压	3		体位正确,血压计位置正确、平稳
		2		打开水银槽开关
		3		平整缠袖带,松紧适宜,位置正确
		3		戴听诊器,放胸件,位置正确,用手固定
		3		关闭输气球气门,充气速度、放气速度适宜
		3		读测量值准确
		2		收袖带、关闭血压计方法正确
	再次核对	1		再次核对医嘱执行单、腕带、床头卡上的床号、姓名

续表

项目		分值	扣分	操作内容
整理 (10分)	清理	1		协助病人取舒适卧位,整理床单位
	健康宣教	2		告知病人家属不要随意调节输液速度
	致谢	0.5		语言柔和
	处置用物	2 2		按规定分类处置用物 消毒体温计方法正确(口述)
	洗手	0.5		按有关规定洗手
	记录	2		记录测量值准确、单位正确,操作者签名
评价 (10分)	总体评价	2 2 2 2 2		态度认真,护患沟通有效,操作中体现对病人的关心 操作熟练、规范 动作轻柔 病人安全 在规定时间内完成操作(每超1分钟扣0.5分)
累计得分:			考核者签名:	

(刘晓红)

实训 24 乙 醇 拭 浴

实 训 要 求

1. 明确乙醇拭浴的目的和注意事项。
2. 能规范、熟练地进行乙醇拭浴的操作,动作轻柔、敏捷、省力,操作有序。
3. 使病人皮肤清洁、感觉舒适,未发生受凉、皮肤损伤等情况。
4. 能有效地观察病人皮肤情况及病情变化。
5. 关爱病人,护患沟通有效,满足病人身心需要。保护病人隐私,维护病人自尊。

实 训 要 点

一、目的

为高热病人降温。

二、适用范围

非血液病高热病人及新生儿。

三、用物

1. 治疗盘内 大毛巾、小毛巾或纱布2块、热水袋及套、冰袋及套。
2. 治疗盘外 医嘱执行单、盛有25%～35%乙醇200～300 ml的治疗碗,酌情准备清洁衣物、大单。
3. 其他 便盆(上盖便盆巾)、屏风。

四、操作流程

【案例】16床病人,刘盛,男,30岁,因大叶性肺炎入院,体温39.8℃,医嘱乙醇拭浴降温。请问:护士应该怎样为其进行乙醇拭浴降温?

【护士准备】仪表端庄,衣帽整洁,修剪指甲,洗手,戴口罩。
【病人准备】

核对 核对医嘱执行单、腕带、床头卡上的床号、姓名。

告知 让病人及家属了解拭浴的目的、方法和注意事项,取得配合。告知病人拭浴时若有不适请及时告诉护士。

|评估| 评估病人年龄、意识状态、病情、体温、治疗情况、有无乙醇过敏史、皮肤状况、活动能力、心理状态、合作程度、有无禁忌证等。了解病人有无排便等其他需要。

> 护士(持医嘱执行单到病人床前,查看床号,确认无误):"16床病人,您好,我是您的床位护士,我叫×××。请问您叫什么名字?"
> 病人:"我叫刘盛。"
> 护士:"刘大哥,您好,为了帮助您降低体温,根据医嘱要立即对您进行乙醇拭浴降温。就是将浓度为25%~35%的乙醇涂擦在你体表,促使你的体热散发。在拭浴中我会尽量轻柔操作,您若有不适也请及时告诉我。您愿意配合吗?"
> 病人:"愿意。"
> 护士(评估病人):"刘大哥,现在您需要排便吗?如果需要请先排便。我去准备一下物品,马上过来为您操作。"
> 病人:"好的。"

【用物准备】备齐用物,携至床边。

【环境准备】病室安静、整洁,室温适宜。酌情关闭门窗,必要时用围帘或屏风遮挡。

【再次核对】再次核对医嘱执行单、腕带、床头卡上病人的床号、姓名。

> 护士:"请问16床病人,您叫什么名字?"
> 病人:"我叫刘盛。"
> 护士:"刘大哥,您刚才排过尿了吗?"
> 病人:"排过了。"
> 护士:"我现在为您进行乙醇拭浴,行吗?"
> 病人:"行。"

【安置体位】协助病人移近护士侧并取舒适卧位,酌情放平床头、床尾、支架、床档,松开床尾盖被。

【脱衣】协助病人脱去上衣,松解裤带。

【置袋】置冰袋于病人头顶部,置热水袋于病人足底部。

【拭浴】大毛巾垫在病人拭浴部位下,将浸湿乙醇的小毛巾拧至半干,缠于手上成手套状,以离心方向擦拭,拭浴毕用大毛巾擦干病人皮肤。

|擦拭双上肢|

(1) 顺序:颈外侧→肩→上臂外侧→前臂外侧→手背。
(2) 顺序:侧胸→腋窝→上臂内侧→肘窝→前臂内侧→手掌心。
(3) 同法擦拭对侧上肢。
(4) 腋窝、肘窝、手心稍用力擦拭,并适当延长擦拭时间。

|擦拭背部|

(1) 协助病人侧卧,露出背部,下垫大毛巾。
(2) 顺序:颈下肩部→背部→臀部。分左、中、右三部分擦拭病人背部。

|穿衣、脱裤| 协助病人仰卧,穿衣(酌情更换衣服)、脱裤。

【擦拭双下肢】
(1) 顺序:髋部→下肢外侧→足背。
(2) 顺序:腹股沟→下肢内侧→内踝。
(3) 顺序:臀下沟→下肢后侧→腘窝→足跟。
(4) 同法擦拭对侧下肢。
(5) 腹股沟、腘窝稍用力擦拭,并适当延长擦拭时间。

【穿裤】 酌情更换裤子。

【擦拭时间】 每个部位(四肢、腰背部)可擦拭3分钟,擦拭全程不超过20分钟。

【撤热水袋】撤下热水袋。

【观察】询问病人感受,观察病人面色、神志、生命体征、伤口、病情变化等情况。

护士:"刘大哥,您现在感觉怎么样?"
病人:"舒服多了。"

【整理】协助病人取舒适卧位,整理床单位,酌情更换大单,清理用物。

【致谢】

护士:"刘大哥,谢谢您的配合!"
病人:"不用谢!"

【处置用物】按《医院感染管理办法》有关规定,分类处置用物。
【洗手】按有关规定洗手。
【记录】记录拭浴时间、拭浴中病人的反应、异常情况的处理、拭浴后病人情况等,操作者签名。
【测量体温】拭浴后30分钟测病人体温,做记录,并将体温值绘制于体温单上。病人体温降至39℃以下,取下冰袋。

注 意 事 项

1. 动作轻稳,省时省力。
2. 拭浴过程中,随时注意观察病人局部皮肤情况及反应,若病人出现寒战、面色苍白或脉搏、呼吸异常时,应立即停止拭浴,并通知医生,给予相应处理。
3. 腋窝、肘窝、腹股沟、腘窝等血管丰富处应适当延长拭浴时间,以利于促进散热。
4. 胸前区、腹部、后颈、足底为拭浴禁忌部位。新生儿及血液病病人禁用乙醇拭浴。
5. 拭浴时,以拍拭方式进行,避免摩擦生热。

图解实训要点

乙醇拭浴相关操作示例如图24-1至图24-3所示。

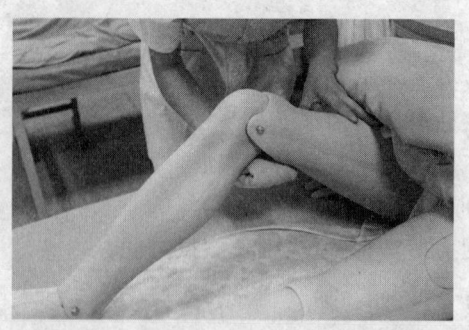

图 24-1　腋窝、肘窝、腹股沟、腘窝处延长拭浴时间

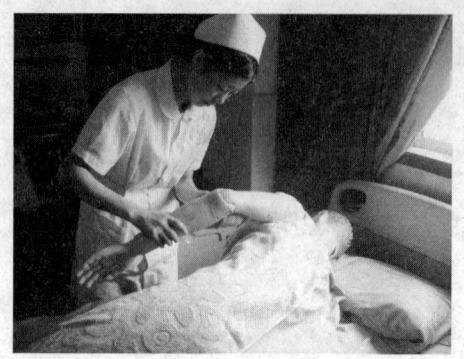

图 24-2　拭浴时观察病人反应

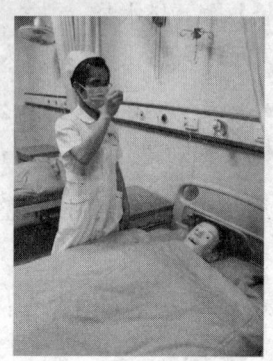

图 24-3　拭浴后 30 分钟测体温

操作考核评分标准

1. 考核要求
(1) 分值:100 分。
(2) 考核时间:25 分钟。
2. 出现以下情况之一,本题按零分计
(1) 床单、衣服被明显沾湿。
(2) 因操作不当导致病人不安全或病情加重。
(3) 操作不熟练,超过规定时间 5 分钟及以上。
3. 有创新　不违反操作原则,能提高操作质量、缩短操作时间,加 5 分。该创新处与操作评分标准不一致时不扣分。
4. 评分标准　见表 24。

表 24 乙醇拭浴操作评分表

班级： 姓名：

项目		分值	扣分	操作内容
准备 (25分)	护士准备	2 1 1 1		仪表端庄,衣帽整洁,符合要求 修剪指甲,洗手 戴口罩 语言柔和,态度和蔼
	病人准备	2 2 3 1		核对病人床号、姓名 进行解释 评估病人的病情、体温、意识状态、合作程度 按需给予便盆
	用物准备	3 3		备齐用物,携至床边(少一项扣1分,扣完为止,不倒扣分) 乙醇浓度正确
	环境准备	3 3		室温适宜 拉窗帘,屏风遮挡病人
操作 (55分)	再次核对	2		核对医嘱执行单、腕带、床头卡上的床号、姓名
	安置体位	2		松开床尾盖被,放平床头及支架
	脱衣	3		协助病人脱去上衣,松解裤带
	置袋	5 5		冰袋置于病人头部 热水袋置于病人足底
	擦拭双上肢	5 5		擦拭手法、顺序正确 擦拭腋窝、肘窝时间稍长
	擦拭背部	5		擦拭手法、顺序正确
	穿衣、脱裤	3		协助病人穿衣、脱裤
	擦拭双下肢	5 5		擦拭手法、顺序正确 擦拭腹股沟、腘窝时间稍长
	穿裤	3		酌情给病人更换裤子
	撤热水袋	2		撤下热水袋
	观察	5		观察病人面色、神志、生命体征等情况,询问感受
整理 (10分)	清理	1 1		协助病人取舒适卧位 整理床单位
	致谢	0.5		语言柔和
	处置用物	2		按规定分类处置用物
	洗手	0.5		按有关规定洗手
	记录	2		记录病人拭浴时间、效果、病人反应,操作者签名
	测量体温	1 1 1		拭浴后30分钟测病人体温,做记录 体温单绘制正确 若病人体温降至39℃以下,取下头部冰袋

续表

项目		分值	扣分	操作内容
评价 (10分)	总体评价	1		态度认真
		2		护患沟通有效,操作中体现对病人的关心
		2		操作熟练、规范,动作轻柔,无多余动作
		2		了解乙醇拭浴禁忌部位
		1		拭浴以拍拭方式进行
		2		在规定时间内完成操作(每超1分钟扣0.5分)
累计得分:				考核者签名:

(赵安兰)

实训 25 鼻 饲 法

实 训 要 求

1. 明确鼻饲法的目的和注意事项。
2. 遵循查对制度,严格执行标准预防、安全原则。
3. 用物准备齐全,放置合理有序。
4. 能规范、熟练地实施鼻饲法操作,动作轻稳、有序。
5. 病人无严重不适,未发生食管黏膜损伤。
6. 能有效地观察病人面色及病情变化,及时正确处理病人各种不良反应。
7. 关爱病人,护患沟通有效,满足病人身心需要。维护病人自尊。

实 训 要 点

一、目的

对不能自行经口进食的病人通过鼻饲管供给食物和药物,以维持病人营养和治疗的需要。

二、适用范围

1. 不能由口进食者,如昏迷、人工冬眠、口腔手术等病人。
2. 不能张口者及拒绝进食者,如破伤风病人、精神病病人。
3. 早产儿及病情危重者。

三、用物

1. **鼻饲包内置** 治疗碗、鼻饲管、镊子、压舌板、纱布、50 ml 注射器、治疗巾。
2. **治疗盘内置** 医嘱执行单、流质饮食 200 ml(温度 38~40℃)、温开水(病人可自备)、无菌手套、石蜡油、棉签、胶布、夹子或橡皮圈、别针、听诊器、手电筒、弯盘、水温计。酌情备松节油。

四、操作流程

【案例】2 床病人,王红,女,45 岁,中学教师,主诉右面部肿胀,咬合疼痛四天。检查生命体征正常,右侧面颊部触及 4 cm×6 cm 包块,质硬,压之疼痛明显。诊断右侧下颌骨含牙囊肿。行右侧下颌骨含牙囊肿切除术,术后医嘱鼻饲流质饮食。请问:护士应该怎样为其鼻饲?

【护士准备】仪表端庄,衣帽整洁,修剪指甲,洗手,戴口罩。

(一)插 管

【病人准备】

核对　核对医嘱执行单、腕带、床头卡上的床号、姓名。

告知　让病人及家属了解鼻饲的目的、方法和注意事项,取得配合。告知病人若有不适请及时告诉护士。

评估　评估病人年龄、意识状态、生命体征、病情、合作程度、鼻腔黏膜、鼻中隔情况,评估有无禁忌证。

> 护士(持医嘱执行单来到病人床前,查看床号,确认无误):"2床病人,您好,我是您的床位护士,我叫×××。请问您叫什么名字?"
> 病人:"我叫王红。"
> 护士:"王阿姨,您好,您的手术很顺利,但术后暂时不能由口进食,为保证您的营养需要,促进伤口愈合,根据医嘱将给您插鼻饲管灌注营养液。就是用一根细软的管子从一侧鼻腔插入您的胃内,通过这个管子向您灌注牛奶、肉汤等营养液。在插鼻饲管的过程中您可能会有一些不舒服,但我会尽量轻柔操作。也请您尽量配合,好吗?"
> 病人:"那好吧,我尽量配合你。"
> 护士(评估病人情况):"王阿姨,我去准备一下物品,马上过来为您插管。"
> 病人:"好的。"

【用物准备】从营养室取来营养液,备齐用物,携至床边。

【环境准备】病室内清洁,无清扫、换单、大量人员走动等扬尘活动。光线明亮,温度、湿度适宜。

【核对病人】再次核对医嘱执行单、腕带、床头卡上病人的床号、姓名。

> 护士:"2床病人,请问您叫什么名字?"
> 病人:"我叫王红。"
> 护士:"王阿姨,我现在开始为您插鼻饲管,好吗?"
> 病人:"好。"

【安置体位】协助病人取半坐卧位或坐位,对无法坐起者可以取右侧卧位,昏迷病人应去枕,头后仰。

> 护士:"王阿姨,为了便于插管,我帮助您取半坐卧位,可以吗?"
> 病人:"可以。"

【放弯盘】将治疗巾围于病人颌下,放弯盘于床头易取处。

【戴手套】按正确方法戴上手套。

【鼻腔准备】观察病人鼻腔是否通畅,选择通畅一侧,用棉签清洁鼻腔。

> 护士:"王阿姨,请您不要动,我先检查一下您的鼻腔。从右侧鼻腔插入鼻饲管,可以吗?"
> 病人:"可以。"

【测量鼻饲管】测量鼻饲管插入长度并标记。一般成人插入长度为45~55 cm,自身测量法为前额发际至胸骨剑突处或由鼻尖经耳垂至胸骨剑突处的距离。

【润滑鼻饲管】用液体石蜡油纱布润滑鼻饲管前端。
【再次核对】再次核对医嘱执行单、腕带、床头卡上的床号、姓名。
【插入鼻饲管】

(1) 左手持纱布托住鼻饲管,右手拿住或持镊子夹住鼻饲管前端,沿病人选定侧鼻孔轻轻插入。插入鼻饲管10~15 cm(咽喉部)时,嘱病人做吞咽动作,顺势将鼻饲管向前推进至预定长度。

(2) 若是昏迷病人,左手将昏迷病人头部托起,使下颌靠近胸骨柄,缓缓插至预定长度。

> 护士:"王阿姨,我现在要给您插鼻饲管了,请您放松。"
> 病人:"好。"
> 护士:"王阿姨,请您头向后仰放松,再像我这样张口哈气,对,很好。"
> 病人:"有点难受。"
> 护士:"我们休息一会,请您做深呼吸,放松,嗯,很好,感觉好一点了吧?"
> 病人:"好多了。"
> 护士:"我们继续插管,好吗?"
> 病人:"好。"
> 护士:"请您向下咽口水,对,很好,再坚持一下,继续向下咽口水,就这样,再做深呼吸。王阿姨,您配合得很好,鼻饲管可能已插入胃内了,我来确认一下。"

【确认位置】

a. 方法1

鼻饲管末端连接注射器并抽吸,能抽出胃液证明鼻饲管已插入病人胃内。

b. 方法2

置听诊器于病人胃部,经鼻饲管向胃内注入10 ml空气,听到气过水声证明鼻饲管已插入病人胃内。

c. 方法3

将鼻饲管管末端放入水中,若无气泡溢出,证明鼻饲管已插入病人胃内。

【脱手套】按正确方法脱下手套。
【固定】用胶布固定鼻饲管于鼻翼及颊部。
【灌注饮食】将注射器与鼻饲管末端连接,抽吸见胃液后,再缓慢灌注流质饮食。

> 护士:"王阿姨,我正在给您灌注牛奶,若有不适请及时告诉我,好吗?"
> 病人:"好的。"

|灌注顺序| 温开水→流质→温开水。

【管端处理】鼻饲完毕将鼻饲管末端抬高、反折,纱布包好,用橡皮筋扎紧或用夹子夹紧,别针固定于适当位置。
【观察】观察病人生命体征、神志、腹痛、腹胀、呕吐等情况。
【再次核对】再次核对医嘱执行单、腕带、床头卡上的床号、姓名。
【整理】清洁病人鼻部、口腔,协助病人取舒适体位,整理床单位。
【健康宣教】

> 护士:"王阿姨,牛奶已经灌进您的胃内了,请您维持现在这个体位20~30分钟后再躺下,以防呕吐,好吗?"

病人:"好。"
护士:"根据您的病情,给您插入的这根鼻饲管需要保留一段时间,以便我们及时为您灌注饮食。现在我将鼻饲管末端反折包好后固定在您衣领边,请您翻身和下床活动时注意一下,防止管子脱落。"
病人:"好的,我会注意的。"
护士:"您若有什么不适,请按床头铃呼叫我们,我们也会随时来看您的。"

【致谢】

护士:"王阿姨,谢谢您的配合!"
病人:"不用谢!"

【处置用物】

(1) 洗净鼻饲用物,放于治疗盘内,用纱布盖好备用。
(2) 其他用物按《医院感染管理办法》有关规定,分类处置。

【洗手】按有关规定洗手。

【记录】记录插管时间、鼻饲种类和量及病人反应等,操作者签名。

(二) 拔 管

【病人准备】

核对 核对医嘱执行单、腕带、床头卡上的床号、姓名。

告知 让病人及家属了解拔鼻饲管的目的、方法和注意事项,取得配合。告知病人若有不适请及时告诉护士。

评估 评估病人年龄、意识状态、生命体征、病情、合作程度等。

护士(查看床号,确认无误):"2床病人,请问您叫什么名字?"
病人:"我叫王红。"
护士:"王阿姨,经过这几天的治疗,您恢复得很好,现在您可以由口直接进食了,遵医嘱我要把您的鼻饲管拔出。"
病人:"太好了,我可以从口腔吃东西了。"
护士(评估病人情况):"王阿姨,我去准备一下物品,马上过来为您拔管。"
病人:"好的。"

【用物准备】备齐用物,携至床边。

【环境准备】病室内清洁,无清扫、换单、大量人员走动等扬尘活动。光线明亮,温度、湿度适宜。

【核对病人】再次核对医嘱执行单、腕带、床头卡上病人的床号、姓名。

护士:"王阿姨,我现在开始为您拔管,好吗?"
病人:"好。"

【拔管前准备】将治疗巾围于病人颌下,放置弯盘于床头易取处,夹紧鼻饲管末端,轻轻揭去固定的胶布。

【拔管】用纱布包裹近鼻孔处的鼻饲管,嘱病人深呼吸,在病人呼气时拔管,边拔边用纱布擦鼻饲管,到咽喉处快速拔出鼻饲管并放入弯盘内,移出病人视线。

【观察】观察病人面色、呼吸等情况,倾听病人主诉。

> 护士:"王阿姨,您现在感觉怎么样?"
> 病人:"还好。"

【再次核对】再次核对医嘱执行单、腕带、床头卡上的床号、姓名。
【整理】清洁病人口腔、鼻腔,擦去胶布痕迹,协助病人取舒适卧位。整理床单位及用物。
【致谢】

> 护士:"王阿姨,谢谢您的配合!"
> 病人:"不用谢!"

【处置用物】按《医院感染管理办法》有关规定,分类处置用物。
【洗手】按有关规定洗手。
【记录】记录病人拔管时间及病人反应等,操作者签名。

注意事项

1. 插管前,护士要与病人及其家属进行有效沟通,提高插管成功率。
2. 插管动作轻柔,镊子尖端勿触及病人鼻黏膜。
3. 插管过程中若病人出现呛咳、呼吸困难、发绀等,表明鼻饲管误入气管,应立即拔出鼻饲管;若病人出现恶心、呕吐,可暂停插管;若插入不畅,应检查病人口腔,了解鼻饲管是否盘在口咽部。
4. 每次鼻饲前应证实鼻饲管在胃内且通畅,并用少量温水冲管后再进行喂食。鼻饲完毕后再次注入少量温开水,防止鼻饲液凝结。
5. 鼻饲液温度应保持在38~40℃,每次量不超过200 ml,间隔时间不少于2小时,速度不宜过快。新鲜果汁与奶液应分别注入,防止产生凝块;药片应研碎溶解后再注入。
6. 长期鼻饲者应每日进行口腔护理2次,并定期更换鼻饲管。普通鼻饲管每周更换一次,硅胶鼻饲管每月更换一次。若更换鼻饲管,应于晚间末次灌食后拔出鼻饲管,次日再从另一鼻孔插入新的鼻饲管。鼻饲用物应每天更换消毒。
7. 上消化道出血、食管静脉曲张或梗阻以及鼻腔、食管手术后病人禁用鼻饲法。

图解实训要点

鼻饲法相关操作示例如图25-1至图25-6所示。

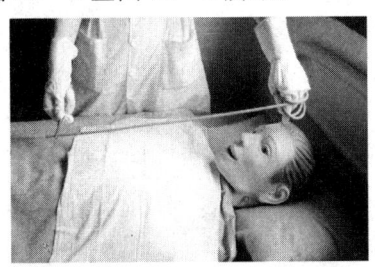

图25-1 测前额发际至胸骨剑突处

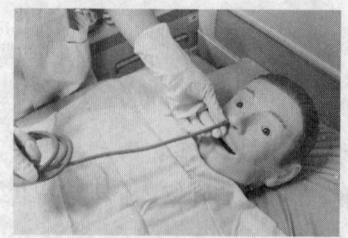
图 25-2 插管动作轻柔

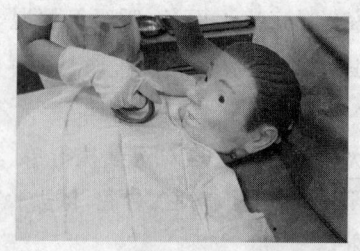
图 25-3 插至 10～15 cm 时嘱病人吞咽或帮病人头俯屈

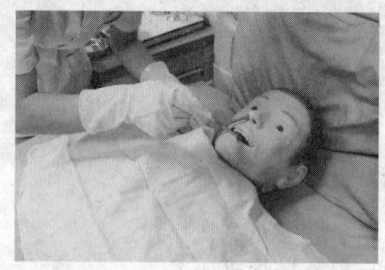
图 25-4 检查鼻饲管是否盘在口腔

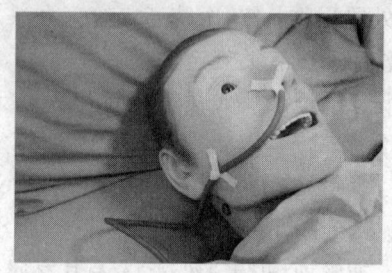
图 25-5 固定鼻饲管

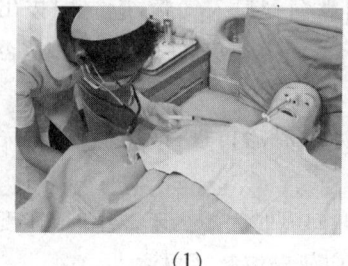
(1)

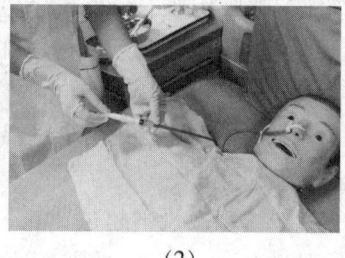
(2)

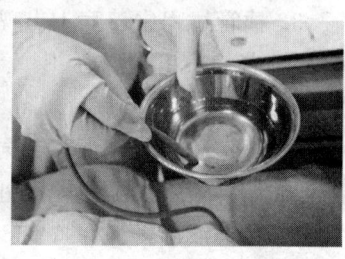
(3)

图 25-6 三种确认胃管位置的方法

操作考核评分标准

1. 考核要求
(1) 分值：100 分。
(2) 考核时间：10 分钟。
2. 出现以下情况之一，本题按零分计
(1) 床单、衣服被明显沾湿。
(2) 因操作不当导致病人不安全或病情加重。
(3) 操作不熟练，超过规定时间 3 分钟及以上。
3. 有创新　不违反操作原则，能提高操作质量、缩短操作时间，加 5 分。该创新处与操作评分标准不一致时不扣分。
4. 评分标准　见表 25。

表25 鼻饲法操作评分表

班级：　　　　　　　　　　　　　　　　　　　　　　姓名：

项目			分值	扣分	操作内容
准备 (5分)	护士准备		2 1 1 1		仪表端庄，衣帽整洁，符合要求 修剪指甲，洗手 戴口罩 语言柔和，态度和蔼
操作 (85分)	插管	病人准备	2 2		核对病人，进行解释 评估病人的病情、意识状态、合作程度
		用物准备	3		取营养物，备齐用物，携至床边（少一项扣1分，扣完为止，不倒扣分）
		环境准备	2		环境安静、整洁，停止清扫、换单，减少走动（口述）
		核对病人	2		核对医嘱执行单、腕带、床头卡上的床号、姓名
		安置体位	3		体位符合要求
		放弯盘	2		围治疗巾于病人颌下，置弯盘于床头易取处
		戴手套	2		方法正确
		清洁鼻腔	2		检查病人鼻腔有无病变，清洁鼻腔使符合要求
		测量并润滑鼻饲管	3		测量、标记、润滑鼻饲管正确
		再次核对	2		再次核对医嘱执行单、腕带、床头卡上的床号、姓名
		插鼻饲管	3 2 2		插管的手法及动作正确 插管过程中嘱病人做吞咽动作和深呼吸 当插管有困难时要检查并说明原因
		确定鼻饲管在胃内并固定	3 2 2		检查鼻饲管在胃内的方法正确 脱手套 胶布固定正确
		灌注饮食	2 2 2		灌注流质饮食前后用温开水冲管 灌流质前排净气体，灌注速度适当 流质温度合适
		管端处理	2 2		鼻饲管反折，纱布包好，扎紧或夹紧 别针固定，位置合适
		观察、核对	2		观察病人反应，核对病人
		整理	2		清洁病人鼻面部，协助病人取舒适卧位，整理床单位
		健康宣教、致谢	2		语言柔和
		处置用物	2		按规定分类处置用物
		洗手、记录	2		洗手；记录插管时间，鼻饲种类、量及病人反应等，操作者签名

续表

项目			分值	扣分	操作内容
操作 (85分)	拔管	病人准备	2 2		核对病人,进行解释 评估病人的病情、意识状态、合作程度
		用物准备	3		备齐用物,摆放妥当(少一项扣1分,扣完为止,不倒扣分)
		环境准备	2		环境安静、整洁,停止清扫、换单,减少走动(口述)
		核对病人	2		再次核对医嘱执行单、腕带、床头卡上的床号、姓名
		拔管前准备	2		围治疗巾,放弯盘,夹管,揭胶布
		拔管	3		手法正确
		观察、核对	2		观察病人反应,核对病人
		整理	2		清洁病人鼻面部,协助病人取舒适卧位,整理床单位
		致谢	2		语言柔和
		处置用物	2		按规定分类处置用物
		洗手、记录	2		洗手;记录拔管时间,鼻饲时间、种类、量及病人反应等,操作者签名
评价 (10分)		总体评价	2 2 2 2 2		态度认真,护患沟通有效,操作中体现对病人的关心 操作熟练、规范 动作轻柔 严格遵循查对制度,保证病人安全 在规定时间内完成操作(每超1分钟扣0.5分)
累计得分:					考核者签名:

(钱 玲)

实训 26　协助病人进食、进水

实训要求

1. 严格遵循查对制度,保证病人的安全。
2. 明确协助病人进食、进水的目的和注意事项。
3. 用物准备齐全,放置合理有序。
4. 能规范、熟练地协助病人进食、进水。
5. 病人自觉舒适,无呛咳、烫伤等不良反应。

实训要点

一、目的

1. 满足病人最基本的生理需求,体现整体化护理观念。
2. 协助病人进食、进水,帮助病人恢复良好的营养状态,促进病人早日康复。

二、适用范围

没有限制进食、进水的所有病人。

三、用物

1. 餐具(碗、勺子、汤匙等)、温开水、水杯。
2. 餐巾纸、毛巾(病人可自备)、洗漱用具。

四、操作流程

【案例】31床病人,张枝凤,女,68岁,左眼已失明多年,右眼白内障手术,术后右眼包扎,基本生活需护士协助。到了吃晚饭时间,营养食堂餐车已经把病人饮食送到。请问:护士应该怎样协助病人进食、进水?

【护士准备】仪表端庄,衣帽整洁,修剪指甲,洗手,戴口罩。

【病人准备】

告知　告知病人协助进食的目的和注意事项,取得配合。告知病人在喂食、喂水时若有不适或有要求请及时告诉护士。

评估　评估病人年龄、意识状态、生命体征、病情、合作程度,评估病人有无影响进食、进水的情况等。

|洗手| 协助病人洗手。

> 护士:"张奶奶,您好,到吃晚饭的时间了,您吃饭不方便,我来给您喂饭行吗?"
> 病人:"太谢谢了!"
> 护士(评估病人情况):"张奶奶,我先帮您洗手,然后再喂饭,好吗?"
> 病人:"好。"
> 护士:"进食时您若有不适请及时告诉我,好吗?"
> 病人:"好。"

【用物准备】将病人餐桌整理好,用清洁餐具为病人盛饭。备齐用物,摆放妥当。

【环境准备】病室内清洁,无清扫、换单、大量人员走动等扬尘活动。光线明亮,温度、湿度适宜。必要时关闭门窗。

【安置体位】病情允许情况下,协助病人取半坐卧位,将跨床小桌放置好,盖好被子,围好餐巾(治疗巾或病人的毛巾)。若病人取仰卧位进食,根据病情可将床头摇高或头偏向一侧。

> 护士:"张奶奶,您休息一会儿,我去拿饭,马上就过来。"
> 病人:"好。"

【摆放饭菜】清洁桌面,将饭菜摆放在桌上合适处。

【协助进食、进水】

|喂水| 先将病人水杯里的水倾倒少许于自己手腕部,确认温度适中,将吸管放进水杯,递到病人唇边。喂病人喝水完毕,放置好水杯。

|喂饭| 喂饭前告知病人饭菜内容以增加其兴趣。注意喂饭的速度、量应适中,保持饭菜温度。

> 护士:"张奶奶,现在我来给您喂饭。在喂饭过程中您若感觉不舒服,请及时告诉我好吗?"
> 病人:"好。"
> 护士:"今天晚餐有青菜烧豆腐、萝卜烧肉,先来吃口菜……再来吃口饭……您手术后要多吃蔬菜和水果,多补充蛋白质哦。"

【观察】在喂饭过程中要注意观察病人的反应。

【整理】病人用完餐,撤去餐具,协助病人洗手、漱口,用餐巾擦净病人口周。协助病人适当体位,整理好床单位。

【健康宣教】

> 护士:"张奶奶,您吃饱没有?"
> 病人:"吃饱了。"
> 护士:"请您维持现在这个体位20~30分钟后再躺下,以防呕吐,好吗?"
> 病人:"好。"
> 护士:"您若有什么不适,请按床头铃呼叫我们,我们也会随时来看您的。"
> 病人:"好。"

【致谢】
　　护士:"张奶奶,谢谢您的配合!"
　　病人:"不用谢!"

【处置用物】按《医院感染管理办法》有关规定,分类处置用物。
【洗手】按有关规定洗手。
【记录】记录病人进食时间、种类、量及进食后的反应等,操作者签名。

注意事项

1. 病人进食、进水体位舒适。
2. 每次喂饭、喂水的量、速度、温度适宜。
3. 避免污染病人床单位和衣服。

图解实训要点

协助病人进食、进水相关操作示例如图26-1、图26-2所示。

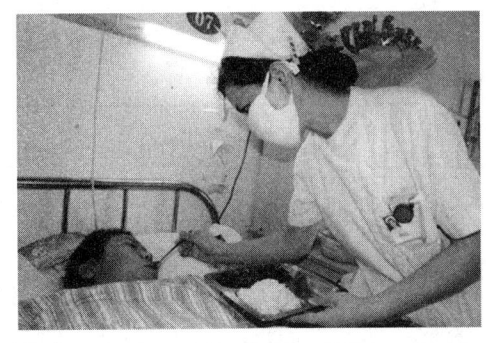 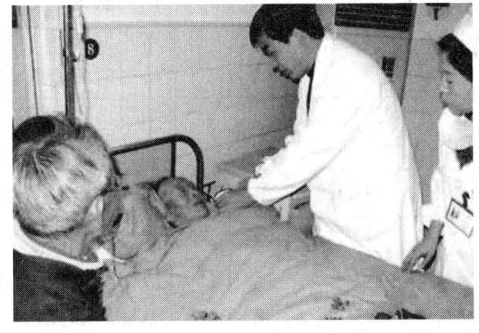

图26-1　为病人喂饭　　　　　图26-2　为病人喂水

操作考核评分标准

1. **考核要求**
(1)分值:100分。
(2)考核时间:酌情。
2. **出现以下情况之一,本题按零分计**
(1)病人床单、衣服被明显污染。
(2)因喂食不当导致病人烫伤或呛咳窒息。
3. **有创新**　不违反操作原则,能提高操作质量、病人感觉舒适,加5分。该创新处与操作评分标准不一致时不扣分。
4. **评分标准**　见表26。

表26 协助病人进食、进水操作评分表

班级：　　　　　　　　　　　　　　　　　　　　　　　　　　　　姓名：

项目		分值	扣分	操作内容
准备 (20分)	护士准备	2 1 1 1		仪表端庄,衣帽整洁,符合要求 修剪指甲,洗手 戴口罩 语言柔和,态度和蔼
	病人准备	2 2 2		进行解释 评估病人病情、意识状态、合作程度及有无影响进食、进水因素 协助病人洗手
	用物准备	5		备齐用物,携至床边(少一项扣1分,扣完为止,不倒扣分)
	环境准备	1 2 1		环境安静、整洁 停止清扫、换单,停止非必要治疗,减少走动(口述) 酌情关好门窗,避免对流风
操作 (55分)	安置体位	10		病人体位符合要求,围餐巾
	摆放饭菜	5		将饭菜放在桌上合适的位置
	喂水	5 5 5		询问病人是否喝水 试水温 必要时放吸管,并递到病人唇边
	喂饭	5 10		喂饭前告知病人饭菜内容 注意每次喂食的量、速度和温度
	观察	10		观察病人就餐时反应
整理 (15分)	清理	2 3 2		撤去餐具 协助病人洗手、漱口,必要时洗脸,取下餐巾,协助病人取适当体位 整理床单位
	健康宣教、致谢	2		语言柔和
	处置用物	3		按规定分类处置用物
	洗手、记录	3		洗手,记录病人进食时间、种类、量及病人反应等,操作者签名
评价 (10分)	总体评价	1 2 2 2 2 1		态度认真,护患沟通有效,操作中体现对病人的关心 操作熟练、规范 动作轻柔,病人无口腔黏膜损伤 喂食的量及速度、温度适宜 无污染,床单位清洁、干燥 进餐时间过长、过短酌情扣分
累计得分:				考核者签名:

(胡雪芬)

实训 27 大量不保留灌肠

实 训 要 求

1. 明确大量不保留灌肠的目的和注意事项。
2. 严格遵循查对制度,严格执行标准预防、安全原则。
3. 用物准备齐全,放置合理有序。
4. 能规范、熟练地实施大量不保留灌肠操作,动作稳重、轻柔、有序。
5. 病人无严重不适,未发生肠黏膜损伤。
6. 能有效地观察病人面色及病情变化,及时正确处理病人各种不良反应。
7. 关爱病人,护患沟通有效,满足病人身心需要。
8. 保护病人隐私,维护病人自尊。

实 训 要 点

一、目的

1. 清除病人粪便,排除病人肠内积气。
2. 清洁病人肠道,为病人肠道手术、检查或分娩做准备。
3. 稀释和清除病人肠道内的有害物质,减轻中毒。
4. 灌入低温液体,辅助高热病人降温。

二、适用范围

1. 便秘、肠胀气病人。
2. 肠道手术前的病人、肠道检查前的病人、分娩前的产妇。
3. 食物、药物中毒病人。
4. 高热、中暑病人。

三、用物

1. **治疗盘内** 医嘱执行单、灌肠筒 1 套(包括橡胶管、玻璃接管)、肛管、血管钳、润滑剂、棉签、弯盘、卫生纸、橡胶单、治疗巾、水温计、手套。

2. **灌肠筒内盛灌肠溶液** 常用灌肠溶液为 0.1%～0.2% 的肥皂液、生理盐水。成人每次用量为 500～1 000 ml,小儿为 200～500 ml。溶液温度一般为 39～41 ℃,降温时用 28～32 ℃生理盐水,中暑者用 4 ℃生理盐水。

3. 其他　便盆及便盆巾、输液架、屏风。

四、操作流程

【案例】8床病人，王庭山，男，28岁，因肺炎住院治疗。近日主诉腹痛腹胀、排便次数减少、排便困难、食欲不佳。触诊腹部硬实紧张，可摸到腹部包块。经临床评估，病人出现了便秘。经饮食调整、腹部按摩等处理后效果不明显，医嘱给予0.1%肥皂液1 000 ml大量不保留灌肠1次。请问：护士应该怎样为其施行大量不保留灌肠？

【护士准备】仪表端庄，衣帽整洁，修剪指甲，洗手，戴口罩。

【病人准备】

|核对|　核对医嘱执行单、腕带、床头卡上的床号、姓名。

|告知|　让病人及家属了解大量不保留灌肠的目的和注意事项，取得配合。嘱病人排尿，告知病人灌肠时若有不适请告诉护士。

|评估|　评估病人年龄、意识状态、生命体征、病情、合作程度及有无灌肠禁忌证等。

护士(持医嘱执行单到病人床前，查看床号，确认无误)："8床病人，您好，我是您的床位护士，我叫×××。请问您叫什么名字？"

病人："我叫王庭山。"

护士："小王，您好，为了解除您便秘的痛苦，根据医嘱拟对您进行一次大量不保留灌肠。大量不保留灌肠就是用一根肛管插入您的肛门，再灌入相应的液体，目的是软化您的粪便，以利排便，解除便秘。在灌肠时我会尽量轻柔操作，您若有不适也请及时告诉我。您愿意配合吗？"

病人："愿意。"

护士(评估病人情况)："小王，现在您需要排尿吗，如果需要请先排尿。我去准备一下物品，马上过来。"

病人："好的。"

【用物准备】在治疗室内配制好灌肠液，并用血管钳夹住橡胶管。备齐用物，携至床边。

【环境准备】病室内清洁，无正在进行的清扫、换单、大量人员走动等扬尘活动。室内温度、湿度适宜。关闭门窗，屏风遮挡，注意保暖，请无关人员回避。

【核对病人】再次核对医嘱执行单、腕带、床头卡上病人的床号、姓名。

护士："请问8床病人，您叫什么名字？"

病人："我叫王庭山。"

【安置体位】协助病人取左侧卧位。

护士："小王，我准备现在为您灌肠，好吗？"

病人："好。"

护士："您能往左侧翻身吗？"

病人："可以。"

|协助摆体位|　协助病人取左侧卧位，双腿屈曲，褪裤至膝部，将病人臀部移至床边。注

意保暖,不要过多暴露病人。对不能自我控制排便的病人取仰卧位。

【垫放物品】 将橡胶单和治疗巾垫于病人臀下,放弯盘于臀边;对不能自我控制排便的病人臀下置便盆。

【挂筒】将灌肠筒挂于输液架上。调节输液架高度,使筒内液面距病人肛门高 40~60 cm。

【接肛管】双手戴一次性手套,用血管钳从无菌罐中取出肛管并连接。

【润管】润滑肛管前端。

【排气】排净管内气体,夹管。

【再次核对】再次核对病人和灌肠液。

【插管】左手拿卫生纸分开病人臀部,暴露病人肛门,右手将肛管轻轻插入病人直肠 7~10 cm。

> 护士:"小王,请您现在深呼吸,放松点,不要紧张,我会尽量轻柔操作的。"
> 病人:"好的。"(做深呼吸)
> 护士:"您现在感觉怎么样?"
> 病人:"感觉还好。"

【固定肛管】左手固定肛管。

【灌入液体】右手松开血管钳,使液体缓缓流入。嘱病人深呼吸。

【观察】边观察筒内液面下降情况,边询问病人感受,观察病人反应。若病人有便意,可适当降低灌肠筒的高度,减慢灌肠液注入速度。

> 护士:"肛管已经插好了,我现在把液体灌入您的肠道内,您若有什么不舒服,请及时告诉我。"
> 病人:"我感觉到液体进入体内了,感觉还好。"
> 护士:"这些液体是为了软化您的粪便的,请您深呼吸,腹部放松。"
> 病人:"好的……护士,我想解大便。"
> 护士:"请您深吸气,放松腹部,尽量忍住,以便液体能在您的肠道内多停留一会,这样软化粪便的效果会更好。我降低了灌肠筒的高度,您现在感觉怎么样?"
> 病人:"好一些了。"
> 护士:"小王,灌肠液已经灌完了,我准备拔管了。"
> 病人:"好的。"

【拔管】在灌肠液即将流尽时夹管,左手用卫生纸包裹肛管,右手轻轻拔管,将肛管取下放入弯盘内。擦净病人肛门,协助病人取平卧位。拔管时注意避免污染床单位。

【再次核对】再次核对医嘱执行单、腕带、床头卡上的床号、姓名。

【整理】撤出病人臀下的橡胶单和治疗巾置治疗车下层。协助病人穿好衣裤,取舒适卧位。整理床单位并开窗通风。

【健康宣教】

> 护士:"小王,为了保证粪便能被灌肠液充分软化,请您暂时不要排便,尽量能保留 5~10 分钟,好吗?"
> 病人:"好的,但是万一没到时间我就要排便,那怎么办呢?"

护士："如果您有便意,请您先做深呼吸,腹部放松,尽量忍一会,如果实在忍不住,再排便。"
病人："好的,我知道了。"

【致谢】

护士："小王,谢谢您的配合!"
病人："不用谢!"

【处置用物】按《医院感染管理办法》有关规定,分类处置用物。
【协助排便】灌肠后5~10分钟协助能下床的病人入厕。对不能下床的病人给予便器,协助床上排便。必要时留取标本及时送检。
【观察】观察病人生命体征、神志、紫绀、腹痛、排便等情况。
【洗手】按有关规定洗手。
【记录】记录病人灌肠时间、灌肠量,记录病人排便量、颜色、性状、次数及反应等,操作者签名。

注意事项

1. 注意遮挡,预防病人受凉,保护病人隐私。
2. 操作动作轻柔。
3. 操作中注意观察。
（1）观察筒内液面下降情况。若液面下降过慢或停止,可移动肛管或挤捏肛管。
（2）注意与病人沟通,询问病人感受。若病人有腹胀或便意,嘱病人做张口深呼吸放松腹部肌肉,并降低灌肠筒的高度以减慢流速或暂停片刻。
（3）观察病人面色,注意病人体征。若病人出现面色苍白、出冷汗、脉速、剧烈腹痛、心慌气急等情况,应立即停止灌肠,及时与医生联系,给予必要的处理。
4. 若需反复多次灌肠,应先用肥皂液灌肠,再用生理盐水灌肠,直至排出液澄清、无粪便为止。
5. 根据病人病情选择适宜的灌肠液。
（1）肝昏迷病人禁用肥皂液灌肠。
（2）充血性心力衰竭或水钠潴留的病人禁用生理盐水灌肠。
（3）肠伤寒病人,每次灌肠量<500 ml,压力要低(液面距肛门<30 cm)、速度宜慢,以防肠穿孔。
6. 急腹症、消化道出血、妊娠期、严重心血管疾病等病人禁忌灌肠。

图解实训要点

大量不保留灌肠相关操作示例如图27-1至图27-5所示。

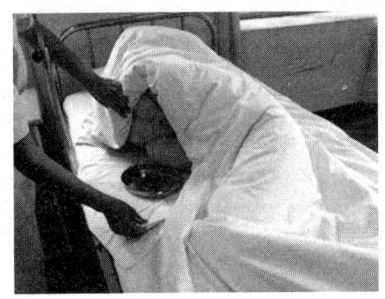
图27-1　注意遮挡

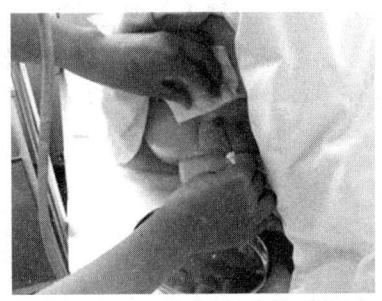
图27-2　分开肛门插管

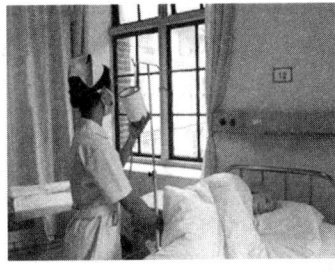
图27-3　操作中观察灌肠液

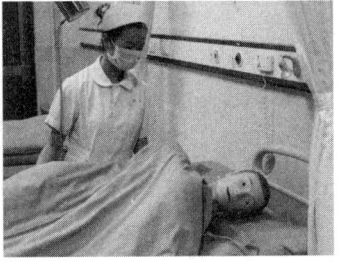
图27-4　操作中观察病人

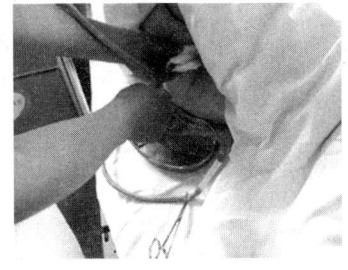
图27-5　拔管时避免污染床单位

临床新进展

如图27-6所示为一次性灌肠袋,它的灌肠袋无色透明,便于观察灌肠液的量;其上配有滴管,便于观察灌肠液流速;中部配有调液夹,便于控制灌肠速度。

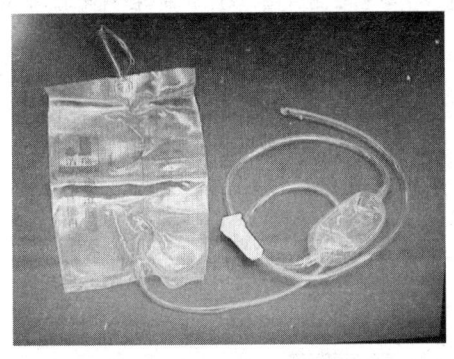
图27-6　一次性灌肠袋

操作考核评分标准

1. 考核要求
(1) 分值:100分。
(2) 考核时间:8分钟。
2. 出现以下情况之一,本题按零分计
(1) 病人床单、衣服被明显沾湿。

(2)因操作不当导致病人不安全或受凉或病情加重。

(3)操作不熟练,超过规定时间3分钟及以上。

3. **有创新** 不违反操作原则,能提高操作质量、缩短操作时间,加5分。该创新处与操作评分标准不一致时不扣分。

4. **评分标准** 见表27。

表27 大量不保留灌肠操作评分表

班级:　　　　　　　　　　　　　　　　　　　　　　　　　　　　姓名:

项目		分值	扣分	操作内容
准备 (20分)	护士准备	2 1 1 1		仪表端庄,衣帽整洁,符合要求 修剪指甲,洗手 戴口罩 语言柔和,态度和蔼
	病人准备	2 2 1		核对病人床号、姓名,进行解释 评估病人的病情、意识状态、合作程度,有无禁忌证等 排空尿液
	用物准备	2 3		灌肠溶液选择、配制正确(浓度、量、温度) 备齐用物,携至床边(少一项扣1分,扣完为止,不倒扣分)
	环境准备	2 3		环境安静、整洁,停止清扫、换单,减少走动(口述) 关好门窗,注意保暖,屏风遮挡,保护病人隐私
操作 (55分)	核对病人	1		核对医嘱执行单、腕带、床头卡上的床号、姓名
	安置体位	2 2		病人体位合适,注意保暖 病人左侧卧位,双腿屈曲,褪裤至膝部,臀部移至床边
	垫放物品	2 2 2		垫橡胶单、治疗巾 臀边放弯盘 必要时臀下放便盆
	挂筒	5		液面距肛门40～60 cm
	接肛管	1 1		戴手套 连接肛管
	润管	2		润滑肛管前端
	排气	2		排气方法正确
	再次核对	1		核对医嘱执行单、腕带、床头卡上的卡号、姓名
	插管	5		插入直肠7～10 cm
	固定肛管	1		方法正确
	灌入液体	2 2		松血管钳,灌入液体 嘱病人深呼吸
	观察	5 2 2 2		灌肠液注入情况 倾听病人主诉 有无粪水从肛门流出 异常情况的处理

续表

项目		分值	扣分	操作内容
操作 (55分)	拔管	5 2 2 1		夹管,拔管 取下肛管 擦净病人肛门 协助病人平卧
	再次核对	1		再次核对医嘱执行单、腕带、床头卡上的床号、姓名
整理 (15分)	清理	1 2 1		撤出橡胶单和治疗巾 协助病人穿好衣裤,助病人取舒适卧位 整理床单位,开窗通风
	健康宣教	2		指导灌肠后注意事项,请病人尽量保留灌肠液5~10分钟后排便
	致谢	0.5		语言柔和
	处置用物	2		按规定分类处置用物
	协助排便	2		协助病人上厕所排便,或给予便器协助病人床上排便
	观察	2		病人神志、紫绀、生命体征、腹痛、排便等情况
	洗手	0.5		按有关规定洗手
	记录	2		记录灌肠液名称、灌肠时间、量,记录病人灌肠后排便量、颜色、性状及病人反应等,操作者签名
评价 (10分)	总体评价	2 2 2 2 2		态度认真,护患沟通有效,操作中体现对病人的关心 操作熟练、规范,动作轻柔 无床单位污染 严格遵循查对制度,注意病人安全 在规定时间内完成操作(每超1分钟扣0.5分)
累计得分:				考核者签名:

(李 兰)

实训 28　导尿术(女病人)

实 训 要 求

1. 明确病人导尿术的目的和注意事项。
2. 严格遵守无菌原则,严格执行标准预防、安全原则。
3. 用物准备齐全,放置合理有序。
4. 能规范、熟练地实施病人导尿术,动作稳重、轻柔、有序。病人无严重不适,未发生尿道黏膜损伤。
5. 能有效地观察病人面色及病情变化。关爱病人,护患沟通有效,满足病人身心需要。保护病人隐私,维护病人自尊。

实 训 要 点

一、目的

1. 解除病人尿潴留,减轻病人痛苦。
2. 辅助临床诊断。如留取未受污染的尿标本作细菌培养,测量膀胱容量、压力及检查残余尿,进行尿道或膀胱造影。
3. 为膀胱肿瘤病人进行膀胱化疗。

二、适用范围

尿潴留病人、留取尿培养标本病人、即将行盆腔手术或分娩病人、昏迷病人、休克需要检测尿量病人、泌尿系统疾患需要膀胱给药病人等。

三、用物

1. *初步消毒用物*　治疗碗(内盛消毒液棉球10余个)、血管钳1把、弯盘1个、一次性手套1只。
2. *治疗盘内*　医嘱执行单、无菌导尿包(治疗碗1个,弯盘1个,导尿管10、12号各1个,内盛4个以上棉球的小药杯1个,血管钳2把,润滑油棉球瓶1个,标本瓶1个,洞巾1块,治疗巾1块)、无菌持物钳、无菌手套、消毒溶液。
3. *其他物品*　便盆(盖便盆巾)、橡胶单、治疗巾、屏风,必要时备毛毯。
4. *留置导尿物品*　<u>无菌双腔气囊导尿管1根、10 ml无菌注射器1副、无菌生理盐水40 ml、无菌集尿袋1只、橡皮圈1个、别针1个。</u>(备注:斜体画线部分为留置导尿操作。)

四、操作流程

【案例】11床病人,李桂花,女,55岁。行子宫全切除术,术后12小时仍未排尿,病人烦躁不安。主诉:下腹部胀痛,有尿意,但排尿困难。体检证实病人有尿潴留。经热敷病人下腹部、温水冲洗会阴、听流水声等处理后效果不明显,医嘱给予一次性导尿术。请问:护士应该怎样为其施行导尿术?

【护士准备】仪表端庄,衣帽整洁,修剪指甲,洗手,戴口罩。

【病人准备】

|核对| 核对医嘱执行单、腕带、床头卡上的床号、姓名。

|告知| 告知病人导尿时若有不适请告诉护士。让病人及家属了解导尿的目的和注意事项,征得病人及家属的同意,取得配合。

|评估| 评估病人年龄、意识状态、生命体征、病情、合作程度、膀胱充盈度及会阴部皮肤黏膜等情况,评估病人有无导尿禁忌证等。

护士(持医嘱执行单来到病人床前,查看床号,确认无误):"11床病人,您好,我是您的床位护士,我叫×××。请您告诉我您的名字,好吗?"

病人:"我叫李桂花。"

护士:"李阿姨,您好,为了解除您排尿困难的痛苦,根据医嘱要为您导尿。导尿就是用一根导尿管插入您的尿道内,把尿液引流出来。"

病人:"导尿疼不疼啊?"

护士:"不疼。在导尿过程中我会尽量轻柔操作,您若有什么不适也请及时告诉我。您愿意配合我吗?"

病人:"愿意。"

护士(评估病人情况):"李阿姨,您现在还有其他需要吗?"

病人:"没有。"

护士:"请您稍候,我去准备一下物品,马上过来为您导尿。"

病人:"好。"

【用物准备】备齐用物,携至床边。

【环境准备】关好门窗,注意保暖。屏风遮挡,请无关人员回避。病室清洁,无清扫、换单、大量人员走动等扬尘活动。移床旁椅至操作同侧床尾,便器放床旁椅上,打开便器巾。

【核对病人】再次核对医嘱执行单、腕带、床头卡上病人的床号、姓名。

护士:"请问11床病人,您叫什么名字?"

病人:"我叫李桂花。"

【安置体位】

|协助摆体位| 松床尾盖被,协助病人脱去对侧裤腿,盖在其近侧腿部,必要时在近侧腿上盖毯子,对侧腿用被遮盖,病人双腿屈曲外展平放,充分暴露外阴。

护士:"李阿姨,请您抬起臀部,我帮您把对侧的裤腿脱下。"

病人:"好的。"

[垫巾] 将橡胶单和治疗巾垫于病人臀下。

【初步消毒】

> 护士:"李阿姨,我现在要帮您做第一次消毒,您可能感觉有点凉,请您不要紧张。"
> 病人:"好的。"

[置弯盘,戴手套,取用物] 将弯盘置于近病人外阴处,放消毒液棉球的治疗碗放在病人两腿之间。左手戴手套,右手持血管钳夹消毒液棉球。

[消毒]

(1) 由外向内、自上而下、先对侧后近侧依次消毒。
(2) 顺序:阴阜→两侧大腿根部→两侧大阴唇→两侧小阴唇(用戴手套的拇指和示指分开大阴唇暴露小阴唇)→尿道口。

[污物处置] 将污棉球、手套置弯盘内,并将弯盘移至床尾(或治疗车下层)。

【洗手】 操作者使用速干手消毒剂消毒双手。

【打开导尿包】 检查导尿包灭菌时间及完好性。在病人两腿之间打开导尿包外层包布,按无菌技术操作方法打开内层包布。

> 护士:"李阿姨,现在我要在您的两腿之间打开一个无菌包,请您配合我一下,双腿不要动,尽量保持现在的姿势,可以吗?"
> 病人:"可以。"

【取杯,倒液】 用无菌持物钳取出小药杯,倒消毒液于药杯内,浸湿棉球。

【放留置导尿物品】 若留置导尿,向打开的导尿包内放入双腔气囊导尿管、注射器、生理盐水、集尿袋。

【戴手套】 按无菌技术操作方法戴好手套。

【铺洞巾】

(1) 使洞巾和内层包布形成无菌区。
(2) 按操作顺序摆好用物。

【连接留置导尿物品】 若留置导尿,检查留置导尿气囊容量及是否漏气。用注射器抽吸生理盐水(导尿管上注明的气囊容积量),并与导尿管气囊开口连接,将集尿袋与导尿管开口连接。

【润管】 用润滑油棉球润滑导尿管前端。

【再次消毒】 左手拇指、示指分开并固定病人小阴唇,右手持血管钳夹取消毒液棉球。

[消毒]

(1) 由内向外向内、自上而下、先对侧后近侧依次消毒。
(2) 顺序:尿道口→两侧小阴唇→尿道口(停留片刻)。

[污物处置] 污棉球、小药杯、消毒用的血管钳置弯盘内,移至床尾。

【再次核对】

> 护士:"请问11床病人,您叫什么名字?"
> 病人:"我叫李桂花。"

【插导尿管】

　　护士："李阿姨,我现在要为您插导尿管了,请您不要紧张,做深呼吸,我会轻柔操作的。"

　　病人："好的。"(做深呼吸)

插管　左手继续固定病人小阴唇,右手将内置导尿管的无菌治疗碗或弯盘移至洞巾口旁,用另一无菌血管钳夹持导尿管头端对准病人尿道口轻轻插入尿道 4~6 cm,见尿液流出后再插入 1~2 cm。

固定尿管　*若留置导尿,尿管插入尿道见尿液后再插入 7~10 cm,根据导尿管上注明的气囊容积量向气囊内注入生理盐水。轻轻回拉导尿管,若有阻力,即说明导尿管固定于膀胱内。*

引流尿液　左手固定导尿管,将尿液引入治疗碗或弯盘内。

【放尿】当治疗碗内盛 2/3 满尿液时,可夹住导尿管末端,将尿液倒入便盆内,再打开导尿管,继续放尿(或直接引流到集尿袋内)。注意观察尿液的性状、量及病人感受。

　　护士："李阿姨,您现在感觉怎么样?"

　　病人："舒服多了。"

【留尿标本】若需作尿培养,用无菌标本瓶接取中段尿液 5 ml,盖好瓶盖,直立放置合适处。

【拔导尿管】非留置导尿时,夹住导尿管末端,轻轻拔出导尿管。

　　护士："李阿姨,我已经为您引流出约 800 ml 的尿液了,现在我要拔管了。"

　　病人："好的。"

【连接集尿袋】*若留置导尿,集尿袋的引流管从病人大腿下穿过,用橡皮圈和别针将引流管固定在床单上,将集尿袋挂在低于膀胱的床边。*

【观察】操作后观察病人反应,倾听病人主诉。

　　护士："李阿姨,请问您现在感觉怎么样?"

　　病人："挺好的。"

【再次核对】再次核对病人。

【整理】撤下洞巾,擦净病人外阴,脱去手套置弯盘内。撤出病人臀下的橡胶单和治疗巾置治疗车下层。协助病人穿好裤子,取舒适卧位。整理床单位并开窗通风。

【健康宣教】

　　护士："李阿姨,导尿已经结束了,为了防止尿道感染,您要多喝水、勤排尿,保持会阴部清洁。(若留置导尿请您注意翻身等活动时不要牵拉尿管,不要折叠、压迫尿管,不要让尿袋高于膀胱。)我把呼叫器放在您的床头,您若有不适可以随时找我,我也会经常来看您的,请您好好休息。"

　　病人："好的。"

【致谢】

　　护士："李阿姨,谢谢您的配合!"

　　病人："不用谢!"

【处置用物】按《医院感染管理办法》有关规定,分类处置用物。
【处理尿液】测量尿量,尿标本贴标签后及时送检。
【洗手】按有关规定洗手。
【记录】记录病人导尿时间、尿量、尿液颜色、性状及病人反应等,操作者签名。

注 意 事 项

1. 严格执行查对制度和无菌技术操作原则。
2. 关爱病人,耐心解释,注意保护病人隐私。注意保暖,预防病人受凉。
3. 插管时注意仔细观察、辨认,以免误入病人阴道。若误入病人阴道,应立即换无菌导尿管重新插管。
4. 消毒时一个棉球只用一次,消毒尿道口时应稍作停留。
5. 导尿管应选择光滑和粗细合适的,插管时动作应轻柔,避免损伤病人尿道黏膜。
6. 对膀胱高度膨胀且极度虚弱的病人,第一次放尿不得超过 1 000 ml,防止病人发生虚脱或血尿。
7. 导尿过程中密切观察病人病情变化,倾听病人主诉。

图解实训要点

导尿术(女病人)相关操作示例如图 28-1 至图 28-7 所示。

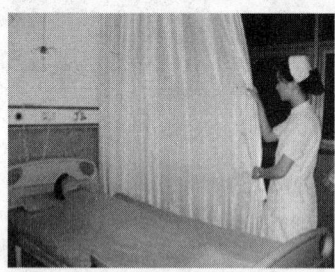

图 28-1　保护病人隐私

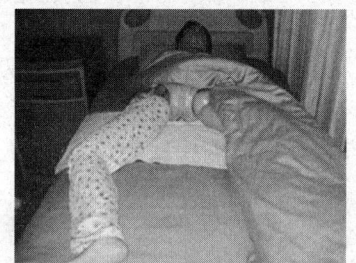

图 28-2　注意保暖

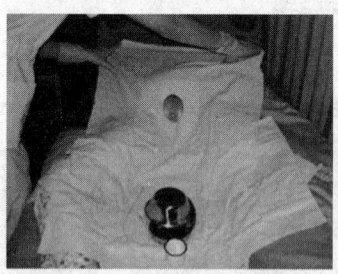

图 28-3　形成无菌区域

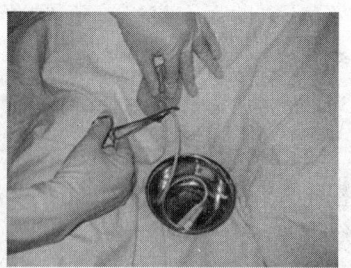

图 28-4　插管动作轻柔

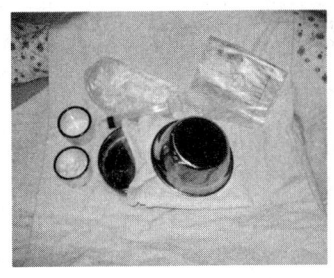 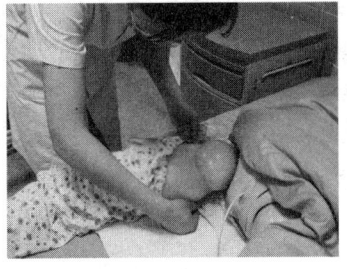 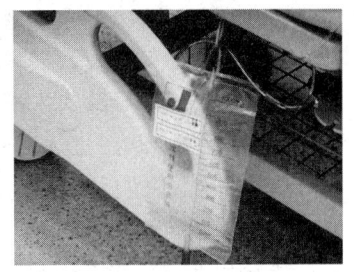

图28-5 摆放留置导尿物品　　图28-6 引流管从大腿下穿过　　图28-7 尿袋上贴标签,并低于膀胱

临床新进展

1. 临床已普遍使用一次性导尿包,如图28-8所示,它包括两部分:初步消毒用物、再次消毒用物及导尿用物。

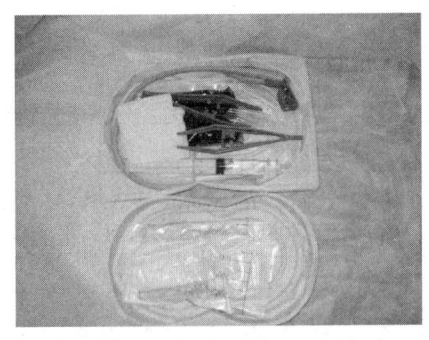

图28-8 一次性导尿包

2. 三腔气囊导尿管是在双腔气囊导尿管的基础上增加了一个注射药物腔,以便于病人膀胱冲洗和向病人膀胱内注射药物,如图28-9所示。

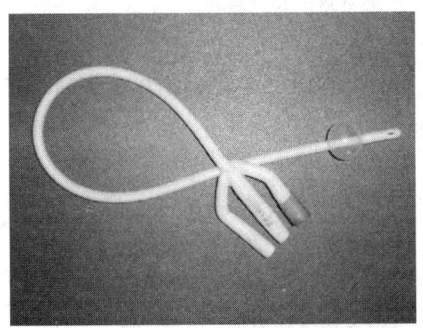

图28-9 三腔气囊导尿管

操作考核评分标准

1. 考核要求
(1) 分值:100分。
(2) 考核时间:15分钟。

2. 出现以下情况之一,本题按零分计
(1) 严重违反无菌技术操作原则。
(2) 因操作不当导致病人不安全或受凉或病情加重。
(3) 操作不熟练,超过规定时间 3 分钟及以上。

3. 有创新 不违反操作原则,能提高操作质量、缩短操作时间,加 5 分。该创新处与操作评分标准不一致时不扣分。

4. 评分标准 见表 28。

表 28 导尿术(女病人)操作评分表

班级：   姓名：

项目		分值	扣分	操作内容
准备 (20分)	护士准备	2 1 1 1		仪表端庄,衣帽整洁,符合要求 修剪指甲,洗手 戴口罩 语言柔和,态度和蔼
	病人准备	2 2		核对病人,进行解释 评估病人的病情、意识状态、合作程度及膀胱、会阴情况
	用物准备	5		备齐用物,携至床边(少一项扣1分,扣完为止,不倒扣分)
	环境准备	2 3 1		环境安静、整洁,停止清扫、换单,减少走动(口述) 关好门窗,注意保暖,屏风遮挡,保护病人隐私 移床旁椅,椅上放便器
操作 (60分)	核对病人	1		核对病人
	安置体位	1 1 5 1		松床尾盖被 脱病人裤腿,盖腿 病人双腿屈曲外展平放,充分暴露外阴 垫橡胶单和治疗巾
	初步消毒	1 5 1 1		弯盘位置正确,戴手套 清洁外阴手法正确,顺序正确(依次为阴阜、大腿根部、大阴唇、小阴唇、尿道口,由外向内、自上而下消毒) 保持床单位干燥 污物处置正确(污棉球、手套置弯盘内,并将弯盘移至床尾或治疗车下层)
	洗手	1		按有关规定洗手
	打开导尿包	2 2 1		按无菌操作技术打开内层包布 用无菌持物钳取小药杯,倒消毒液于药杯内,浸湿棉球 必要时放留置导尿物品
	戴无菌手套	5		无污染
	铺洞巾	2 1 1		无污染 按操作顺序摆放物品 必要时连接留置导尿物品
	润管	1		用润滑油棉球润滑导尿管前端

续表

项目		分值	扣分	操作内容
操作 (60分)	再次消毒	5		手法正确,顺序正确(依次为尿道口、小阴唇、尿道口,由内向外向内、自上而下消毒)
		1		左手拇指、示指分开并固定病人小阴唇
		2		一个棉球只用一次
		1		污棉球、小药杯、消毒用的血管钳置弯盘内,移至床尾
	再次核对	1		再次核对病人
	插导尿管	1		嘱病人张口深呼吸
		5		手法正确
		1		插入尿道4~6 cm,见尿液流出后再插入1~2 cm
		1		必要时固定导尿管,连接引流袋
	放尿	1		及时倾倒治疗碗内尿液
		1		第一次放尿不超过1 000 ml(口述)
		1		注意观察尿液的量、性状及病人的反应
	留尿标本	1		留取标本方法正确,无污染
	拔导尿管	2		夹住导尿管末端,轻轻拔出导尿管
		1		必要时不拔管,将导尿管连接集尿袋
	观察	1		观察操作后病人反应,倾听病人主诉
	再次核对	1		再次核对病人
整理 (10分)	清理	1		撤下洞巾,擦净病人外阴
		1		脱去手套置弯盘内
		1		撤出病人臀下的橡胶单和治疗巾置治疗车下层
		1		协助病人穿好裤子,取舒适体位,整理床单位,开窗通风
		1		测量尿量,标本及时送检
	健康宣教	1		指导病人如何自主排尿,如何保持尿道通畅
	致谢	0.5		语言柔和
	处置用物	2		按规定分类处置用物
	洗手	0.5		按有关规定洗手
	记录	1		记录病人导尿时间、尿量、尿液颜色、性状及病人反应,操作者签名
评价 (10分)	总体评价	2		态度认真,护患沟通有效,操作中体现对病人的关心
		2		操作熟练、规范
		2		动作轻柔
		2		严格遵循查对制度和无菌原则
		2		在规定时间内完成操作(每超1分钟扣0.5分)
累计得分:				考核者签名:

(黄丽君)

实训 29　口服给药法

实 训 要 求

1. 明确口服给药的目的和注意事项。
2. 严格遵循查对制度,严格执行标准预防、安全原则。
3. 用物准备齐全,放置合理有序。
4. 能规范、熟练地实施口服给药操作,动作稳重、轻柔、有序。
5. 病人能安全有效地服用药物,确保药物剂量、服药时间、服用方法正确。
6. 能有效地观察病人服药后的疗效和不良反应,及时正确处理病人用药后各种不良反应。
7. 关爱病人,护患沟通有效,满足病人身心需要。

实 训 要 点

一、目的

协助病人遵照医嘱安全、正确地服下药物,以减轻症状、治疗疾病、维持正常生理功能、协助诊断、预防疾病。

二、适用范围

除需急救、意识不清、昏迷、胃肠道功能紊乱影响药物吸收、呕吐不止、禁食等不适用此法之外的病人。

三、用物

各种常用药物、服药单、药匙、量杯、滴管、研钵、药杯、小药卡、发药车、水壶(内盛温开水)、纸巾、湿纱布等。

四、操作流程

【案例】7 床病人,徐亮,男,23 岁,因咳嗽、发热三天入院,诊断为上呼吸道感染。医嘱给予止咳糖浆 10 ml 每日三次、阿莫西林 0.5 g 每日三次、必嗽平 8 mg 每日三次。请问:护士应该怎样为其实施口服给药?

【护士准备】仪表端庄,衣帽整洁,修剪指甲,洗手,戴口罩。
【药物准备】

核对　根据医嘱执行单核对病人服药单床号、姓名、药名、浓度、剂量、时间、方法,根据服药单核对药卡,按床号顺序放好药卡和药杯。

备固体药 一手持药瓶,瓶签朝向自己,另一手用药匙对照服药单取药。用药匙准确取出所需药物,需研磨成粉末的要用研钵研磨成粉并用纸包好;口含片用纸包好。

备液体药 顺序:摇匀药液→打开药瓶盖→对照服药单将药液倒入量杯(左手持量杯,拇指置于所需刻度,刻度与视线平,右手将药液倒入量杯)→药液倒入药杯→湿纱布擦药瓶口→盖瓶盖。

备不足1ml药 不足1ml的药需用滴管吸取。先在杯中加少量温开水,然后加入药液。

备油剂 先在杯子中加少量温开水,然后加入药物。

核对 根据医嘱执行单核对床号、姓名、药名、浓度、剂量、时间、方法,由另一人根据服药单再次核对已经备好的药物。

整理 洗净摆药用物,整理摆药环境。

【用物准备】备齐用物,携用物、药物至床边。
【环境准备】环境清洁、安静、无异味,光线充足。
【病人准备】

核对 核对服药单、腕带、床头卡上的床号、姓名。

告知 让病人及家属了解服药的目的、方法和注意事项,取得配合。

评估 评估病人年龄、意识状态、生命体征、病情以及合作程度,评估病人有无口服用药的禁忌等。

> 护士(持医嘱执行单来到病人床前,查看床号,确认无误):"7床病人,您好,我是您的床位护士,我叫×××。请问您叫什么名字?"
> 病人:"我叫徐亮。"
> 护士:"小徐,您好,根据医嘱,需要给予您口服药物辅助治疗,以便您早日康复。您愿意配合吗?"
> 病人:"愿意。"

【安置体位】酌情协助病人取适宜卧位。
【核对病人和药物】再次核对病人及药物。
【解释】向病人解释用药目的和注意事项。
【发药】

发固体药 将固体药交到病人手中,并准备一杯温度适宜的开水,协助病人服药。

> 护士:"小徐,这些药具有消炎、祛痰作用,请您现在服下。请先把药片放在舌上,然后随温开水咽下,不要紧张。"
> 病人:"好的。"

发液体药 将液体药交给病人,协助病人服药。

护士:"小徐,请您把这些药液喝下,注意此后半小时内不能饮水。"

病人:"哦?要是渴了也不能喝水吗?"

护士:"这是止咳糖浆,对呼吸道黏膜起安抚作用,如果你服用后立即饮水,会使药液变得稀薄,降低疗效。"

病人:"好的。"

【观察】看着病人服药,询问病人感受,观察病人反应。

护士:"小徐,药咽下去了吗?张开嘴巴让我看一下,好吗?"

病人:"好的。"

护士:"很好,您已将药服下,您现在感觉怎么样?"

病人:"还好。"

护士:"哦,那您休息吧,如果觉得不舒服,请及时按铃呼叫我。"

【核对病人和药物】再次核对病人和药物。

【整理】协助病人取舒适卧位,整理床单位。

【健康宣教】

护士:"小徐,您服用的这三种药都是一天服三次,请您注意按时坚持服药。服药后若有不适请及时告诉我们,我们会妥善处理。"

病人:"好的。"

【致谢】

护士:"小徐,谢谢您的配合!"

病人:"不用谢!"

【处置用物】按《医院感染管理办法》有关规定,分类处置用物。

【洗手】按有关规定洗手。

【记录】记录病人服药时间、药物名称、剂量、浓度、服药方法及服药后病人反应等,操作者签名。

注意事项

1. 严格按医嘱给药,严格遵循查对制度。
2. 合理备药。
(1) 先备固体药,再备液体药。为一位病人准备完药物后再准备下一位病人的药。
(2) 单一剂量包装的药需在发药时再拆开。
(3) 倒液体药时瓶签朝上。
(4) 取油剂或药量不足1 ml药液时,先在药杯内倒入少量温开水。
3. 谨慎发药。
(1) 按时发药。
(2) 发药前护士应了解病人的有关情况,若暂时不能服药,应将药物带回,并妥善保管,适时再发或交班。

(3) 发药时病人若提出疑问,护士应重新核对后再发。

(4) 发药后密切观察病人疗效和不良反应,若有异常情况及时与医生联系,酌情处理。

4. 掌握药物疗效、不良反应及某些药物服用的特殊要求。

(1) 止咳糖浆服后暂不宜饮水,磺胺类和发汗药服后需多饮水,健胃药应在饭前服用,助消化药和对胃黏膜有刺激作用的药宜在饭后服用,强心甙类药物应在服用前测脉(心)律。

(2) 对牙齿有染色或有腐蚀作用的药物,应用吸水管服用;勿用茶水服药;缓释片、肠溶片、胶囊宜吞服,不宜嚼碎。

(3) 对不能自行服药病人要喂药。对鼻饲病人要将药物碾碎,经溶解后由胃管注入,再用温水冲胃管。

图解实训要点

口服给药法相关操作示例如图 29-1 至图 29-6 所示。

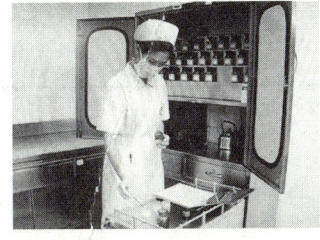

图 29-1　备固体药

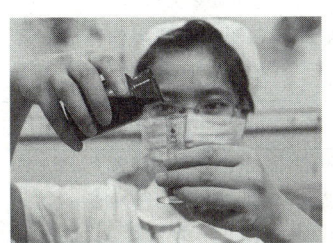

图 29-2　备液体药

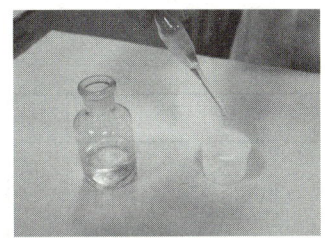

图 29-3　备药量不足 1 ml 药液

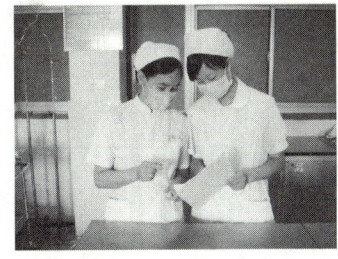

图 29-4　备药后两人核对

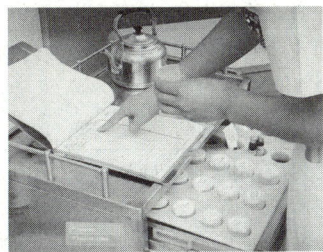

图 29-5　发药前核对

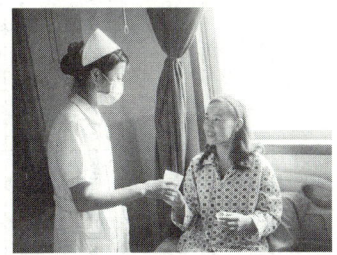

图 29-6　发药时备温开水

临床新进展

目前,不少医院已实行中心药房备药,如图 29-7 所示。医嘱传到中心药房,中心药房备药后再送回病区。实行中心药房备药有利于药品保管,避免浪费,节省人力。

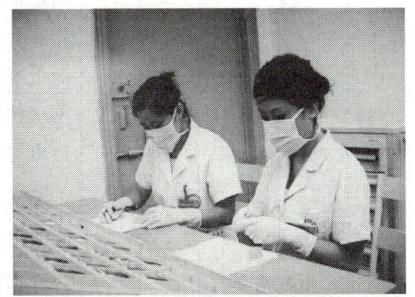

图 29-7　中心药房备药

操作考核评分标准

1. **考核要求**
(1) 分值:100 分。
(2) 考核时间:15 分钟。
2. **出现以下情况之一,本题按零分计**
(1) 未严格查对导致药物剂量不准确、服药时间有误。
(2) 因服药方法不当导致病人不安全或出现药物中毒或病情加重。
(3) 操作不熟练,超过规定时间 3 分钟及以上。
3. **有创新** 不违反操作原则,能提高操作质量、缩短操作时间,加 5 分。该创新处与操作评分标准不一致时不扣分。
4. **评分标准** 见表 29。

表 29 口服给药法操作评分表

班级: 姓名:

项目			分值	扣分	操作内容
准备 (55分)	护士准备		2 1 1 1		仪表端庄,衣帽整洁,符合要求 修剪指甲,洗手 戴口罩 语言柔和,态度和蔼
	药物准备	核对	3		准确核对服药单和小药卡(床号、姓名、药名、浓度、剂量、方法、时间,漏一项扣1分,扣完为止,不倒扣分)
		备固体药	2 2 2		用药匙取出所需药物(若一种药物剂量取错本项不得分) 口含片单独包装 研磨需研磨的药
		备液体药	2 2 2		摇匀后,用量杯准确量取液体药(剂量不准确均不得分) 标签无污染 取两种以上液体时清洗量杯、药液分开装
		备不足1ml药	2 2 2		用滴管吸取,滴管应倾斜 先在杯中加少量温开水,然后加入药液 剂量准确
		备油剂	2 2		先在杯子中加少量温开水,然后加入药物 剂量准确
		核对	2 3		再次按服药单重新核对 再由另一护士核对一次(床号、姓名、药名、浓度、剂量、方法、时间,漏一项扣1分,扣完为止,不倒扣分)
		整理	2		洗净摆药用物,整理摆药环境
	用物准备		3		备齐用物,摆放妥当(少一项扣1分,扣完为止,不倒扣分)
	环境准备		2		环境安静、清洁、无异味,光线充足

续表

项目		分值	扣分	操作内容
准备 (55分)	病人准备	2 5 2 2 2		核对病人床号、姓名 向病人解释用药目的和注意事项 评估病人年龄、意识状态、生命体征、病情以及合作程度,评估病人有无口服用药的禁忌等 若病人暂时不能服药,将药带回适时给药或交班 病人体位适宜
操作 (25分)	核对	5		在病床边核对小药卡和服药单并与病人核对(床号、姓名、药名、浓度、剂量、方法、时间,漏一项扣1分,扣完为止,不倒扣分)
	发药	3 3		将药交到病人手中,准备温开水 协助病人服药
	观察	3 3 3		看着病人服药 询问病人感受 观察病人反应
	核对	5		再次按服药单重新核对一遍(床号、姓名、药名、浓度、剂量、方法、时间,漏一项扣1分,扣完为止,不倒扣分)
整理 (10分)	清理	1 1 1		协助病人取舒适卧位 收回药杯 整理床单位
	健康宣教,致谢	2		指导病人服药后注意事项
	处置用物	2		按规定分类处置用物
	洗手	1		按有关规定洗手
	记录	2		记录病人服药时间、药物名称、剂量、浓度、服药方法及服药后病人反应等,操作者签名
评价 (10分)	总体评价	2 2 2 2 2		态度认真,护患沟通有效,操作中体现对病人的关心 操作熟练、规范、轻柔 严格遵循查对制度,保证病人安全 先取固体药,后取液体药 在规定时间内完成操作(每超1分钟扣0.5分)
累计得分:				考核者签名:

(辛丽丽)

实训30 青霉素皮试液配制法

实 训 要 求

1. 明确青霉素皮试液配制的目的和注意事项。
2. 严格遵守查对制度,防止差错事故发生;严格遵循无菌技术操作原则和消毒隔离原则。
3. 用物准备齐全,放置合理有序。
4. 能规范、熟练地实施青霉素皮试液的配制,动作敏捷、轻柔、有序。

实 训 要 点

一、目的

供青霉素皮肤试验用,以便判断病人是否对青霉素类药物过敏。

二、适用范围

需做青霉素类药物皮肤试验者。

三、用物

1 ml注射器、5 ml注射器、4½号针头、6～7号针头、青霉素钠80万单位、生理盐水、2%碘酒、70%～75%酒精、无菌棉签、砂轮、注射卡、弯盘等。

四、操作流程

【案例】12床病人,丁婷婷,女,30岁。因扁桃体炎医嘱给予青霉素肌肉注射,注射前需做青霉素皮试。请问:护士应该怎样配制青霉素皮试液?

【护士准备】仪表端庄,服装整洁,修剪指甲,洗手,戴口罩。

【用物准备】备齐所需用物,摆放妥当。

【环境准备】治疗室内安静、整洁,光线明亮、温度适宜,无清扫及大量人员走动等扬尘活动。

【核对、检查】

核对 核对医嘱执行单、注射卡上的床号、姓名、药名、浓度、剂量、用法、时间。核对药品名称、剂量。

检查 检查青霉素钠有效期、生产批号、有无破损、变质等;检查注射器型号、生产日期、生产批号及包装是否完整、是否漏气等。

【消毒】

|密封瓶| 去除青霉素钠密封瓶铝盖中心部分,常规消毒。

|安瓿| 将生理盐水安瓿尖端药液弹至体部,砂轮在安瓿颈部划一锯痕,消毒锯痕处,折断安瓿。

【配制原液】

|吸取药液|

(1)选择 5 ml 注射器,将针头斜面放入生理盐水安瓿内的液面下,持活塞柄,吸取生理盐水。

(2)固定针栓,排气、排液,注射器内留取 4 ml 生理盐水。

|注入、溶解| 将 4 ml 生理盐水注入青霉素钠密封瓶内,轻轻摇匀使其充分溶解(此时溶液青霉素钠的含量为每毫升 20 万单位)。

【再次核对】核对注射卡、药物。

【配制皮试液】

|消毒| 消毒青霉素钠密封瓶中心部分。

|配制| 1 ml 注射器套 6~7 号针头,抽吸空气(0.1 ml)并注入消毒青霉素钠密封瓶内,倒转药瓶及注射器,使针尖在液面下,抽出药液,再抽吸生理盐水,混匀。具体步骤如表 30-1 所示。

表 30-1　配制青霉素钠皮试液步骤

取青霉素钠	加生理盐水	青霉素钠浓度	说明
0.1 ml 青霉素钠(20 万 U/ml)	0.9 ml	20 000 U/ml	混匀
0.1 ml 上液	0.9 ml	2 000 U/ml	混匀
0.1~0.25 ml 上液	0.9~0.75 ml	200~500 U/ml	混匀,换 4½号针头

【再次核对】核对注射卡、药物。

【处置用物】按《医院感染管理办法》有关规定,分类处置用物。

【洗手】按有关规定洗手。

【记录】记录配制时间、药液名称、浓度等,操作者签名。

注 意 事 项

1. 严格执行无菌技术操作原则及查对制度。
2. 确保皮试液浓度和剂量准确。
3. 青霉素皮试液现用现配,不宜放置过久。

图解实训要点

青霉素皮试液配制法相关操作示例如图 30-1 至图 30-4 所示。

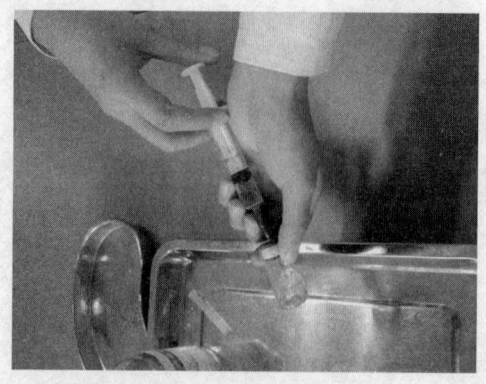
图30-1 抽吸药液手法正确

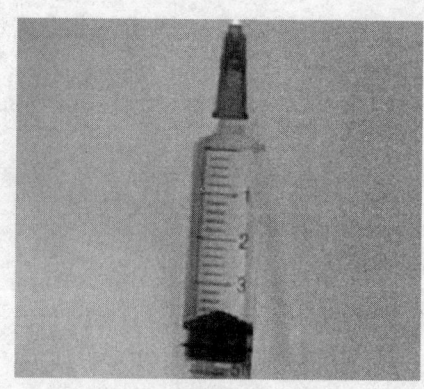
图30-2 抽吸4 ml

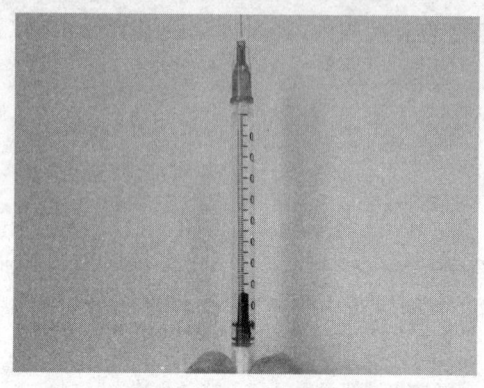
图30-3 抽吸1 ml

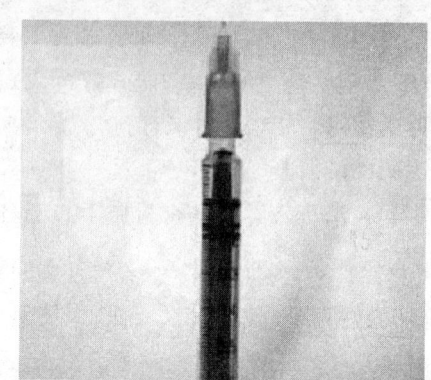
图30-4 抽吸0.1 ml

操作考核评分标准

1. 考核要求
(1) 分值:100分。
(2) 考核时间:5分钟。
2. 出现以下情况之一,本题按零分计
(1) 违背无菌原则2次及以上。
(2) 操作前、中、后未进行核对。
(3) 操作不熟练,超过规定时间3分钟及以上。
3. 有创新 不违反操作原则,能提高操作质量、缩短操作时间,加5分。该创新处与操作评分标准不一致时不扣分。
4. 评分标准 见表30-2。

表 30－2 青霉素皮试液配制法操作评分表

班级：　　　　　　　　　　　　　　　　　　　　　　　　　　　　　　　　姓名：

项目		分值	扣分	操作内容
准备 (15分)	护士准备	2 1 1 1		仪表端庄,衣帽整洁,符合要求 修剪指甲,洗手 戴口罩 语言柔和,态度和蔼
	用物准备	5		备齐用物,摆放妥当(少一项扣1分,扣完为止,不倒扣分)
	环境准备	2 3		环境安静、整洁,光线明亮,温、湿度适宜 停止清扫、换单,减少走动(口述)
操作 (65分)	核对、检查	3 2 3		核对医嘱执行单、注射卡、药物 检查注射器型号、质量 检查药物名称、质量
	消毒	2 2		去密封瓶铝盖中心部分,消毒瓶塞,待干 锯安瓿,消毒锯痕处
	配制原液	2 5 2 2 5		选择合适的注射器和针头(5 ml注射器) 正确吸取适量0.9 ml生理盐水(4 ml),手法正确、剂量准确 固定针栓,排气 将4 ml生理盐水注入密封瓶内,溶解青霉素钠 配成原液剂量准确
	再次核对	3		核对注射卡、药物
	配制皮试液	2 2 5 5 5 5 5 2		重新消毒瓶塞 选择合适的注射器、针头(1 ml注射器套6~7号针头) 取上液0.1 ml,加0.9 ml生理盐水至1 ml(20 000 U/ml) 取上液0.1 ml,加0.9 ml生理盐水至1 ml(2 000 U/ml) 取上液0.1~0.25 ml,加0.9~0.75 ml生理盐水至1 ml(200~500 U/ml),换4½号针头 以上每次均需混匀 剂量准确 持注射器方法正确
	再次核对	3		核对注射卡、药物
整理 (10分)	处置用物	5		按规定分类处置用物
	洗手	2		按有关规定洗手
	记录	3		记录配制时间、药液名称、浓度等,操作者签名
评价 (10分)	总体评价	2 2 2 2 2		态度认真 操作熟练、规范,剂量准确 动作轻柔 严格遵循查对制度和无菌原则 在规定时间内完成操作(每超1分钟扣0.5分)
累计得分：				考核者签名：

（黄丽君）

实训 31　皮内注射法

实训要求

1. 明确皮内注射法的目的和注意事项。
2. 严格遵守查对制度、无菌技术操作原则和消毒隔离原则。
3. 用物准备齐全，放置合理有序。
4. 能规范、熟练地实施皮内注射法，动作敏捷、轻柔、有序。
5. 操作时能及时有效地观察病人病情变化。
6. 关爱病人，护患沟通有效，满足病人身心需要。

实训要点

一、目的

1. 用于病人药物过敏试验，观察病人有无药物过敏反应。
2. 预防接种疫苗。
3. 局部麻醉的起始步骤。

二、适用范围

需进行药物过敏试验、预防接种或局麻者。

三、用物

1. 注射盘内放置医嘱执行单、1 ml 注射器、4$\frac{1}{2}$号针头、2%碘酊、70%～75%酒精、无菌棉签、砂轮、药液、弯盘。
2. 若是药物过敏试验，另备抢救药物（如 0.1%盐酸肾上腺素等）、2 ml 注射器。

四、操作流程

【案例】5 床病人，李阳，女，18 岁，因发热、咳嗽、咽痛 3 天入院。临床诊断为急性扁桃体炎，临时医嘱给予青霉素皮试。请问：护士应该怎样为其实施皮内注射？

【护士准备】仪表端庄，衣帽整洁，修剪指甲，洗手，戴口罩。
【病人准备】

| 核对 | 核对医嘱执行单、腕带、床头卡上的床号、姓名。

告知　让病人及家属了解皮内注射的目的、方法和注意事项,取得配合。告知病人若有不适请及时告诉护士。

评估　评估病人年龄、意识状态、生命体征、病情、合作程度等。若是做药物过敏试验要询问病人用药史、过敏史、家族史。

> 护士(持医嘱执行单来到病人床前,查看床号,确认无误):"5床病人,您好,我是您的床位护士,我叫×××。您能告诉我您的名字吗?"
> 病人:"我叫李阳。"
> 护士:"小李,您好,根据医嘱我要为您做青霉素的过敏试验,就是在您的手腕部皮肤内注射小剂量的青霉素,看看您是否可以使用青霉素。注射过程中可能会给您带来一点不舒适,我会尽量将这些不舒适减轻到最低,您愿意配合我吗?"
> 病人:"愿意。"
> 护士:"请问以前您用过青霉素吗?"
> 病人:"用过。"
> 护士:"您在使用青霉素的过程中有过敏反应吗?"
> 病人:"没有。"
> 护士:"请问您家人里有青霉素过敏的情况吗?"
> 病人:"没有。"
> 护士:"请问您吃早饭了吗?"
> 病人:"吃过了。"
> 护士:"小李,现在请您先休息一会,不要离开病房。我去准备一下物品,马上过来为您做青霉素过敏试验。"
> 病人:"好的。"

【用物准备】在治疗室内配制注射药液。备齐用物,携至床边。

备药　根据医嘱执行单备药。

核对药液

(1) 核对药物:药名、浓度、剂量、用法、时间。
(2) 检查药物:无破损、变质,无过期。
(3) 检查注射器、针头:生产日期、生产批号,包装完好,型号适合等。
(4) 检查棉签和消毒液在有效期内。

抽吸药液

a. 自密封瓶内抽吸药液

去除密封瓶铝盖中心部分并常规消毒后待干。注射器先吸入与欲抽药液量相等的空气注入瓶内(若瓶内为粉剂则注入适量溶剂即可),倒转药瓶及注射器,使针尖在液面下,抽出所需剂量的药液。

b. 自安瓿内抽吸药液

将安瓿尖端药液弹至体部,砂轮在安瓿颈部划一锯痕,70%～75%酒精消毒锯痕处,用无菌纱布包裹安瓿并折断,将针头斜面放入安瓿内的液面下,抽吸所需剂量的药液。

[再次核对药液] 同上。

【环境准备】 病室内清洁,无正进行的清扫、换单、大量人员走动等扬尘活动。光线明亮,温度、湿度适宜。

【核对病人】 核对医嘱执行单、药物、腕带、床头卡上病人的床号、姓名。

护士:"5床病人,请问您叫什么名字?"

病人:"李阳。"

护士:"小李,您好,我现在就给您做青霉素皮试可以吗?"

病人:"可以。"

【选择注射部位】

(1)药物过敏试验常选择的部位位于前臂掌侧下端。

(2)预防接种常选择的部位位于上臂三角肌下缘。

(3)局部麻醉常选择的部位位于欲实施局部麻醉处。

【消毒】 用70%酒精消毒病人欲注射皮肤处,待干。

【再次核对】 再次核对医嘱执行单、腕带、床头卡上病人的床号、姓名,核对药物。

护士:"5床病人,李阳,对吗?"

病人:"对。"

护士:"小李,我现在开始注射了,请您放松!"

病人:"好的。"

【排气】 排净空气。

【进针】 左手绷紧病人注射部位皮肤,右手持注射器,以示指固定针栓,针头斜面向上,与病人皮肤呈5°角刺入皮内。

【推药】 当针尖斜面完全进入病人皮内,放平注射器,左手示指固定针栓,右手推入药液0.1 ml,使病人局部皮肤隆起呈半球状皮丘,皮肤变白并显露毛孔。在注射中注意观察病人反应。

【拔针】 注射完毕,右手迅速拔出针头,无须棉签按压进针点。

【观察】 观察病人用药后的反应,询问病人感受。

护士:"小李,请问您现在感觉怎么样?"

病人:"挺好的。"

【再次核对】 再次核对病人、药物。

【整理】 协助病人取舒适体位,整理床单位。

【健康宣教】

护士:"小李,您好,我已经帮您做过青霉素过敏试验了,但是还需要观察15~20分钟才能知道结果。在这段时间里请您不要离开病房,不要按揉注射部位的皮肤,好吗?"

病人:"好的。"

护士:"我们会经常过来看您的。如果您觉得不舒服,可以按这个呼叫器,好吗?"

病人:"好的。"

【致谢】

护士:"小李,谢谢您的配合!"

病人:"不用谢!"

【处置用物】按《医院感染管理办法》有关规定,分类处置用物。

【洗手】按有关规定洗手。

【记录】记录注射时间及药名等,操作者签名。

【观察皮试结果】15～20分钟后观察病人局部和全身反应,做出判断。

【皮试判断标准】

|阴性| 皮丘无改变,周围不红肿,无红晕,无自觉症状。

|阳性| 局部皮丘隆起,出现红晕硬块,直径大于1 cm,周围出现伪足、有痒感,严重时可出现过敏性休克。

【记录判断结果】若结果是阳性,用红笔在体温单、医嘱单、病历卡、床头卡、门诊卡、注射卡、交班本上醒目地标明"青霉素药物皮试阳性"。

【健康宣教】告知病人及家属皮试结果及注意事项。

> 护士:"小李,您好,您的青霉素过敏试验结果是阴性的,您可以使用青霉素。"
> 病人:"谢谢!"
> 护士:"不用谢!"

注意事项

1. 严格执行注射原则。
2. 做皮试前需询问病人用药史、过敏史、家族史,若有过敏史,禁做该药过敏试验。
3. 皮试液现用现配,不宜放置过久,溶媒应专用。
4. 若进行药物过敏试验,应备好急救药品,忌用碘酊消毒皮肤。
5. 注意进针角度和深度。
6. 若病人药物过敏试验阳性应告诉医生、病人及家属,并做好记录,出现可疑阳性,应做对照试验。

图解实训要点

皮内注射法相关操作示例如图31-1、图31-2所示。

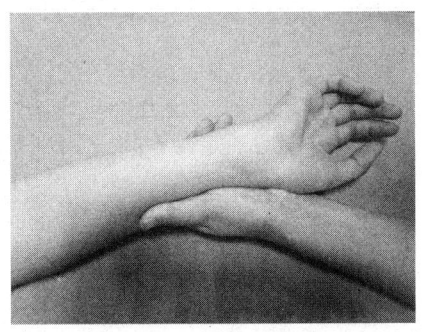

图31-1 正确选择注射部位

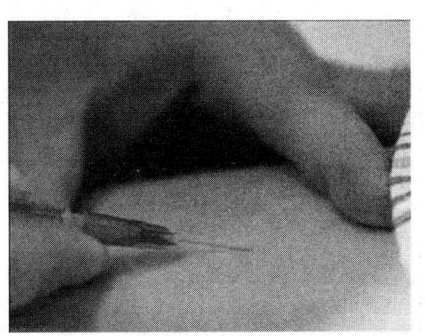

图31-2 注意进针角度

操作考核评分标准

1. 考核要求
(1) 分值:100 分。
(2) 考核时间:5 分钟(不包括观察皮试结果的时间)。
2. 出现以下情况之一,本题按零分计
(1) 违背无菌原则 2 次及以上。
(2) 操作前、中、后未进行核对。
(3) 操作不熟练,超过规定时间 3 分钟及以上。
3. 有创新 不违反操作原则,能提高操作质量、缩短操作时间,加 5 分。该创新处与操作评分标准不一致时不扣分。
4. 评分标准 见表 31。

表 31 皮内注射法操作评分表

班级: 姓名:

项目		分值	扣分	操作内容
准备（25分）	护士准备	2		仪表端庄,衣帽整洁,符合要求
		1		修剪指甲,洗手
		1		戴口罩
		1		语言柔和,态度和蔼
	病人准备	2		核对病人
		2		进行解释
		2		评估病人的病情、意识状态、合作程度
		2		若做药物过敏试验,询问病人用药史、过敏史、家族史
	用物准备	2		根据医嘱备药,核对药液,检查药液
		2		检查注射用物(注射器、棉签、消毒液等)
		2		抽吸药液手法正确,无污染,药液无浪费,剂量准确
		2		再次核对药物
		2		备齐用物,携至床边(少一项扣 1 分,扣完为止,不倒扣分)
	环境准备	1		环境安静、整洁,光线明亮,温、湿度适宜
		1		停止清扫、换单,减少走动(口述)
操作（55分）	核对病人、药物	2		核对病人、药物
	选择注射部位	4		定位准确,注意避开硬结、疤痕
	消毒	5		消毒液选择正确
		5		消毒皮肤范围、方法正确
	再次核对	2		核对病人、药物
	排气	5		排气方法正确,不浪费药液

项目		分值	扣分	操作内容
操作 (55分)	进针	5 5		绷紧病人皮肤 进针角度、深度适宜,进针手法正确
	推药	5 5		推药速度适宜 注射后形成的皮丘外观符合要求
	拔针	5		迅速拔针,无须棉签按压
	观察	5		观察用药后即刻反应
	再次核对	2		核对病人、药物
整理 (10分)	清理	0.5		协助病人取舒适卧位,整理床单位
	健康宣教	0.5		交代病人及家属注射后注意事项
	致谢	0.5		语言柔和
	处置用物	2		按规定分类处置用物
	洗手	0.5		按有关规定洗手
	记录	1		记录注射时间、药物名称、病人反应等,操作者签名
	观察皮试	2		15~20分钟后观察结果,并能正确判断(口述)
	记录结果	2		按要求将皮试结果记录在相应文件上(口述)
	健康宣教	1		指导病人及家属皮试结果及注意事项
评价 (10分)	总体评价	2 2 2 2 2		态度认真,护患沟通有效,操作中体现对病人的关心 操作熟练、规范 动作轻柔 严格遵守查对制度和无菌原则 在规定时间内完成操作(每超1分钟扣0.5分)
累计得分:			考核者签名:	

(佘小丽)

实训 32　皮下注射法

实训要求

1. 明确皮下注射法的目的和注意事项。
2. 严格遵守查对制度、无菌技术操作原则和消毒隔离原则。
3. 用物准备齐全,放置合理有序。
4. 能规范、熟练地实施皮下注射,动作敏捷、轻柔、有序。
5. 操作时能及时有效地观察病人病情变化。
6. 关爱病人,护患沟通有效,满足病人身心需要。

实训要点

一、目的

小剂量药物给药、局部麻醉用药、预防接种。

二、适用范围

预防接种者、局麻用药者等。

三、用物

医嘱执行单、1~2 ml 注射器、5½~6 号针头、2％碘酊、70％~75％酒精、无菌棉签、砂轮、药液、弯盘。

四、操作流程

【案例】35 床病人,刘妮,女,72 岁,因糖尿病入院治疗。医嘱速效胰岛素 8 单位餐前 15 分钟皮下注射。请问:护士应该怎样为其实施皮下注射?

【护士准备】仪表端庄,衣帽整洁,修剪指甲,洗手,戴口罩。
【病人准备】

核对　核对医嘱执行单、腕带、床头卡上的床号、姓名。

告知　让病人及家属了解皮下注射胰岛素的目的和注意事项,取得配合。告知病人若有不适请及时告诉护士。

评估　评估病人年龄、意识状态、生命体征、病情、合作程度、饮食、运动情况等。

护士(持医嘱执行单到病人床前,查看床号,确认无误):"35床病人,您好,我是您的床位护士,我叫×××。请问您叫什么名字?"

病人:"刘妮。"

护士:"刘奶奶,您好,为了控制您的血糖,医嘱给予您胰岛素餐前皮下注射,用药后您若有不适请及时告诉我好吗?"

病人:"好的。"

护士(评估病人情况):"刘奶奶,还有15分钟就要开饭了,我去准备一下药物,马上过来为您注射胰岛素。"

【用物准备】在治疗室内配制注射药液(同"皮内注射法"相关内容)。备齐用物,携至床边。

【环境准备】病室内清洁,无清扫、换单、大量人员走动等扬尘活动,温度、湿度适宜。必要时关闭门窗,屏风或床帘遮挡。

【核对病人】核对医嘱执行单、腕带、床头卡上病人的床号、姓名。

护士:"请问35床病人,您叫什么名字?"

病人:"我叫刘妮。"

【选择注射部位】常选择上臂三角肌下缘、两侧腹壁、后背、大腿前侧和外侧。

护士:"刘奶奶,您上次是在哪个部位注射的?"

病人:"右侧上臂。"

护士:"那我现在在您左侧上臂注射好吗?"

病人:"好。"

【安置体位】脱掉病人左侧衣袖,协助病人单手叉腰。

【定位】注意避开有硬结、疤痕的皮肤。

【消毒】常规消毒病人欲注射部位皮肤,直径5 cm以上,待干。

【再次核对】再次核对医嘱执行单、腕带、床头卡上病人的床号、姓名,核对药物。

护士:"35床病人,刘妮,对吗?"

病人:"对。"

护士:"刘奶奶,我现在开始注射了,请您放松!"

病人:"好的。"

【排气】排净注射器内空气。

【进针】左手绷紧病人局部皮肤,右手持注射器,以示指固定针栓,针头斜面向上,与病人皮肤呈30°~40°角,快速将针头的1/2到2/3刺入病人皮下。

【回抽】右手姿势不变,左手轻抽活塞,无回血,方可注药。

【推药】右手姿势不变,左手轻推活塞,缓慢注入药物。边推注边观察病人反应。

护士:"刘奶奶,您感觉疼吗?"

病人:"还好。"

【拔针】注射毕,左手用无菌干棉签按压进针处,右手快速拔针,按压片刻。

【观察】用药后观察病人的反应,倾听病人主诉。

　　护士:"刘奶奶,请问您现在感觉怎么样?"
　　病人:"挺好的。"

【再次核对】再次核对病人、药物。

【整理】协助病人穿好衣裤,取舒适卧位。整理床单位。

【健康宣教】

　　护士:"刘奶奶,您若15分钟后不能按时吃饭,请酌情吃点饼干等食品,以免发生低血糖。呼叫器就在床边,如果您觉得不舒服就请按铃呼叫我们,我们也会经常过来看您的。"
　　病人:"好的。"

【致谢】

　　护士:"刘奶奶,谢谢您的配合!"
　　病人:"不用谢!"

【处置用物】按《医院感染管理办法》有关规定,分类处置用物。

【洗手】按有关规定洗手。

【记录】记录注射时间、药名、剂量、病人的反应等,操作者签名。

注 意 事 项

1. 严格执行注射原则。
2. 需长期注射者,应有计划变更注射部位。
3. 注意进针角度和深度。对过于消瘦者,可捏起其局部组织,适当减小穿刺角度,进针角度不宜大于45°,以免刺入肌层。
4. 避免刺激性强的药物皮下注射。

图解实训要点

皮下注射法相关操作示例如图32-1、图32-2所示。

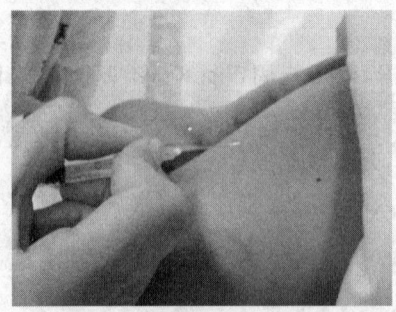

图32-1　皮下注射进针角度

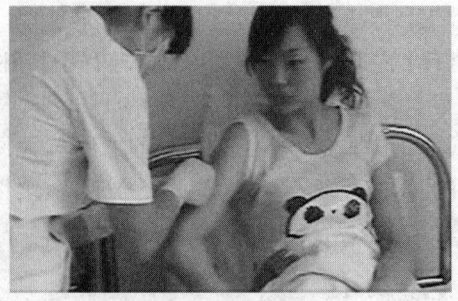

图32-2　皮下注射体位

操作考核评分标准

1. **考核要求**
(1) 分值:100 分。
(2) 考核时间:6 分钟。

2. **出现以下情况之一,本题按零分计**
(1) 违背无菌原则 2 次及以上。
(2) 操作前、中、后未进行核对。
(3) 操作不熟练,超过规定时间 3 分钟及以上。

3. **有创新** 不违反操作原则,能提高操作质量、缩短操作时间,加 5 分。该创新处与操作评分标准不一致时不扣分。

4. **评分标准** 见表 32。

表 32 皮下注射法操作评分表

班级: 姓名:

项目		分值	扣分	操作内容
准备 (25分)	护士准备	2		仪表端庄,衣帽整洁,符合要求
		1		修剪指甲,洗手
		1		戴口罩
		1		语言柔和,态度和蔼
	病人准备	2		核对病人
		2		进行解释
		2		评估病人的病情、意识状态、合作程度
	用物准备	2		根据医嘱备药,核对药液,检查药液
		2		检查注射用物(注射器、棉签、消毒液等)
		2		抽吸药液手法正确,无污染,药液无浪费,剂量准确
		2		再次核对药物
		2		备齐用物,携至床边(少一项扣1分,扣完为止,不倒扣分)
	环境准备	1		环境安静、整洁,光线明亮,温、湿度适宜
		2		停止清扫、换单,减少走动(口述)
		1		必要时关闭门窗,屏风遮挡
操作 (60分)	核对病人、药物	2		核对病人、药物
	选择注射部位	5		注射部位恰当
	安置体位	5		病人体位正确
	定位	3		注射部位定位正确
	消毒	5		消毒液选择正确
		5		消毒病人皮肤范围、方法正确

续表

项目		分值	扣分	操作内容
操作 (60分)	再次核对	2		核对病人、药物
	排气	5		排气方法正确,不浪费药液
	进针	5 5		绷紧病人皮肤 进针角度、深度适宜,进针手法正确
	回抽	2		回抽无血,再推
	推药	5		推药速度适宜
	拔针	5		迅速拔针,干棉签按压进针点片刻
	观察	4		观察用药后病人即刻反应
	再次核对	2		核对病人、药物
整理 (5分)	清理	0.5		协助病人穿好衣裤,取舒适卧位,整理床单位
	健康宣教	0.5		指导病人及家属注射后注意事项
	致谢	0.5		语言柔和
	处置用物	2		按规定分类处置用物
	洗手	0.5		按有关规定洗手
	记录	1		记录注射时间、药名、病人反应等,操作者签名
评价 (10分)	总体评价	2 2 2 2 2		态度认真,护患沟通有效,操作中体现对病人的关心 操作熟练、规范 动作轻柔 严格遵守查对制度和无菌原则 在规定时间内完成操作(每超1分钟扣0.5分)
累计得分:				考核者签名:

(佘小丽)

实训 33　肌内注射法

实 训 要 求

1. 明确肌内注射法的目的和注意事项。
2. 严格遵守查对制度、无菌技术操作原则和消毒隔离原则。
3. 用物准备齐全,放置合理有序。
4. 能规范、熟练地实施肌内注射,动作敏捷、轻柔、有序。
5. 操作时能及时有效地观察病人病情变化。
6. 关爱病人,护患沟通有效,满足病人身心需要。

实 训 要 点

一、目的

1. 用于不宜口服或静脉注射且要求比皮下注射更迅速发生疗效时。
2. 用于注射刺激性较强或药量较大的药物。

二、适用范围

需要比皮下注射更快发挥药效且不宜或不能采用口服或静脉注射者。

三、用物

医嘱执行单、2～5 ml 注射器、6～7 号针头、2%碘酊、70%～75%酒精、无菌棉签、砂轮、启瓶器、药液、弯盘。

四、操作步骤

【案例】4 床病人,钟国明,女,23 岁,因巨幼细胞性贫血住院治疗,医嘱给予维生素 B_{12} 肌内注射,每天一次。请问:护士应该怎样为其实施肌内注射?

【护士准备】仪表端庄,衣帽整洁,修剪指甲,洗手,戴口罩。
【病人准备】

核对	核对医嘱执行单、腕带、床头卡上的床号、姓名。
评估	评估病人年龄、意识状态、生命体征、病情、合作程度等情况。
告知	让病人及家属了解肌肉注射维生素 B_{12} 的目的、方法和注意事项,取得配合。告

知病人若有不适请及时告诉护士。

> 护士(持医嘱执行单来到病人床前,查看床号,确认无误):"4床病人,您好,我是您的床位护士,我叫×××。您能告诉我您的名字吗?"
> 病人:"我叫钟国明。"
> 护士:"小钟,您好,根据医嘱我将要为你肌内注射维生素B_{12},目的是尽快纠正您的贫血。注射过程中可能会给您带来一些不舒适,但我会尽量将这些不舒适减轻到最低,您愿意配合我吗?"
> 病人:"愿意。"
> 护士(评估病人情况):"小钟,请您先休息一会,我去准备一下药品,马上过来为您注射。"
> 病人:"好的。"

【用物准备】(同"皮内注射法"相关内容)备齐用物,携至床边。

【环境准备】病室内清洁,无清扫、换单、大量人员走动等扬尘活动。光线明亮,温度、湿度适宜。屏风或床帘遮挡。

【核对病人、药物】核对医嘱执行单、药物、腕带、床头卡上病人的床号、姓名。

> 护士:"请问4床病人,您叫什么名字?"
> 病人:"我叫钟国明。"

【选择注射部位】肌内注射的常用部位有臀大肌、臀中肌、臀小肌、股外侧肌和上臂三角肌。注意避开有硬结、疤痕的皮肤。

> 护士:"小钟,您好,请您侧卧,以便我选择注射部位,好吗?"
> 病人:"好。"
> 护士:"我准备在您右侧臀部进行肌内注射,行吗?"
> 病人:"行。"

【安置体位】

臀部注射体位

(1)侧卧位时下腿稍弯曲,上腿伸直。
(2)俯卧位时足尖相对,足跟分开。
(3)自然仰卧位、坐位等。

上臂三角肌注射体位　单手叉腰。

股外侧肌注射体位　自然坐位。

【定位】

臀大肌注射定位

(1)十字法。从臀裂顶点向左或向右侧划一水平线,从髂嵴最高点作一垂线,将一侧臀部分为4个象限,其外上象限(避开内角)为注射区。
(2)连线法。从髂前上棘至尾骨作一连线,其外上1/3处为注射部位。

[臀中肌、臀小肌注射定位]

（1）三指法。取髂前上棘外侧三横指处为注射部位（以病人手指宽度为准）。

（2）三角法。以示指指尖和中指指尖分别置于髂前上棘和髂嵴下缘处，在髂嵴、示指、中指之间构成一三角形区域，取示指与中指构成的内角区域为注射区。

[股外侧肌注射定位] 大腿中段外侧，成人取髋关节下 10 cm 至膝关节上 10 cm，约 7.5 cm 宽的范围。

[上臂三角肌注射定位] 上臂外侧，肩峰下二至三横指处。

【消毒】常规消毒病人欲注射皮肤处，直径 5 cm 以上，待干。

【再次核对】再次核对医嘱执行单、腕带、床头卡上病人的床号、姓名，核对药物。

　　护士："4床病人，钟国明，对吗？"
　　病人："对。"
　　护士："小钟，我现在开始注射了，请您放松！"
　　病人："好的。"

【排气】排净注射器内空气。

【进针】左手拇指与示指绷紧病人皮肤，右手以执毛笔姿势持注射器，中指固定针栓，针头与皮肤呈 90°，垂直刺入 2.5 cm（针头的 2/3）。

【回抽】右手姿势不变，左手轻抽活塞，无回血，方可注药。

【推药】右手姿势不变，左手轻推活塞，缓慢注入药物。边推注边观察病人反应。

　　护士："小钟，请问您现在感觉怎么样？"
　　病人："有点疼。"
　　护士："我尽量缓慢推注药液，也请您放松，再坚持一会，好吗？"
　　病人："好。"

【拔针】注射完毕，左手用无菌干棉签按压进针处，右手快速拔针，按压片刻。

【观察】观察病人注射局部和全身反应，倾听病人主诉。

　　护士："小钟，您若有什么不适请及时告诉我，好吗？"
　　病人："好。"

【再次核对】再次核对病人、药物。

【整理】协助病人穿好衣裤，取舒适卧位。整理床单位。

【健康宣教】

　　护士："小钟，肌内注射易导致注射局部疼痛，形成硬结。所以要经常更换注射部位，您也可以在注射局部进行热敷并轻揉，促进药液吸收。"
　　病人："好的。"
　　护士："呼叫器就在床边，如果您觉得不舒服就请按铃呼叫我们，我们也会经常过来看您的。"
　　病人："好的。"

【致谢】

　　护士："小钟，谢谢您的配合！"
　　病人："不用谢！"

【处置用物】按《医院感染管理办法》有关规定,分类处置用物。
【洗手】按有关规定洗手。
【记录】记录注射时间、药名、剂量、病人的反应等,操作者签名。

注 意 事 项

1. 严格执行注射原则。
2. 需长期注射者,应有计划变更注射部位。
3. 注意进针角度和深度。对过于消瘦者,可捏起其局部组织进行注射。
4. 两种药同时注射时注意配伍禁忌。
5. 根据病人需要,安置适当体位,以放松局部肌肉。
6. 2岁以下婴幼儿因臀大肌尚未发育好,易损伤坐骨神经,故不宜选择臀大肌肌内注射。
7. 若针头折断,应先稳定病人情绪,嘱其保持原体位不动,固定局部组织,尽快用无菌血管钳夹住断端取出。若断端全部埋入肌肉内,应迅速请外科医生处理。

图解实训要点

肌内注射法相关操作示例如图33-1至图33-4所示。

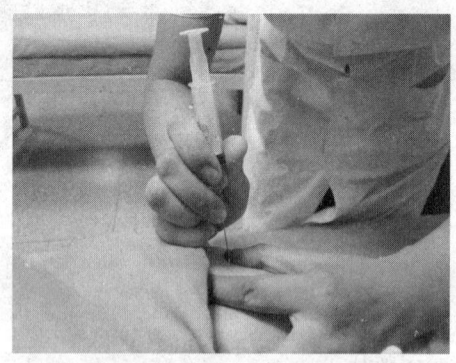

图33-1 肌内注射进针手法

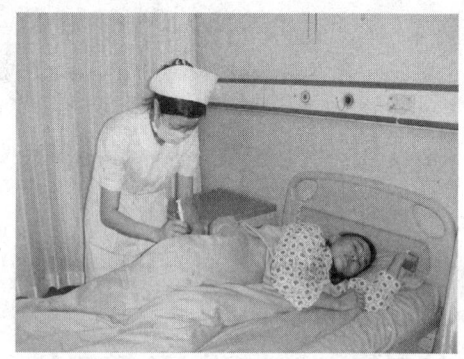

图33-2 肌内注射体位

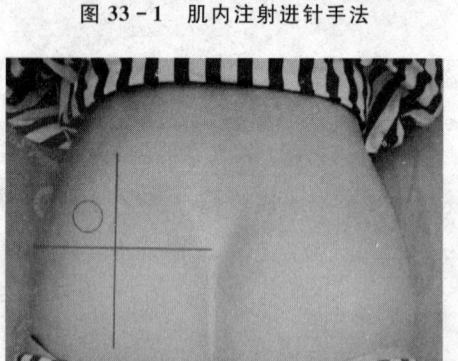

图33-3 臀大肌注射定位(十字法)

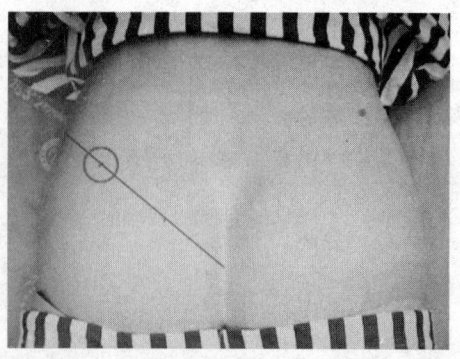

图33-4 臀大肌注射定位(连线法)

操作考核评分标准

1. **考核要求**
(1) 分值:100分。
(2) 考核时间:6分钟。

2. **出现以下情况之一,本题按零分计**
(1) 违背无菌原则2次及以上。
(2) 操作前、中、后未进行核对。
(3) 操作不熟练,超过规定时间3分钟及以上。

3. **有创新** 不违反操作原则,能提高操作质量、缩短操作时间,加5分。该创新处与操作评分标准不一致时不扣分。

4. **评分标准** 见表33。

表33 肌内注射法操作评分表

班级:　　　　　　　　　　　　　　　　　　　　　　　　姓名:

项目		分值	扣分	操作内容
准备 (25分)	护士准备	2 1 1 1		仪表端庄,衣帽整洁,符合要求 修剪指甲,洗手 戴口罩 语言柔和,态度和蔼
	病人准备	2 2 2		核对病人 进行解释 评估病人的病情、意识状态、合作程度
	用物准备	2 2 2 2 2		根据医嘱备药,核对药液,检查药液 检查注射用物(注射器、棉签、消毒液等) 抽吸药液手法正确,无污染,药液无浪费,剂量准确 再次核对药物 备齐用物,携至床边(少一项扣1分,扣完为止,不倒扣分)
	环境准备	1 2 1		环境安静、整洁,光线明亮,温、湿度适宜 停止清扫、换单,减少走动(口述) 必要时关闭门窗,屏风遮挡
操作 (60分)	核对病人、药物	2		核对病人、药物
	选择注射部位	5		注射部位恰当
	安置体位	5		病人体位正确
	定位	3		注射部位定位正确
	消毒	5 5		消毒液选择正确 消毒病人皮肤范围、方法正确

续表

项目		分值	扣分	操作内容
操作 (60分)	再次核对	2		核对病人、药物
	排气	5		排气方法正确,不浪费药液
	进针	5 5		绷紧病人皮肤 进针角度、深度适宜,进针手法正确
	回抽	2		回抽无血,再推药
	推药	5		推药速度适宜
	拔针	5		迅速拔针,干棉签按压进针点片刻
	观察	4		观察用药后病人即刻反应
	再次核对	2		核对病人、药物
整理 (5分)	清理	0.5		协助病人穿好衣裤,取舒适卧位,整理床单位
	健康宣教	0.5		指导病人及家属注射后注意事项
	致谢	0.5		语言柔和
	处置用物	2		按规定分类处置用物
	洗手	0.5		按有关规定洗手
	记录	1		记录注射时间、药名、病人反应等,操作者签名
评价 (10分)	总体评价	2 2 2 2 2		态度认真,护患沟通有效,操作中体现对病人的关心 操作熟练、规范 动作轻柔,无多余动作 严格遵守查对制度和无菌原则 在规定时间内完成操作(每超1分钟扣0.5分)
累计得分:				考核者签名:

(佘小丽)

实训 34　静脉注射法（四肢浅静脉）

实 训 要 求

1. 明确静脉注射法的目的和注意事项。
2. 严格遵守查对制度、无菌技术操作原则和消毒隔离制度。
3. 用物准备齐全，放置合理有序。
4. 能规范、熟练地实施静脉注射，动作敏捷、轻柔、有序。
5. 操作时能及时有效地观察病人病情变化。
6. 关爱病人，护患沟通有效，满足病人身心需要。

实 训 要 点

一、目的

1. 用于药物不宜口服、皮下、肌内注射或需迅速发生药效时。
2. 注入药物作某些诊断性检查。
3. 输液或输血的前期步骤。
4. 静脉营养治疗。

二、适用范围

需要迅速发挥药效者。

三、用物

注射盘内放置医嘱执行单、药液、注射器（规格视药量而定）、6～9号针头或头皮针、无菌手套、2%碘酊、70%～75%酒精、无菌棉签、止血带、小垫枕及治疗巾、胶布、弯盘。

四、操作流程

> 【案例】12床病人，沈俊，女，75岁，因高血压危象急诊入院，医嘱给予速尿40 mg静脉注射。请问：护士应该怎样为其实施静脉注射？

【护士准备】仪表端庄，衣帽整洁，修剪指甲，洗手，戴口罩。
【病人准备】

| 核对 | 核对医嘱执行单、腕带、床头卡上的床号、姓名。 |

|评估| 评估病人年龄、意识状态、生命体征、病情、血液循环状况、外周静脉状况、心理状态及合作程度,评估病人有无心肺疾病等。

|告知| 让病人及家属了解静脉注射的目的、方法和注意事项,取得配合。告知病人静脉注射时若有不适请告诉护士。

护士(持医嘱执行单来到病人床前,查看床号,确认无误):"12床病人,您好,我是您的床位护士,我叫×××。您能告诉我您的名字吗?"

病人:"我叫沈俊。"

护士:"沈奶奶,您好,根据您的病情,遵医嘱要为您静脉注射速尿,以达到利尿、降血压的目的。您愿意配合吗?"

病人:"愿意。"

护士(评估病人情况):"沈奶奶,请您先休息一会,我去准备药物,马上过来为您注射。"

病人:"好的。"

【用物准备】(同"皮内注射法"相关内容)备齐用物,携至床边。

【环境准备】病室内清洁,无清扫、换单、大量人员走动等扬尘活动。温度、湿度适宜。必要时关闭门窗。

【核对病人】核对医嘱执行单、腕带、床头卡上病人的床号、姓名。

护士:"请问12床病人,您叫什么名字?"

病人:"我叫沈俊。"

【安置体位】协助病人取舒适体位。

【选择注射部位】选择合适的注射部位,注射部位下方垫小枕及治疗巾。常用静脉注射的部位有四肢浅静脉、头皮静脉(小儿)。

护士:"沈奶奶,您好,您想选择哪个部位的静脉进行注射呢?"

病人:"左侧手背部。"

护士:"好的,您能让我看一下您左侧手背部的皮肤吗?"

病人:"可以。"

【扎止血带、嘱握拳】在病人欲注射部位上方(近心端)6 cm处扎紧止血带,止血带尾端远离穿刺区。嘱病人握拳。

护士:"沈奶奶,请您握拳,这样会使血管比较充盈、固定,容易穿刺。请不要紧张,很快就会好的。"

【定位】选择病人粗、直、弹性好、易于固定的静脉,避开关节、静脉瓣,避开有硬结、疤痕的皮肤。注意每次应更换注射部位。

【松止血带、嘱松拳】选择注射静脉后,放松止血带,嘱病人松拳。

护士:"沈奶奶,请您松拳。"

【备胶布】酌情备适当长度的胶布置于方便取用处。

【消毒皮肤】常规消毒病人欲注射部位皮肤,直径5 cm以上,待干。

【接头皮针】按要求接头皮针。
【扎止血带】正确扎止血带。
【再次核对】再次核对病人、药物。
【排气】排净空气。
【进针】一手绷紧病人静脉下端皮肤,一手持注射器,示指固定针栓或捏住头皮针针柄,针头斜面向上,与皮肤呈15°～30°角沿静脉上方或侧方刺入病人皮下再沿静脉走向刺入静脉。
【两松一固定】见回血后松开止血带,嘱病人松拳,用胶布固定针头或针柄。
【推药】根据病情及药物性质决定推药速度。

  护士:"沈奶奶,您年龄较大,血压较高,我会缓慢地为您进行静脉注射的。"

【观察】用药过程中观察病人的反应,询问病人感受,随时观察有无回血。

  护士:"沈奶奶,您现在感觉怎么样?"
  病人:"还好。"

【拔针】注射完毕,将无菌干棉签或无菌小纱布放在病人穿刺处上方,快速拔针。按压片刻至无出血。

  护士:"沈奶奶,速尿已经注射完了,我现在为您拔针,好吗?"
  病人:"好。"
  护士:"请按压片刻,至无出血为止。请不要揉。"
  病人:"这样对吗?"
  护士:"对。"

【撤出用物】取出止血带、治疗巾、小垫枕等。
【再次核对】再次核对病人、药物。
【整理】协助病人穿好衣裤,取舒适体位,整理床单位。
【健康宣教】

  护士:"沈奶奶,刚才我给您静脉注射的是速尿,它有利尿、降压作用,从现在开始请您或您的家属把尿液放入这个量杯,以便我们观察尿量,好吗?"
  病人:"好的。"
  护士:"呼叫器放在床边,如果您有不舒服请按铃呼叫我们,我们也会经常过来看您的。"
  病人:"好的。"

【致谢】

  护士:"沈奶奶,谢谢您的配合!"
  病人:"不用谢!"

【处置用物】按《医院感染管理办法》有关规定,分类处置用物。
【洗手】按有关规定洗手。
【记录】记录注射时间、药名、剂量、病人全身及局部反应等,操作者签名。

注意事项

1. 严格执行注射原则。
2. 需长期注射者,为保护静脉,应有计划地由远心端到近心端选择静脉。
3. 注射刺激性强的药物时,先用生理盐水做静脉穿刺,在确定针头在血管内后,再注入药物。
4. 静脉注射药物时要密切观察病人局部及全身反应。

图解实训要点

静脉注射法(四肢浅静脉)相关操作示例如图 34-1 至图 34-3 所示。

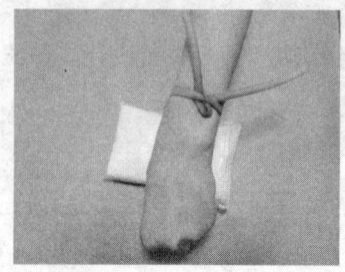
图 34-1 正确扎止血带

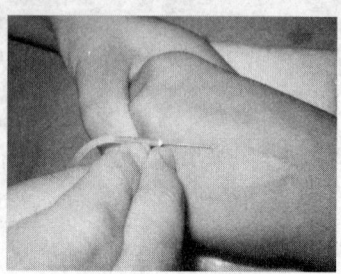
图 34-2 持针手法

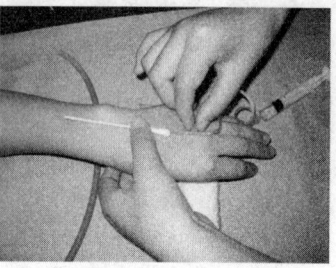
图 34-3 按压、拔针手法

操作考核评分标准

1. **考核要求**
(1) 分值:100 分。
(2) 考核时间:9 分钟。

2. **出现以下情况之一,本题按零分计**
(1) 违背无菌原则 2 次及以上。
(2) 操作前、中、后未进行核对。
(3) 操作不熟练,超过规定时间 3 分钟及以上。

3. **有创新** 不违反操作原则,能提高操作质量、缩短操作时间,加 5 分。该创新处与操作评分标准不一致时不扣分。

4. **评分标准** 见表 34。

表34 静脉注射法(四肢浅静脉)操作评分表

班级：　　　　　　　　　　　　　　　　　　　　　　　姓名：

项目		分值	扣分	操作内容
准备 (25分)	护士准备	2		仪表端庄，衣帽整洁，符合要求
		1		修剪指甲，洗手
		1		戴口罩
		1		语言柔和，态度和蔼
	病人准备	2		核对病人
		2		进行解释
		2		评估病人的病情、意识状态、合作程度
	用物准备	2		根据医嘱备药，核对药液，检查药液
		2		检查注射用物(注射器、棉签、消毒液等)
		2		抽吸药液手法正确，无污染，药液无浪费，剂量准确
		2		再次核对药物
		2		备齐用物，携至床边(少一项扣1分，扣完为止，不倒扣分)
	环境准备	1		环境安静、整洁，光线明亮，温、湿度适宜
		2		停止清扫、换单，减少走动(口述)
		1		必要时关闭门窗，屏风遮挡
操作 (60分)	核对病人、药物	3		核对病人、药物
	安置体位	3		病人体位正确
	选择注射部位	3		选择部位合适
	扎止血带、嘱握拳	3		在病人欲注射部位上方约6 cm处扎紧止血带，止血带尾端远离注射区；嘱病人握拳
	定位	3		选择静脉合适
	松止血带、嘱松拳	3		放松止血带，嘱病人松拳
	备胶布	3		备适当长度胶布
	消毒	3		消毒液选择正确
		3		消毒病人皮肤范围、方法正确
	接头皮针	3		按要求接头皮针
	扎止血带	3		正确扎止血带
	再次核对	3		核对病人、药物
	排气	3		排气方法正确，不浪费药液
	进针	3		绷紧病人皮肤
		3		进针角度、深度适宜，进针手法正确
	两松一固定	3		松止血带、松拳，胶布固定
	推药	3		推药速度适宜
	观察	3		观察用药后病人即刻反应，观察有无回血
	拔针	2		迅速拔针，用干棉签或无菌小纱布按压片刻
	撤出用物	2		取出止血带、治疗巾、小垫枕等
	再次核对	2		核对病人、药物

续表

项目		分值	扣分	操作内容
整理 (5分)	清理	0.5		协助病人穿好衣裤,取舒适卧位,整理床单位
	健康宣教	0.5		指导病人及家属注射后注意事项
	致谢	0.5		语言柔和
	处置用物	2		按规定分类处置用物
	洗手	0.5		按有关规定洗手
	记录	1		记录注射时间、药名、病人反应等,操作者签名
评价 (10分)	总体评价	2		态度认真,护患沟通有效,操作中体现对病人的关心
		2		操作熟练、规范
		2		动作轻柔
		2		严格遵守查对制度和无菌原则
		2		在规定时间内完成操作(每超1分钟扣0.5分)
累计得分:				考核者签名:

(佘小丽)

实训 35　周围静脉输液法（密闭式）

实训要求

1. 掌握周围静脉输液的目的和注意事项。
2. 严格遵守无菌技术操作原则、查对制度、消毒隔离制度。
3. 用物准备齐全，放置合理有序。
4. 能规范、熟练地实施密闭式周围静脉输液操作，动作稳重、轻柔、有序。
5. 能及时有效地观察病人病情变化。
6. 能正确调节滴速，观察输液是否通畅，及时正确处理各种输液故障和输液反应。
7. 关爱病人，护患沟通有效，满足病人身心需要。

实训要点

一、目的

1. 给病人补充水分及电解质，纠正病人水、电解质和酸碱失衡。
2. 给病人补充营养，供给能量，促进病人组织修复。
3. 输入药物，治疗疾病。
4. 增加病人循环血量，改善病人微循环，维持病人血压。

二、适用范围

需要通过静脉输入水、电解质、药物、营养物质等的病人。

三、用物

1. 治疗盘内放置医嘱执行单、输液卡、液体及药物、无菌持物钳、注射器（规格视药量而定）、一次性无菌输液器、头皮针、无菌手套、2%碘酊、70%～75%酒精、无菌棉签、无菌小纱布、砂轮、止血带、小垫枕及治疗巾、胶布 2～3 根、网套、开瓶器、弯盘。
2. 酌情备好输液架、夹板和绷带。

四、操作流程

【案例】37 床病人，叶芳，女，25 岁，昨日受凉后寒战、高热、咳嗽、胸痛，来医院就诊，初步诊断为大叶性肺炎。该病人青霉素皮试阴性，医嘱给予青霉素静脉滴注。请问：护士应该怎样为其实施周围静脉输液？

【护士准备】仪表端庄,衣帽整洁,修剪指甲,洗手,戴口罩。

(一) 穿 刺

【病人准备】

核对　核对医嘱执行单、腕带、床头卡上的床号、姓名。

告知　让病人及家属了解静脉输液的目的、方法和注意事项,取得配合。嘱病人排便,告知病人输液时若有不适请告诉护士。

评估　评估病人年龄、意识状态、生命体征、病情、营养状况、血液循环状况、外周静脉状况、心理状态及合作程度,评估病人有无心肺疾病等。

> 护士(持医嘱执行单来到病人床前,查看床号,确认无误):"37床病人,您好,我是您的床位护士,我叫×××。请问您叫什么名字?"
>
> 病人:"我叫叶芳。"
>
> 护士:"小叶,您好,根据您的病情,遵医嘱要对您进行静脉输液,就是通过静脉输入青霉素等抗感染药物和水、电解质,达到消炎、降温的目的。在输液过程中我会尽量轻柔操作,您若有不适也请及时告诉我。您愿意配合吗?"
>
> 病人:"愿意。"
>
> 护士(评估病人情况):"小叶,这次静脉输液的时间可能有点长,您先去排便好吗?"
>
> 病人:"好。"
>
> 护士:"我扶您去卫生间吧。"
>
> 病人:"谢谢!"
>
> 护士(协助病人如厕完毕):"小叶,请您先休息一会,我去准备药物,马上过来为您做静脉输液。"
>
> 病人:"好的。"

【用物准备】在治疗室内配制药液。备齐用物,携至床边。

填卡　根据医嘱执行单填写输液卡,两人核对。

备药　根据输液卡备药。

核对检查

(1) 核对药物:药名、浓度、剂量、用法、时间。

(2) 检查药物:有无破损、变质,是否过期。

(3) 检查溶液:将输液瓶上下摇动 2 次,对光检查溶液是否澄清,有无变质、变色,有无沉淀或絮状物等;检查瓶口有无松动,瓶身有无裂痕。

(4) 检查注射器、输液器、头皮针:生产日期、生产批号、包装是否完好、型号是否合适等。

(5) 检查棉签和消毒液的有效期。

抽吸药液

a. 自密封瓶内抽吸药液

(1) 去除密封瓶铝盖中心部分并消毒。

(2) 注射器先吸入与欲抽药液量相等的空气注入瓶内(若瓶内为粉剂则注入适量溶剂

即可)。

(3) 倒转药瓶及注射器,使针尖在液面下,抽出所需剂量的药液。

b. 自安瓿内抽吸药液

(1) 将安瓿尖端药液弹至体部,砂轮在安瓿颈部划一锯痕。

(2) 70%～75%酒精消毒锯痕处,用无菌纱布包裹安瓿并折断。

(3) 将针头斜面放入安瓿内的液面下,抽吸所需剂量的药液。

|再次核对药液| 核对药液。

|加药| 将输液卡倒贴于输液瓶上,套上网套后启开输液瓶铝盖中心部分,常规消毒瓶塞,加入药物后签名。

|插输液器| 检查输液器包装有无破损,是否过期;取出输液器,关闭调节器,将输液器插入瓶塞至针头根部。

【环境准备】病室内清洁,无清扫、换单、大量人员走动等扬尘活动。病室环境安静、光线和空间适宜,必要时关闭门窗。备输液架。

【核对病人、药物】核对医嘱执行单、药物、腕带、床头卡上病人的床号、姓名。

> 护士:"请问37床病人,您叫什么名字?"
> 病人:"我叫叶芳。"

【排气】

(1) 将输液瓶挂在输液架上,针柄夹于两手之间。

(2) 倒置茂菲滴管,挤压滴管(或打开调节器)使液体流出,当滴管内的液面达到滴管的 1/2～2/3 时,转正滴管。

(3) 打开调节器,使液面缓慢下降,排净输液管和针头内的空气;关闭调节器,将输液管挂在输液架上。

【安置体位】协助病人取舒适卧位。

【选择注射部位】选择合适的注射部位,注射部位下方垫小枕及治疗巾。常用静脉注射的部位有四肢浅静脉、头皮静脉(小儿)。

> 护士:"小叶,您好,您想选择哪个部位的静脉进行注射呢?"
> 病人:"左侧手背部。"
> 护士:"好的,您能让我看一下您左侧手背部的皮肤吗?"
> 病人:"可以。"

【扎止血带、嘱握拳】在注射部位上方(近心端)6 cm处扎紧止血带,止血带尾端远离输液区。嘱病人握拳。

> 护士:"小叶,请您握拳,这样会使血管比较充盈、固定,容易穿刺。请不要紧张,很快就会好的。"

【定位】选择病人粗、直、弹性好、易于固定的静脉,避开关节、静脉瓣,避开有硬结、疤痕的皮肤。注意每次应更换注射部位。

【松止血带、嘱松拳】选择注射静脉后,放松止血带,嘱病人松拳。

> 护士:"小叶,请您松拳。"

【调整输液架】调整输液架位置、高度等。

【备胶布】备2~3根适当长度的胶布于方便取用处。

【消毒皮肤】常规消毒病人欲注射部位皮肤,直径5 cm以上,待干。

【扎止血带】正确扎止血带。

【再次核对】再次核对病人、药物。

【再次排气】再次排净空气。

【进针】一手绷紧病人穿刺静脉下端皮肤,一手持针柄,针头斜面向上,与皮肤呈15°~30°角,沿静脉上方或侧方刺入皮下,再沿静脉走向刺入静脉。见回血后,将针头再平行送入少许。

【三松一固定】松开止血带,松开调节器,嘱病人松拳。待液体滴入通畅、病人无不适后,用胶布固定针柄、固定覆盖穿刺处的小纱布、固定针头附近的输液管。

> 护士:"小叶,已经穿刺好了,请您轻轻松拳,您感觉疼吗?"
> 病人:"不是很疼。"
> 护士:"您配合得很好,谢谢!您现在有什么不舒服吗?"
> 病人:"没有。"

【调节滴速】根据病人病情、年龄、药液性质调节滴速。

【观察】询问病人主观感受,观察用药后病人局部和全身反应。

> 护士:"小叶,静脉穿刺处疼不疼?有没有心慌、胸闷等不适?"
> 病人:"没有。"

【撤出用物】取出止血带、治疗巾、小垫枕等。

【再次核对】再次核对病人、药物。

【整理】协助病人穿好衣裤,取舒适卧位。整理床单位。

【健康宣教】

> 护士:"小叶,在输液过程中,请您不要自行调节输液速度,也不要随意活动输液的肢体,注意保护输液部位。这是床旁呼叫器,您如果有什么不舒服请按铃呼叫我们,我们也会经常过来看您的。"
> 病人:"好的。"

【致谢】

> 护士:"小叶,谢谢您的配合!"
> 病人:"不用谢!"

【处置用物】按《医院感染管理办法》有关规定,分类处置用物。

【洗手】按有关规定洗手。

【记录】记录输液开始时间、药名、剂量、滴速、病人全身及局部情况等,操作者签名。

(二)换液体

【核对解释】查看床号,确认无误,核对病人和药物,做好解释工作。

> 护士:"37床病人,您好,请问您叫什么名字?"
> 病人:"我叫叶芳。"

护士："您的青霉素药液输完了,现在要为您接着输葡萄糖液体,里面加了维生素B₆和维生素C,是补充营养的药物。您手背输液的部位或者全身有什么不舒服吗?"

病人："感觉还好,谢谢!"

护士："不用谢!"

【换液体】将要输注的输液瓶的瓶塞常规消毒后,从原输液瓶中拔出输液管,插入将要输注的输液瓶中。

【记录】记录换液体的时间、滴速、病人全身及局部情况,操作者签名。

【巡视】密切观察病人有无输液反应,及时处理输液故障;观察输液是否通畅,确保滴管下端输液管中无空气;严格控制滴速。

(三) 拔 针

【核对】输液完毕,再次核对病人和药物。

【解释】做好解释工作。

【揭胶布】揭开胶布。

【关闭调节器】关闭调节器。

【拔针】将无菌干棉签或无菌小纱布放在病人穿刺处上方,快速拔针,按压片刻至无出血为止。

护士："小叶,您的输液全部结束了,我现在来为您拔针,好吗?"

病人："好。"

护士："请按压这里片刻,至无出血为止。请不要揉。"

病人："好。"

【整理】协助病人取舒适体位,整理床单位。

【健康宣教】

护士："小叶,您的体温还是比较高,请您注意多喝水,多卧床休息,多排痰,保持呼吸道通畅。呼叫器就在床边,如果您觉得不舒服就请按铃呼叫我们,我们也会经常过来看您的。"

病人："好的。"

【致谢】

护士："小叶,谢谢您的配合!"

病人："不用谢!"

【处置用物】按《医院感染管理办法》有关规定,分类处置用物。

【洗手】按有关规定洗手。

【记录】在输液单上记录输液结束时间、病人全身及局部情况等,操作者签名。

注 意 事 项

1. 同"静脉注射法"注意事项。
2. 注意药物的配伍禁忌。根据病情安排输液顺序。
3. 输液前要排净输液管和针头内的空气。注意及时更换输液瓶,更换输液瓶后要检查输液管中有无空气和血液,若有应排掉。

4. 严格掌握输液速度:

(1) 一般成人为 40~60 滴/分,儿童为 20~40 滴/分。

(2) 对婴幼儿、年老、体弱及心、肺、肾功能不良者,或输注刺激性较强的药物时,输液速度宜慢。

(3) 对严重脱水、血容量不足、心肺功能良好者,输液速度可适当加快。

(4) 告知病人不要自行调节输液速度,也不要随意活动输液的肢体。

5. 输液过程中要加强巡视。

(1) 注意滴入是否通畅,针头有无脱出、阻塞,输液管有无扭曲、受压。

(2) 注意观察病人全身反应,若病人出现心悸、畏寒、持续咳嗽等情况,应立即减慢或停止输液,并通知医生,及时处理。

(3) 注意观察病人局部反应,若病人注射部位有疼痛或局部隆起,试抽无回血,表明针头已脱出静脉,应停止输液,拔除针头,按压局部片刻。若重新输液,需更换输液针头。

6. 连续输液 24 小时以上者,需每日更换输液器。

图解实训要点

周围静脉输液法(密闭式)相关操作示例如图 35-1 至图 35-6 所示。

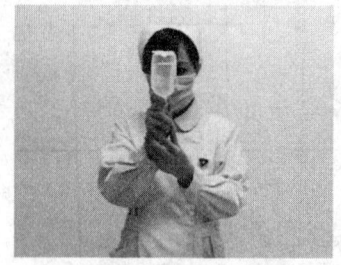
图 35-1 对光检查药液

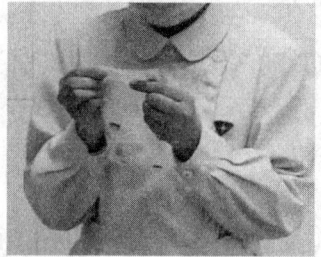
图 35-2 检查输液器

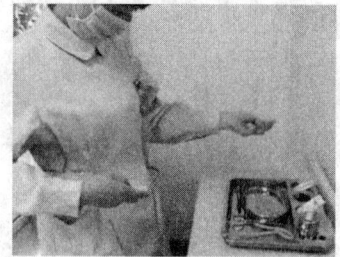
图 35-3 排净输液管内空气

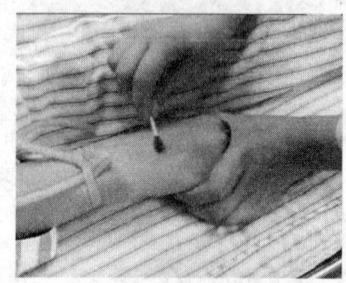
图 35-4 止血带尾端远离输液区

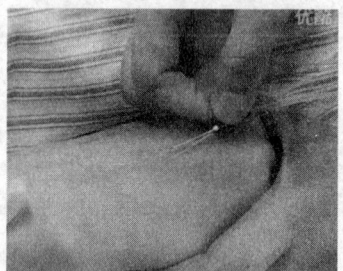
图 35-5 进针

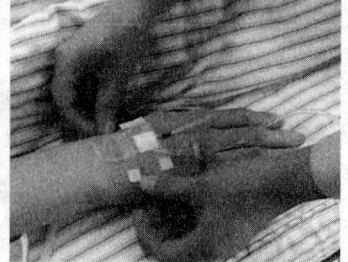
图 35-6 固定针头、针柄

操作考核评分标准

1. 考核要求

(1) 分值:100 分。

(2) 考核时间：15 分钟。

2. **出现以下情况之一，本题按零分计**

(1) 违背无菌原则 2 次及以上。

(2) 操作前、中、后未进行核对。

(3) 输液装置中有大量空气未发现，并拟进行输液。

(4) 操作不熟练，超过规定时间 3 分钟及以上。

3. **有创新** 不违反操作原则，能提高操作质量、缩短操作时间，加 5 分。该创新处与操作评分标准不一致时不扣分。

4. **评分标准** 见表 35。

表 35 周围静脉输液法（密闭式）操作评分表

班级：　　　　　　　　　　　　　　　　　　　　　　　　　姓名：

项目		分值	扣分	操作内容
穿刺前准备（30分）	护士准备	2		仪表端庄，衣帽整洁，符合要求
		1		修剪指甲，洗手
		1		戴口罩
		1		语言柔和，态度和蔼
	病人准备	2		核对病人床号、姓名，进行解释
		2		评估病人的病情、意识状态、合作程度
		1		协助病人排便
	用物准备	1		填写、核对输液卡
		2		根据输液卡备药
		2		根据医嘱核对药物
		2		检查药物、注射器、输液器、棉签、消毒液
		2		抽吸药液手法正确，无污染，药液无浪费，剂量准确
		2		再次核对药液
		2		贴输液卡、套网套、加药
		1		关调节器，插输液器
		2		备齐用物，携至床边（少一项扣 1 分，扣完为止，不倒扣分）
	环境准备	2		环境安静、整洁，停止清扫、换单，减少走动（口述）
		1		注意病人保暖
		1		备输液架
穿刺操作（30分）	核对病人、药物	2		核对病人、药物
	排气	2		排气方法正确，不浪费药液
		1		排气成功，茂菲滴管内液面达 1/2～2/3
		1		关闭调节器，滴管下端输液管中无空气
	安置体位	1		病人体位正确
	选择注射部位	1		注射部位恰当
	扎止血带、嘱握拳	1		穿刺部位上方约 6 cm 处扎止血带，止血带尾端远离输液区；嘱病人握拳

续表

项目		分值	扣分	操作内容
穿刺操作（30分）	定位	1		定位正确
	松止血带、嘱松拳	1		松开止血带，嘱病人松拳
	调整输液架	1		高度合适
	备胶布	1		备适当长度胶布
	消毒皮肤	2		消毒皮肤范围、方法正确
	扎止血带	1		扎止血带方法正确
	再次核对	2		核对病人、药物
	再次排气	1		排净空气
	进针	2		进针角度适宜、手法正确
	三松一固定	4		松开止血带、调节器，嘱病人松拳；固定方法正确
	调速	1		输液速度适当
	观察	1		观察病人局部和全身情况
	撤出用物	1		取出止血带、治疗巾、小垫枕等
	再次核对	2		核对病人、药物
穿刺整理（10分）	清理	2		协助病人穿好衣裤，取舒适卧位，整理床单位
	健康宣教	2		指导病人及家属输液期间注意事项
	致谢	1		语言柔和
	处置用物	2		按规定分类处置用物
	洗手	1		按有关规定洗手
	记录	2		在输液卡上记录输液开始时间、药名、剂量、滴速、病人全身及局部情况等，操作者签名
换液体操作（10分）	核对、解释	1		核对病人及药物，进行解释
	换液体	1 2 2 2		消毒瓶塞后，从上瓶中拔出输液管插入下一瓶中 观察输液是否通畅 滴管下端输液管中无空气 调节滴速
	记录	1		记录换液体的时间、滴速、病人全身及局部情况并签名
	巡视	1		巡视、观察、处理输液情况
拔针操作（5分）	核对病人、药物	1		核对病人、药物
	进行解释	1		做好解释工作
	轻揭胶布	1		揭开胶布
	关闭调节器	1		关闭调节器
	拔针	1		快速拔针，按压至无出血

项目		分值	扣分	操作内容
拔针整理 (5分)	清理	0.5		协助病人穿好衣裤,取舒适体位,整理床单位
	健康宣教	0.5		指导病人及家属输液后注意事项
	致谢	0.5		语言柔和
	处置用物	2		按规定分类处置用物
	洗手	0.5		按有关规定洗手
	记录	1		记录输液结束时间、病人全身及局部情况等,操作者签名
评价 (10分)	总体评价	2		态度认真,护患沟通有效,操作中体现对病人的关心
		2		操作熟练、规范
		2		动作轻柔,无多余动作
		2		严格遵守查对制度和无菌原则
		2		在规定时间内完成操作(每超1分钟扣0.5分)
累计得分:			考核者签名:	

(黄弋冰)

实训 36 静脉留置针输液法(密闭式)

实 训 要 求

1. 明确静脉留置针输液的目的和注意事项。
2. 严格遵循无菌技术操作原则和查对制度、消毒隔离制度,防止差错事故发生。
3. 用物准备齐全,放置合理有序。
4. 能规范、熟练地实施静脉留置针输液操作,动作稳重、轻柔、有序。
5. 关爱病人,护患沟通有效,满足病人身心需要。

实 训 要 点

一、目的

1. 保持病人静脉通道通畅,便于抢救和治疗。
2. 减少反复穿刺造成的血管损伤,减轻病人痛苦,保护静脉。

二、适用范围

1. 需多次静脉输液且静脉穿刺困难的病人。
2. 病情变化快的危重病人。

三、用物

1. 输液盘内 留置针、透明敷贴,其余同"周围静脉输液法(密闭式)"。
2. 封管/拔管/再次输液盘内 2%碘酒,70%～75%酒精,10 ml 注射器,生理盐水10 ml 或肝素稀释液 10 ml,棉签,弯盘。
3. 必要时备夹板、绷带和输液架。

四、操作流程

【案例】7 床病人,刘刚,男,68 岁,慢性支气管炎二十余年,近日病情加重,现入院治疗。该病人头孢曲松钠皮试阴性,医嘱头孢曲松钠静脉滴注。由于该病人周围循环不良,静脉萎陷,需用静脉留置针输液,以保证及时准确用药。请问:护士应该怎样为其实施静脉留置针输液?

(一)静脉穿刺

【护士准备】仪表端庄,衣帽整洁,修剪指甲,洗手,戴口罩。

【病人准备】

核对　核对医嘱执行单、腕带、床头卡上的床号、姓名。

告知　让病人及家属了解静脉输液的目的、放置留置针的目的、操作过程和注意事项,取得配合。嘱病人排便,告知病人输液时若有不适请告诉护士。

评估　评估病人年龄、意识状态、生命体征、病情、营养状况、血液循环状况、外周静脉状况、心理状态、合作程度,评估病人有无心肺疾病等。

  护士(持医嘱执行单来到病人床前,查看床号,确认无误):"7床病人,您好,我是您的床位护士,我叫×××。请问您叫什么名字?"

  病人:"我叫刘刚。"

  护士:"刘大爷,您好,根据您的病情,遵医嘱要对您进行静脉输液,就是通过静脉输入应用抗生素、化痰药、平喘药。在输液过程中我会尽量轻柔操作,您若有不适也请及时告诉我。您愿意配合吗?"

  病人:"愿意。"

  护士(评估病人血液循环情况和周围静脉充盈情况):"刘大爷,您好,您需要连续静脉用药几天,但是您的外周静脉循环状况不是很好,不容易穿刺,我现在给您采用静脉留置针输液,可以吗?"

  病人:"静脉留置针是怎么回事?"

  护士:"静脉留置针是用特殊材料制作的柔软的针头,可以持续在静脉里保留3~5天,从静脉留置针处输液,能避免反复穿刺对您血管的损伤。"

  病人:"那就用静脉留置针吧。"

  护士(评估病人情况):"刘大爷,这次静脉输液时间可能比较长,请您先上个厕所,好吗?"

  病人:"好。"

  护士(协助病人如厕完毕):"刘大爷,请您先休息一会,我去准备一下物品,马上过来为您输液。"

【用物准备】

(1) 同"周围静脉输液法(密闭式)"。

(2) 检查留置针和敷贴的型号、有效期及包装是否密闭。

(3) 另取一条胶布,写上病人姓名、操作日期和时间。

(4) 准备肝素帽。

【环境准备】病室内清洁,无清扫、换单、大量人员走动等扬尘活动。病室环境安静、光线和空间适宜,必要时关闭门窗。备输液架。

【核对病人、药物】核对医嘱执行单、药物、腕带、床头卡上病人的床号、姓名。

【排气】

(1) 将输液瓶挂在输液架上,针柄夹于两手之间。

(2) 倒置茂菲滴管,挤压滴管(或打开调节器)使液体流出,当滴管内的液面达到滴管的1/2~2/3时,转正滴管。

(3) 打开调节器,使液面缓慢下降,排净输液管和针头内的空气;关闭调节器,将输液管挂在输液架上。

【安置体位】协助病人取舒适卧位。

【备留置针、敷贴】检查并打开留置针和敷贴。

【选择注射部位】选择合适的注射部位,注射部位下方垫小枕及治疗巾。常用静脉注射的部位有四肢浅静脉、头皮静脉(小儿)。

【扎止血带、嘱握拳】在注射部位上方(近心端)6 cm处扎紧止血带,止血带尾端远离输液区。嘱病人握拳。

【定位】选择病人粗、直、弹性好、易于固定的静脉,避开关节、静脉瓣,避开有硬结、疤痕的皮肤。注意每次应更换注射部位。

【松止血带、嘱松拳】选择注射静脉后,放松止血带,嘱病人松拳。

【调整输液架】调整输液架位置、高度等。

【备胶布】备2～3根适当长度的胶布于方便取用处。

【消毒皮肤】消毒病人欲穿刺部位皮肤,直径8 cm左右。

【扎止血带】正确扎止血带。

【再次核对】再次核对病人、药物。

【调整留置针】取出留置针,肝素帽与输液头皮针连接,再次排气,去除针套,嘱病人握拳,松动外套管,转动针芯,使针头斜面向上。检查留置针是否完好。

【进针】嘱病人握拳,一手绷紧病人穿刺静脉下端皮肤,一手持留置针针柄,针头与病人皮肤呈15°～30°角穿刺,见回血后,降低角度将外套管推进0.2 cm。

护士:"刘大爷,请您握拳,这样会使血管比较充盈、固定,容易穿刺。请不要紧张,很快就会好的。"

【三松一固定】

(1)左手将外套管全部送入病人静脉,右手松开止血带,拔出针芯。

(2)左手固定针柄,右手松输液调节器,嘱病人松拳。

护士:"刘大爷,请轻轻松拳,您现在感觉疼吗?"

病人:"不疼。"

护士:"好的,请不要动,我马上为您固定好针头。"

(3)液体滴入通畅后,用敷贴固定留置针,用写有时间、日期的胶布固定肝素帽,使肝素帽高于导管头端。

【调节滴速】根据病人病情、年龄、药液性质调节滴速。

【观察】询问病人主观感受,观察用药后病人局部和全身反应。

【撤出用物】取出止血带、治疗巾、小垫枕等。

【再次核对】再次核对病人、药物。

【整理】协助病人穿好衣裤,取舒适卧位。整理床单位。

【健康宣教】

护士:"刘大爷,我已经固定好了静脉留置针,请您注意保护留置针部位,不要让水沾湿敷贴,并尽量减少这一侧肢体的活动,防止留置针脱出。"

病人:"好。"

【致谢】
　　护士:"刘大爷,谢谢您的配合!"
　　病人:"不用谢!"

【处置用物】按《医院感染管理办法》有关规定,分类处置用物。
【洗手】按有关规定洗手。
【记录】记录病人开始使用静脉留置针的时间、输液开始时间、药名、剂量、滴速、病人全身及局部情况等,操作者签名。

(二)封　管

【备封管液】

|肝素封管液浓度| 1支肝素(1.25万单位)稀释于125～1 250 ml生理盐水中,即每毫升含10～100单位肝素。

|用量| 一般每次用5 ml。

|封管液维持时间| 生理盐水封管液维持6～8小时,稀释的肝素封管液维持12小时左右。

【核对病人】再次核对输液卡、药物、腕带、床头卡上病人的床号、姓名。

　　护士:"请问7床病人,您叫什么名字?"
　　病人:"我叫刘刚。"
　　护士:"刘大爷,您今天的液体已经全部输完了,我准备对您使用的留置针进行封管。这样您明天就不必再进行静脉穿刺了,可以直接使用这个针头输液,好吗?"
　　病人:"好。"

【关闭调节器】输液完毕,关闭调节器。
【消毒肝素帽】将输液器针头与肝素帽分离,常规消毒肝素帽。
【推注封管液】用抽有封管液的注射器针头直接刺入肝素帽内,推注封管液,采用脉冲式冲管方法,边冲注,边拔针,以保持正压封管。
【夹管】将留置针延长管上的小夹子靠近"Y"处接口端夹住,拔出封管注射器及针头。
【固定肝素帽】用备好的胶布固定肝素帽。使肝素帽高于导管头端。
【记录】记录封管时间等,操作者签名。

(三)再次输液

【病人准备】

|核对| 核对输液卡、腕带、床头卡上的床号、姓名。

|告知| 让病人及家属了解静脉输液的目的、方法和注意事项,取得配合。嘱病人排便,告知病人输液时若有不适请告诉护士。

|评估| 评估病人年龄、意识状态、生命体征、病情,观察病人穿刺部位有无红肿、触痛。

　　护士:"7床病人,请问您叫什么名字?"
　　病人:"我叫刘刚。"
　　护士(按压病人静脉留置针穿刺处):"刘大爷,我按压的地方疼吗?"
　　病人:"不疼。"

护士:"很好,今天可以继续从这里输液。如果输液过程中您有什么不舒服,请及时告诉我,好吗?"

病人:"好。"

【消毒】常规消毒肝素帽。

【松夹】松开留置针延长管上的小夹子。

【推注生理盐水】将抽有生理盐水的注射器针头刺入肝素帽内,先抽回血,再推注5～10 ml生理盐水。

【再次核对】再次核对病人、药物。

【输液】将输液器头皮针刺入肝素帽内,打开调节器调节滴速进行输液。

【再次核对】再次核对病人、药物。

【整理】协助病人穿好衣裤,取舒适卧位。整理床单位。

【健康宣教】

护士:"刘大爷,在输液过程中,请您不要自行调节输液速度,也不要随意活动输液的肢体,注意保护输液部位。这是床旁呼叫器,您如果有什么不舒服请按铃呼叫我们,我们也会经常过来看您的。"

病人:"好的。"

【致谢】

护士:"刘大爷,谢谢您的配合!"

病人:"不用谢!"

【处置用物】按《医院感染管理办法》有关规定,分类处置用物。

【洗手】按有关规定洗手。

【记录】记录输液开始时间、药名、剂量、滴速、病人全身及局部情况等,操作者签名。

(四)拔　管

【病人准备】

|核对|核对医嘱执行单、腕带、床头卡上的床号、姓名。

|告知|让病人及家属了解拔出留置针的目的、方法和注意事项,取得配合。

护士(持医嘱执行单来到病人床前,查看床号,确认无误):"7床病人,刘刚,对吗?"

病人:"对。"

护士:"刘大爷,您的病情已经明显好转,医嘱停止静脉输液,我现在为您拔除静脉留置针,好吗?"

病人:"好的。"

【拔管前准备】揭开小胶布,揭去敷贴,关闭调节器。

【拔管】将无菌棉签轻轻放于病人穿刺点上方,迅速拔出留置针,按压穿刺点至无出血为止。

【再次核对病人】再次核对医嘱执行单、腕带、床头卡上的床号、姓名。

【整理】协助病人取舒适体位,清理床单位。

【健康宣教】

护士:"刘大爷,我已经拔出静脉留置针,请您按压这里片刻至无出血为止。请不要揉。"

病人:"好。"

【致谢】

护士:"刘大爷,谢谢您的配合!"

病人:"不用谢!"

【处置用物】按《医院感染管理办法》有关规定,分类处置用物。

【洗手】按有关规定洗手。

【记录】记录病人停止使用静脉留置针的时间、病人全身及局部情况等,操作者签名。

注意事项

1. 使用静脉留置针输液时,必须严格遵循无菌技术操作原则。
2. 此操作消毒病人皮肤的范围较密闭式静脉输液法大,直径在8 cm左右。
3. 在满足病人输液的情况下,尽量选择最小、最短的留置针。
4. 能下地活动的病人,静脉留置针避免保留于下肢,以免由于重力作用造成回血,堵塞套管。
5. 密切观察病人生命体征的变化及局部情况。每次输液前后,均应检查穿刺部位及静脉行走方向有无红肿,并询问病人有无疼痛等不适。若有异常情况,应及时拔除留置针,并做相应处理。
6. 外周浅静脉导管留置时间为3～5天,不超过7天。

图解实训要点

静脉留置针输液法(密闭式)相关操作示例如图36-1至图36-8所示。

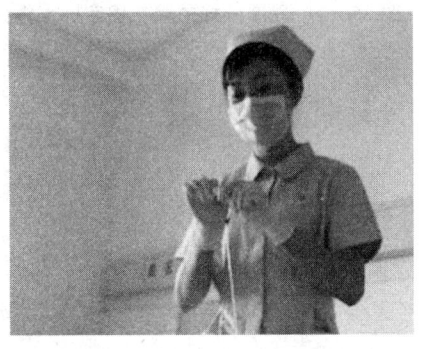

图36-1 取出、调整留置针

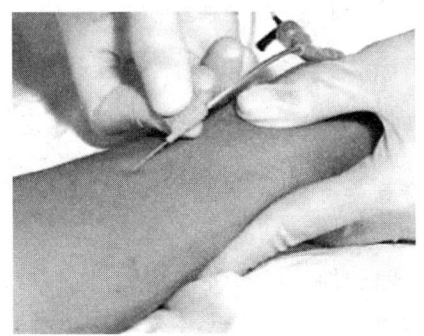

图36-2 手持留置针针翼穿刺

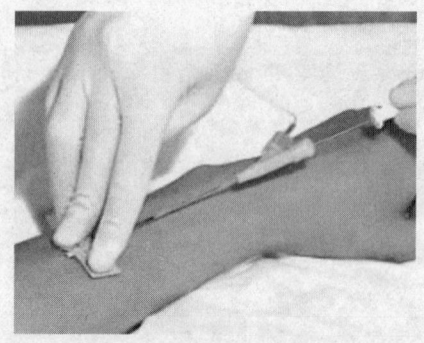

图36-3 固定留置针针翼

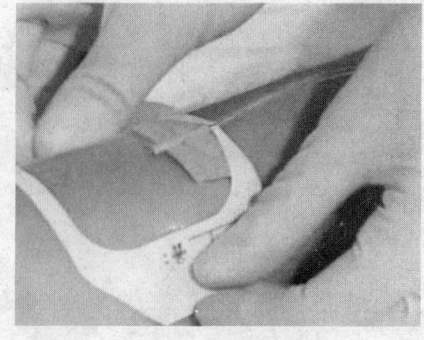

图36-4 贴敷贴

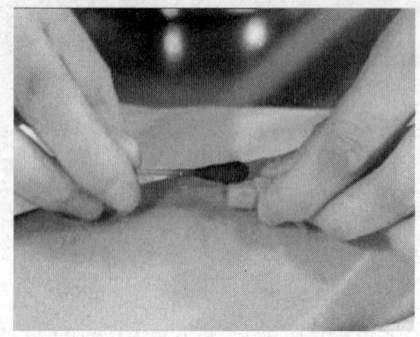

图36-5 消毒肝素帽

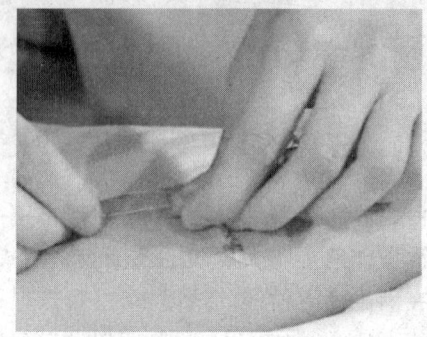

图36-6 插入头皮针头

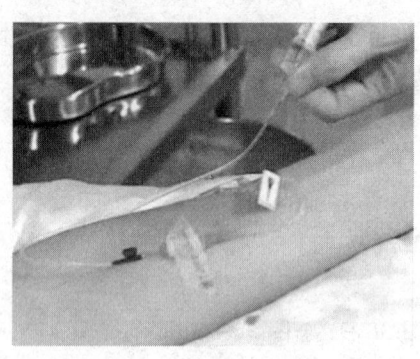

图36-7 推注封管液

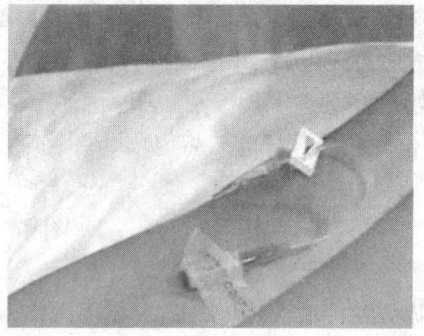

图36-8 用准备好的胶布固定肝素帽

操作考核评分标准

1. 考核要求
(1) 分值:100分。
(2) 考核时间:15分钟。
2. 出现以下情况之一,本题按零分计
(1) 违背无菌原则2次及以上。
(2) 操作前、中、后未进行核对。
(3) 输液装置中有大量空气未发现,并拟进行穿刺。

（4）操作不熟练,超过规定时间3分钟及以上。

3.**有创新** 不违反操作原则,能提高操作质量、缩短操作时间,加5分。该创新处与操作评分标准不一致时不扣分。

4.**评分标准** 见表36。

表36 静脉留置针输液法(密闭式)操作评分表

班级：　　　　　　　　　　　　　　　　　　　　　　　　　　　　　姓名：

项目		分值	扣分	操作内容
留置针穿刺前准备（30分）	护士准备	2		仪表端庄,衣帽整洁,符合要求
		1		修剪指甲,洗手
		1		戴口罩
		1		语言柔和,态度和蔼
	病人准备	2		核对病人床号、姓名,进行解释
		2		评估病人的病情、意识状态、合作程度
		1		协助排便
	用物准备	1		填写、核对输液卡
		2		根据输液卡备药
		2		根据医嘱核对药物
		2		检查药物、注射器、输液器、棉签、消毒液
		2		抽吸药液手法正确,无污染,药液无浪费,剂量准确
		2		再次核对药液
		1		贴输液卡、套网套、加药
		1		关调节器,插输液器
		2		检查留置针有效期及完整性,准备肝素帽
		1		（口述）留置针留置时间
		2		备齐用物,携至床边（少一项扣1分,扣完为止,不倒扣分）
	环境准备	2		环境安静、整洁,停止清扫、换单,减少走动（口述）,注意保暖,备输液架
留置针穿刺操作（30分）	核对病人、药物	1		核对病人、药物
	排气	1		排气方法正确,不浪费药液
		1		排气成功,茂菲滴管内液面达1/2～2/3
		1		关闭调节器,滴管下端输液管中无空气
	安置体位	1		病人体位正确
	选择注射部位	1		注射部位恰当
	扎止血带、嘱握拳	1		在病人欲穿刺部位上方约6cm处扎止血带,止血带尾端远离输液区；嘱病人握拳
	定位	1		所选静脉无异常
	松止血带、嘱松拳	1		松开止血带,嘱病人松拳
	调整输液架	1		高度合适

续表

项目		分值	扣分	操作内容
留置针穿刺操作（30分）	备胶布	1		备适当长度胶布,写上病人姓名、操作日期和时间
	消毒皮肤	2		消毒病人欲穿刺部位皮肤,直径8 cm左右,手法正确
	扎止血带	1		扎止血带方法正确
	再次核对	1		核对病人、药物
	调整留置针	1		取出留置针,连接肝素帽及输液头皮针
		1		再次排气
		2		去除针套,松动外套管,转动针芯,检查留置针是否完好
	进针	2		针头与病人皮肤呈15°～30°角穿刺,见回血后,降低角度再将穿刺针推进0.2 cm
	三松一固定	2		松开留置针双翼,左手示指和中指固定留置针双翼,右手拔出针芯0.2～0.3 cm
		2		左手将外套管全部送入病人静脉,右手松开止血带,拔出针芯
		2		左手固定针柄,右手松输液调节器,嘱病人松拳
	调速、观察	1		输液速度适当,观察病人局部和全身情况
	撤出用物	1		撤出用物
	再次核对	1		核对病人、药物
留置针穿刺整理（10分）	清理	2		协助病人穿好衣裤,取舒适卧位,整理床单位
	健康宣教	2		指导病人及家属输液期间注意事项
	致谢	1		语言柔和
	处置用物	2		按规定分类处置用物
	洗手	1		按有关规定洗手
	记录	2		在输液卡上记录病人使用留置针时间、输液开始时间、药名、剂量、滴速、病人全身及局部情况等,操作者签名
封管操作（10分）	备封管液	1		浓度准确
		1		封管维持时间(口述)
	核对、解释	1		核对病人及药物,进行解释
	关闭调节器	1		手法正确
	消毒肝素帽	1		常规消毒
	推注封管液	1		手法正确
	夹管	1		手法正确
	固定肝素帽	1		用备好的胶布固定肝素帽
		1		肝素帽高于导管头端
	记录	1		记录封管时间等,操作者签名

续表

项目		分值	扣分	操作内容
再次输液操作（11分）	病人准备	1		符合要求
	消毒	2		常规消毒肝素帽
	松夹	2		松开留置针延长管上小夹
	推注生理盐水	2		先抽回血,再推注 5～10 ml 生理盐水
	核对病人、药物	1		核对病人、药物
	输液	2		插入头皮针,打开调节器
	再次核对、整理	1		核对病人、药物,整理床单位
拔管操作（4分）	病人准备	1		核对病人床号、姓名,进行解释
	拔管前准备	1		揭开胶布,关闭调节器
	拔管	1		按压至无出血
	核对病人、药物,整理	1		核对病人、药物,整理床单位
评价（5分）	总体评价	1		态度认真,护患沟通有效,操作中体现对病人的关心
		1		操作熟练、规范
		1		动作轻柔,无多余动作
		1		严格遵守查对制度和无菌原则
		1		在规定时间内完成操作(每超1分钟扣0.5分)
累计得分：				考核者签名：

（黄弋冰）

实训 37　间接输血法

实 训 要 求

1. 明确输血目的。
2. 遵守输血查对制度和无菌原则。
3. 用物准备齐全,放置合理有序。
4. 输血操作正确、熟练、规范。
5. 熟知输血的注意事项及发生不良反应后的处理原则。
6. 能与病人有效沟通,体现人文关怀。

实 训 要 点

一、目的

1. 补充病人血容量,提高病人血压。
2. 补充病人血小板和各种凝血因子。
3. 补充病人抗体、补体等,增强机体免疫功能。
4. 纠正病人贫血,改善病人营养状况。
5. 进行换血治疗。

二、适用范围

1. 失血、失液引起的血容量不足或休克病人。
2. 严重贫血、凝血功能障碍病人。
3. 严重感染、免疫力缺乏病人。

三、用物

1. 同"静脉输液法(密闭式)",但以输血器代替输液器(输血器的茂菲滴管内有滤网);血液制品(根据医嘱执行单准备)、生理盐水溶液。
2. 酌情备好输液架、夹板和绷带。

四、操作流程

【案例】31 床病人,王强,男,30 岁,因受伤急诊入院,初步诊断为左上肢骨折,失血性休克,体检:血压 76/50 mmHg,心率 120 次/分,表情痛苦,神志清楚,四肢湿冷,医嘱立即输血600 ml。请问:护士应该怎样为其实施间接输血?

【护士准备】仪表端庄,衣帽整洁,修剪指甲,洗手,戴口罩。

【输血前准备】

|备血| 根据医嘱认真填写输血申请单,贴标本试管。抽取病人静脉血标本2 ml,将血标本和输血申请单一起送血库做血型鉴定和交叉配血试验。

|取血查对| 凭取血单到血库取血,与血库人员进行"三查"(查血液的有效期、血液的质量及血液包装是否完好)、"八对"(对受血者的床号、姓名、住院号、血袋/瓶号、血型、交叉配血试验结果、血液种类、血量),确认血液没有过期,核对者在交叉配血试验单上签名。

|保护血液| 勿振荡血液,勿加温血液,如为库血,在室温下放置15~20分钟后再输入。

【病人准备】

|核对| 核对输血卡、腕带、床头卡上的床号、姓名。

|告知| 让病人及家属了解输血的目的、方法和注意事项,取得配合。告知病人输血时若有不适请及时告诉护士。

|评估| 评估病人年龄、意识状态、生命体征、病情、合作程度、血液循环状况、外周静脉状况、心理状况等,评估病人既往病史、输血史、血型等,评估病人有无心肺疾病等。

> 护士(持输血卡来到病人床前,查看床号,确认无误):"31床病人,您好,我是您的床位护士,我叫×××,请问您叫什么名字?"
> 病人:"我叫王强。"
> 护士:"王大哥,您好,由于您外伤失血过多,目前血压偏低,心率较快,医嘱立即输血600 ml,增加您的有效循环血量,您愿意配合吗?"
> 病人:"愿意。"
> 护士(评估病人情况):"王大哥,您以前输过血吗?是什么血型?"
> 病人:"我是B型血。"
> 护士:"您现在需要我协助您排便吗?"
> 病人:"不需要。"
> 护士:"我去准备用物,马上过来为您输血。"
> 病人:"好的。"

【用物准备】

(1) 两名护士再次按照"三查八对"内容逐项核对血液。在输血卡上写输血开始时间,核对者签名。

(2) 检查血液质量。

(3) 备齐用物,携至床边。

【环境准备】病室内清洁,无清扫、换单、大量人员走动等扬尘活动。病室环境安静,光线和空间适宜,必要时关闭门窗。

【核对病人】核对输血卡、腕带、床头卡上的床号、姓名。

护士:"请问 31 床病人,您叫什么名字?"
　　病人:"我叫王强。"
　　护士:"王大哥,我现在为您输血,可以吗?"
　　病人:"可以。"

【安置体位】协助病人取舒适卧位。
【建立静脉通道】按"周围静脉输液法(密闭式)"中相应流程方法建立静脉通道。
【输入生理盐水】按"周围静脉输液法(密闭式)"中相应流程方法输入少量生理盐水。
【摇匀血液】打开贮血袋外封口,取出贮血袋,将血液轻轻摇匀。
【再次核对病人】核对病人,确认无误。
【连接血袋】常规消毒贮血袋塑料管,将输血器针头从生理盐水瓶中拔出,插入贮血袋塑料管内,缓慢将血袋倒挂于输液架上。剩余生理盐水无菌保存。
【控制速度】开始 15 分钟宜慢,不超过 20 滴/分钟;然后观察 10～15 分钟,如病人无不适反应,再根据其年龄、病情调速,成人一般 40～60 滴/分钟,儿童酌减。对年老体弱、严重贫血、心衰病人应慎重,速度宜慢。
【密切观察】加强巡视,严密观察,注意病人有无输血反应并及时处理。

　　护士:"王大哥,您现在感觉怎么样?"
　　病人:"还好。"
　　护士:"请您不要随意调节输血速度,不要压到输血管,输血过程中您若有什么需求或不适反应,请及时告诉我,好吗?"
　　病人:"好的。"

【输入生理盐水】输血结束,再继续输入生理盐水,直到输血器内的血液全部输入病人体内。
【拔针】同"周围静脉输液法(密闭式)",但按压时间要长,至不出血为止。
【再次核对病人】再次核对病人。
【整理】协助病人取舒适卧位,整理床单位,清理用物。
【健康宣教】

　　护士:"王大哥,输血已经结束,这是床旁呼叫器,您若有什么不舒服请按铃呼叫我们,我们也会经常过来看您的。另外,此次给您输入的血液是 B 型血。"
　　病人:"好的,知道了。"

【致谢】

　　护士:"王大哥,谢谢您的配合!"
　　病人:"不用谢!"

【处置用物】按《医院感染管理办法》有关规定,分类处置用物。
【洗手】按有关规定洗手。
【记录】记录病人输血开始时间、结束时间、输血量、种类、血型、血袋号、有无输血反应等,操作者签名。

注意事项

1. 严格遵循无菌技术操作原则及查对制度,输血前必须经两人查对后方可输入。
2. 采集血标本须根据医嘱及输血单,一次只能采集一个人的血标本,严禁同时采集两个或两个以上病人的血标本。
3. 库存血输入前必须认真检查其质量。正常库存血分两层:上层为血浆呈淡黄色、半透明,下层为红细胞呈均匀暗红色,两层界限清楚,无凝块。
4. 输血前后及输两袋血液之间,应输入少量生理盐水,以免发生不良反应。
5. 血制品中不能随意加入其他药物,以防血制品变质,出现血液凝集或溶解。
6. 冷藏血制品不能加温,以免血浆蛋白凝固变性而引起不良反应。
7. 严禁同时携带两名以上病人的血液进行输注。
8. 加压输血时,必须有专人看护,以防血液输完后空气栓塞。
9. 输血过程中要加强巡视,注意倾听病人的主诉,观察病人有无输血反应。如病人发生严重反应,必须立即停止输血,及时通知医生,配合抢救,并保留余血以便检查分析原因。

图解实训要点

间接输血法相关操作示例如图 37-1 至图 37-3 所示。

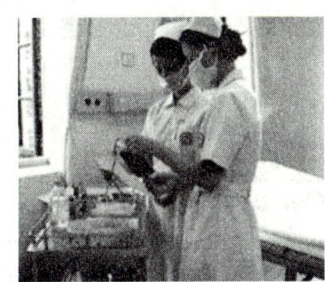 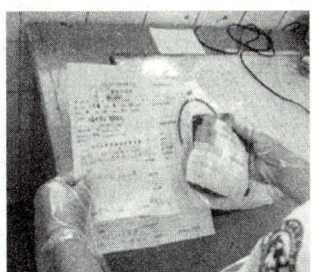 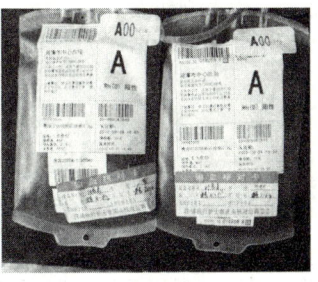

图 37-1　两人核对　　图 37-2　进行"三查八对"　　图 37-3　血制品不能加温、加药、振荡

操作考核评分标准

1. **考核要求**
(1) 分值:100 分。
(2) 考核时间:4 分钟。

2. **出现下列情况之一,本题按零分计**
(1) 未核对病人、血型等。
(2) 未进行无菌操作。

3. **有创新**　不违反操作原则,能提高操作质量、增进病人舒适,加 5 分。该创新处与操作评分标准不一致时不扣分。

4. **评分标准**　见表 37。

表37 间接输血法操作评分表

班级：　　　　　　　　　　　　　　　　　　　　　　　　姓名：

项目		分值	扣分	操作内容
准备 (25分)	护士准备	1 1 1 1		仪表端庄,衣帽整洁,符合要求 修剪指甲,洗手 戴口罩 语言柔和,态度和蔼
	输血前准备	4 4		填申请单,贴试管,抽取血标本做血型鉴定、交叉配血试验 从血库取血,与血库人员核对血液,核对者在交叉配血试验单上签名
	病人准备	2 2		核对病人床号、姓名,进行解释,协助排尿 评估病人的病情、意识状态、合作程度、输血史、血型等
	用物准备	4 2 2		两名护士再次核对血液,在输血卡上写输血开始时间,核对者签名 检查血液质量 备齐用物,携至床边(少一项扣1分,扣完为止,不倒扣分)
	环境准备	1		环境安静、整洁,光线明亮,停止清扫、换单,减少走动(口述)
操作 (55分)	核对病人	3		核对输血卡、腕带、床头卡上的床号、姓名
	安置体位	2		协助病人取舒适体位
	建立静脉通道	2		手法正确
	输入生理盐水	5		手法正确
	摇匀血液	5		将血液轻轻摇匀
	再次核对病人	3		核对病人
	连接血袋	5 5 5		常规消毒贮血袋塑料管,插入输血器针头 缓慢将贮血袋倒挂于输液架上 控制输血速度
	密切观察	10		观察病人病情,倾听病人主诉,注意病人有无输血反应
	输血结束	5 2		继续输少量生理盐水 拔针
	再次核对病人	3		再次核对病人
整理 (10分)	清理	2		协助病人取舒适卧位,整理床单位
	健康宣教	2		指导病人及家属输血后注意事项
	致谢	1		语言柔和
	处置用物	2		按规定分类处置用物
	洗手	1		按有关规定洗手
	记录	2		记录病人输血开始时间、结束时间、输血量、种类、血型、血袋号、病人有无输血反应等,操作者签名
评价 (10分)	总体评价	2 2 2 2 2		态度认真,护患沟通有效,操作中体现对病人的关心 操作熟练、规范 动作轻柔,无多余动作 严格遵守查对制度和无菌原则 在规定时间内完成操作(每超1分钟扣0.5分)
累计得分：				考核者签名：

（孙学华　蒋何娟）

实训 38　氧气雾化吸入法

实训要求

1. 明确氧气雾化吸入的目的和注意事项，能够概述氧气雾化吸入器的构造、原理。
2. 遵循查对制度，严格执行标准预防、安全给药原则。
3. 用物准备齐全，放置合理有序。
4. 能规范、熟练地实施氧气雾化吸入操作，动作稳重、轻柔、有序。
5. 能及时有效地观察病人面色、呼吸及病情变化。
6. 关爱病人，护患沟通有效，满足病人身心需要。

实训要点

一、目的

1. 改善病人通气功能，解除病人支气管痉挛。
2. 预防和控制病人呼吸道感染。
3. 稀释病人痰液，促进咳嗽。

二、适用范围

1. 呼吸道湿化不足、痰液黏稠、气道不畅、气管切开术后病人。
2. 呼吸道感染、肺脓肿、肺结核、支气管哮喘、胸部手术前后病人。
3. 支气管哮喘、喘息性支气管炎病人。

三、用物

1. 氧气雾化吸入装置（雾化器）1 套、氧气装置一套。
2. 遵医嘱准备药物。常用药物有：庆大霉素、氨茶碱、舒喘灵、地塞米松、α-糜蛋白酶等。
3. 医嘱执行单、注射器、盛有漱口液的治疗碗、吸水管、弯盘、治疗巾或干毛巾。

四、操作流程

【案例】23 床病人，李旭东，男，65 岁。慢性支气管炎伴感染、咳嗽，有痰不易自行咳出，医嘱给予氧气雾化吸入。请问：护士应该怎样为其施行氧气雾化吸入？

【护士准备】仪表端庄，衣帽整洁，修剪指甲，洗手，戴口罩。

【病人准备】

核对　核对医嘱执行单、腕带、床头卡上的床号、姓名。

告知　让病人及家属了解雾化吸入的目的、方法、注意事项及病人可能出现的不适，征得病人及家属的同意，取得配合。告知病人雾化吸入时若有不适请告诉护士。

评估　评估病人年龄、意识状态、生命体征、病情、呼吸困难程度、排痰情况，注意病人面部及口腔黏膜有无感染、溃疡等，了解病人过敏史、用药史、药物不良反应史，了解病人心理状态及配合能力。

> 护士(持医嘱执行单来到病人床前，查看床号，确认无误)："23床病人，您好，我是您的床位护士，我叫×××。您能告诉我您的名字吗？"
>
> 病人："我叫李旭东。"
>
> 护士："李大爷，因为您咳嗽、痰多，痰不易咳出来，医嘱给您做雾化吸入。您以前做过雾化吸入吗？"
>
> 病人："没有，做这个难受吗？"
>
> 护士："请您不要紧张，雾化吸入就是将药液变成雾状，随着您的呼吸进入呼吸道，达到止咳、消炎、祛痰的作用。这项操作没什么痛苦，在操作中您若有不适请及时告诉我。您愿意配合吗？"
>
> 病人："愿意。"
>
> 护士(评估病人情况)："李大爷，请您稍候，我去准备一下物品，马上过来为您操作。"

【用物准备】检查氧气装置、氧气雾化器及其部件无漏气。备齐用物，携至床边。

【环境准备】病室内清洁，无正进行的清扫、换单、大量人员走动等扬尘活动。保持环境安静、整洁，避免明火，做到"四防"。病室温、湿度适宜。

【核对病人】核对医嘱执行单、腕带、床头卡上病人的床号、姓名，核对药物。

> 护士："请问23床病人，您叫什么名字？"
>
> 病人："我叫李旭东。"

【安置体位】协助病人取合适体位(酌情取半坐卧位或坐位)，颌下铺治疗巾或干毛巾。

> 护士："李大爷，我扶您坐起来，好吗？"
>
> 病人："好的。"

【漱口】协助病人漱口。

> 护士："李大爷，请您漱漱口，好吗？"
>
> 病人："好的。"

【连接装置】

备氧气装置　按"氧疗法"要求装好氧气表、湿化瓶(勿放水)。

加药液　遵医嘱抽吸药液，稀释，注入雾化器的储药瓶(不超过规定刻度)。

连接　将雾化器与氧气装置连接。

调节　调节氧气流量至6~8 L/min，检查雾量情况。

【再次核对】再次核对病人和药物。

【开始雾化】将口含嘴放入病人口中(或用面罩罩住病人口鼻),指导病人做深长吸气后屏气1~2秒,再轻轻呼气。雾化量、时间适宜(5 ml 药液10~15分钟)。

护士:"李大爷,现在我把雾化器口含嘴放到您的口中,请您手持雾化器,双唇包住口含嘴,做深长吸气后屏气1~2秒,再轻轻呼气。用口吸气,用鼻呼气,你感觉雾量合适吗?"

(病人微微点头表示合适)

【观察】观察雾量大小,注意病人用药后面色、神志、心率、呼吸、紫绀、痰鸣音等情况。

护士:"在雾化过程中,请您和您的家人不要随意调节氧气量的大小,如果您想咳嗽,请将口含嘴取出,咳嗽后再含上。"

(病人微微点头表示同意)

【结束雾化】药液吸完后,取出雾化器口含嘴(或面罩),关闭氧气开关。撤下治疗巾,擦净病人面部。

【再次核对】再次核对病人和药物。

【拍背】轻轻拍病人后背。

【指导排痰】指导病人有效咳嗽、排痰。

护士:"李大爷,请您现在深吸气后屏气3秒,然后用力咳嗽、排痰,好吗?"

病人:"好。"

【漱口】协助病人漱口,擦净病人面部。

【观察】观察病人排痰量。

【整理】协助病人取舒适卧位,整理床单位。

【健康宣教】

护士:"李大爷,您平时还要注意多饮水,饮食宜清淡。我把呼叫器放在您的床头,您若有事可以随时呼叫我,我也会经常来看您的。请您好好休息。"

病人:"好的。"

【致谢】

护士:"李大爷,谢谢您的配合!"

病人:"不用谢!"

【处置用物】按《医院感染管理办法》有关规定,分类处置用物。

【洗手】按有关规定洗手。

【记录】记录病人雾化吸入开始时间、持续时间、所用药物名称、剂量,雾化吸入后病人排痰量、颜色、性状及不良反应等,操作者签名。

注 意 事 项

1. 严格执行查对制度及消毒隔离制度。雾化器口含嘴应专人专用。
2. 使用雾化器前检查连接是否完好,有无漏气。
3. 注意用氧安全,严禁接触烟火、易燃品。氧气湿化瓶内勿盛水,调节氧气流量至6~8 L/min。

4. 遵医嘱加药稀释,药量不超过雾化器储药瓶的最大容量。

5. 雾化吸入过程中观察病人病情变化,若病人出现不适应及时处理。若病人感到疲惫,可以休息一会,再进行雾化吸入,直到药液吸完为止。

图解实训要点

氧气雾化吸入法相关操作示例如图 38-1 至图 38-4 所示。

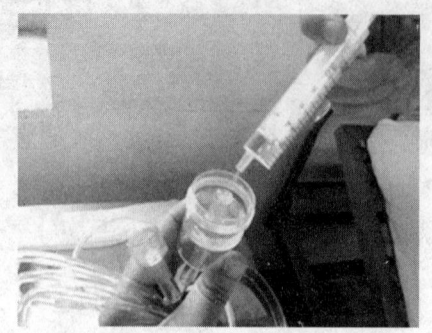
图 38-1 遵医嘱向储药瓶内加药

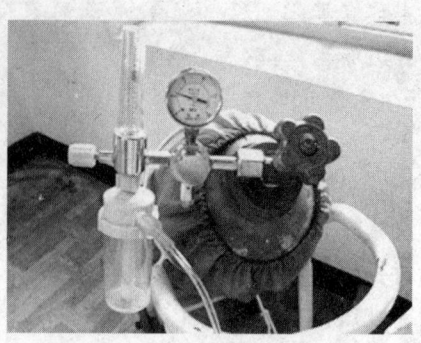
图 38-2 氧气湿化瓶内勿放水

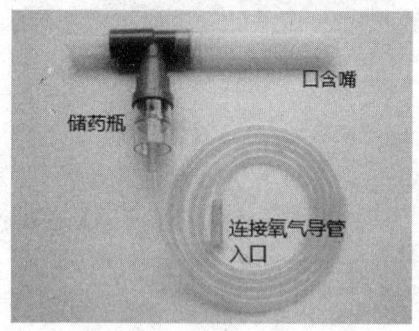
图 38-3 氧气雾化吸入装置

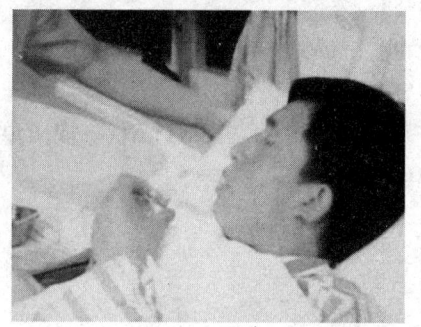
图 38-4 雾化吸入

临床新进展

目前临床儿科常用的面罩式氧气雾化器如图 38-5 所示。

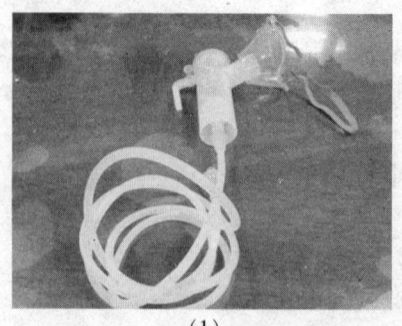
(1)

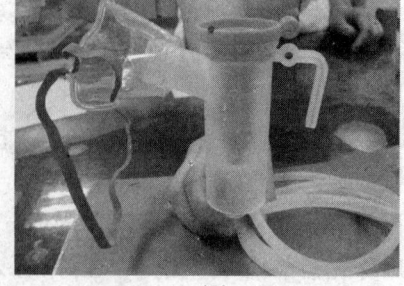
(2)

图 38-5 面罩式氧气雾化器

操作考核评分标准

1. **考核要求**
(1) 分值:100分。
(2) 考核时间:5分钟。

2. **出现以下情况之一,本题按零分计**
(1) 操作不熟练,超过规定时间3分钟及以上。
(2) 严重违反操作规程,不注意用氧安全。

3. **有创新** 不违反操作原则,能提高操作质量、缩短操作时间,加5分。该创新处与操作评分标准不一致时不扣分。

4. **评分标准** 见表38。

表38 氧气雾化吸入法操作评分表

班级: 姓名:

项目		分值	扣分	操作内容
准备 (20分)	护士准备	2		仪表端庄,衣帽整洁,符合要求
		1		修剪指甲,洗手
		1		戴口罩
		1		语言柔和,态度和蔼
	病人准备	2		核对病人,进行解释
		2		评估病人的病情、意识状态、合作程度及排痰情况等
	用物准备	3		检查氧气装置无漏气
		2		检查氧气雾化器及其部件
		2		备齐用物,携至床边(少一项扣1分,扣完为止,不倒扣分)
	环境准备	1		环境安静、整洁,停止清扫、换单,减少走动(口述)
		3		符合用氧安全要求
操作 (60分)	核对病人	2		核对病人
	安置体位	2		病人体位合适,颌下铺巾
	漱口	2		协助病人漱口方法正确
	连接装置	5		按要求装好氧气表、湿化瓶,检查是否漏气
		5		雾化器与氧气装置连接正确
		5		遵医嘱准备药物,稀释
		5		储药瓶内药液量准确
		5		调节流量(雾量)
	再次核对	2		再次核对病人、药物
	开始雾化	5		将口含嘴含入病人口中,指导病人做深呼吸方法正确
		5		雾化量、时间适宜(5 ml药液10~15分钟)
	观察	2		病人用药反应

续表

项目		分值	扣分	操作内容
操作 (60分)	结束雾化	2 2		取下口含嘴(或面罩),关闭氧气开关 撤下治疗巾,擦净病人面部
	再次核对	2		再次核对病人、药物
	拍背	2		轻拍病人后背
	指导排痰	2		指导病人有效咳嗽、排痰
	漱口	2		协助病人漱口,擦净病人面部
	观察	3		病人排痰量
整理 (10分)	清理	1		协助病人取舒适卧位,整理床单位
	健康宣教	2		指导病人如何促进痰液排出
	致谢	0.5		语言柔和
	处置用物	2 2		口含嘴、雾化罐、螺纹管的消毒方法正确(口含嘴专用) 按规定分类处置其他用物
	洗手	0.5		按有关规定洗手
	记录	2		操作起始时间,药物名称、剂量,雾化液量,病人反应及其治疗效果等,操作者签名
评价 (10分)	总体评价	2 2 2 2 2		态度认真,护患沟通有效,操作中体现对病人的关心 操作熟练、规范 动作轻柔 严格遵守查对制度及消毒隔离制度 在规定时间内完成操作(每超1分钟扣0.5分)
累计得分:				考核者签名:

(黄丽君)

实训39 电动吸引器吸痰法

实训要求

1. 明确电动吸引器吸痰法的目的和注意事项。了解电动吸引器的构造、作用原理及安全维护。
2. 严格执行标准预防原则、安全原则,避免交叉感染。
3. 用物准备齐全,放置合理有序。
4. 能规范、熟练地实施电动吸引器吸痰,动作敏捷、轻柔、有序。
5. 病人无严重不适,未发生缺氧、黏膜损伤等情况。
6. 能有效地观察病人面色、呼吸及病情变化情况。
7. 关爱病人,护患沟通有效,满足病人身心需要。

实训要点

一、目的

1. 清除病人呼吸道分泌物,保持病人呼吸道通畅。
2. 促进病人呼吸功能,改善病人肺通气。
3. 预防病人发生窒息、吸入性肺炎、肺不张等并发症。

二、适用范围

1. 不能有效咳嗽、排痰者。
2. 溺水、大量咯血者。

三、用物

1. **无菌治疗盘内** 治疗碗2只(内盛无菌生理盐水。注明一只吸痰用,另一只冲洗用)
2. **无菌治疗盘外** 一次性吸痰管数根(成人12~14号、小儿8~12号、气管插管者6号)、玻璃接管、无菌手套、纱布、弯盘、盛有消毒液的试管等。
3. 必要时备电动吸引器、多项电插板、压舌板、张口器、舌钳等。

四、操作流程

【案例】32床病人,裴钟伟,男,48岁,胸部术后伤口疼痛,无法自行咳嗽排痰。现痰液堵塞气道,病人呼吸不畅,紫绀明显,医嘱电动吸引器吸痰。请问:护士应该怎样为其实施电动吸引器吸痰?

【护士准备】仪表端庄,衣帽整洁,修剪指甲,洗手,戴口罩。

【病人准备】

告知 让病人及家属了解吸痰的目的、方法和注意事项,取得配合。

评估 评估病人年龄、病情、治疗情况、生命体征、意识状态、排痰能力、呼吸困难程度、是否有人工气道、口鼻黏膜情况、是否有痰鸣音等,评估病人的认知反应及合作程度等。

> 护士(查看床号,确认无误):"32床病人,您好,我是您的床位护士,我叫×××。请问您叫什么名字?"
> 病人:"我叫裴钟伟。"
> 护士:"裴叔叔,您好,您哪里感觉不舒服?"
> 病人:"我有痰咳不出来?一用力咳痰伤口很疼!"
> 护士:"哦,我检查一下!(用听诊器听呼吸音)我现在要用吸引器帮您吸痰!可能有点难受,但我会尽量轻柔操作,您若有不适也请及时告诉我。您愿意配合吗?"
> 病人:"愿意。"
> 护士(评估病人情况):"裴叔叔,我去准备一下物品,马上过来为您用吸引器吸痰。"
> 病人:"好的。"

【用物准备】

(1) 连接并检查吸引器各部件,接通电源,打开开关,检查吸引器性能。

(2) 备齐用物,携至床边。

【环境准备】病室安静、整洁、温、湿度适宜。

【放置试管】将盛有消毒液的试管系于床边。

【安置病人】协助病人将头转向一侧,面向操作者;铺治疗巾于病人颌下;取下病人活动义齿,帮助昏迷病人张口。

> 护士:"裴叔叔,我现在要为您用吸引器吸痰,您能将脸转向我吗?"
> 病人:"可以。"

【调节负压】接通电源,打开吸引器,调节负压,一般成人300～400 mmHg(0.04～0.05 MPa),小儿<300 mmHg(0.04 MPa)。

【检查试吸】

(1) 检查吸痰管有效期和包装。以无菌技术操作法打开吸痰管,暴露吸痰管连接端。

(2) 戴上无菌手套。

(3) 连接吸痰管与吸引器,试吸少量生理盐水,检查吸痰管是否通畅及负压大小。

【抽吸痰液】

> 护士:"裴叔叔,我现在要给您插吸痰管了,请您不要紧张,尽量放松。"
> 病人:"好。"

插管 护士一手(清洁手)反折吸痰管末端,另一手(无菌手)将吸痰管插至病人口咽部(10～15 cm),放松吸痰管末端,开始抽吸。

⎡方法⎤ 左右旋转,向上提拉,由浅入深;动作轻柔,吸尽痰液。每次吸痰时间应小于15秒,以免病人缺氧。

⎡顺序⎤ 一般病人顺序:口(鼻)腔→咽部→气管;气管切开病人顺序:气管切开处→口(鼻)部。

【处理吸痰管】吸痰管退出时,用生理盐水冲吸。翻转手套将吸痰管包裹,丢入医疗垃圾袋内。擦净溅到病人脸上的分泌物。

【关闭吸引器】关闭吸引器。

【观察】观察病人吸出物的性状及黏膜是否损伤,注意病人面色、神志、心率、呼吸、紫绀、痰鸣音等情况,倾听病人主诉。

> 护士:"裴叔叔,我已经为您吸出部分痰液,您现在感觉怎么样?"
> 病人:"呼吸舒畅多了。"

【整理】协助病人取舒适卧位,整理床单位。

【健康宣教】

> 护士:"裴叔叔,以后您要多喝水,尽量改变体位,这样有利于痰液排出。另外,咳痰时请您用手按压伤口,尽量自己把痰咳出来。"
> 病人:"好的。"

【致谢】

> 护士:"裴叔叔,谢谢您的配合!"
> 病人:"不用谢!"

【处置用物】按《医院感染管理办法》有关规定,分类处置用物。吸痰导管末端(玻璃接管)插入盛有消毒液的试管内浸泡。

【洗手】按有关规定洗手。

【记录】记录病人吸痰时间及痰液颜色、性状、量等,操作者签名。

注意事项

1. 吸痰前检查电动吸引器性能及连接是否正确。贮液瓶内液体不得超过2/3。
2. 吸痰动作轻柔。吸痰管粗细适宜,负压适宜,插管时不可有负压,以免损伤病人呼吸道黏膜。
3. 严格执行无菌操作,吸痰管每次更换,吸痰用物每天更换1~2次。持吸痰管的手必须保持无菌,另一手保持清洁。
4. 吸痰前后给予病人高浓度氧气吸入,避免病人在吸痰过程中发生低氧血症。
5. 病人痰液黏稠时可配合叩击、雾化吸入等措施,提高吸痰效果。
6. 为昏迷病人吸痰时,应先用压舌板或开口器开启病人口腔后,再吸痰。

图解实训要点

电动吸引器吸痰法相关用物及操作示例如图 39-1 至图 39-4 所示。

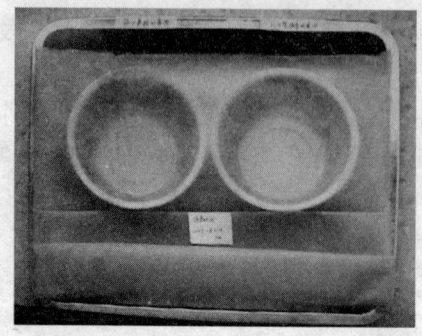

图 39-1　无菌治疗盘内 2 只治疗碗

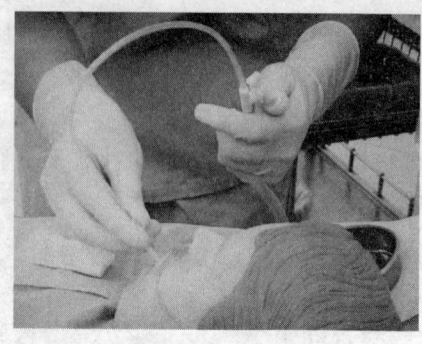

图 39-2　动作轻柔

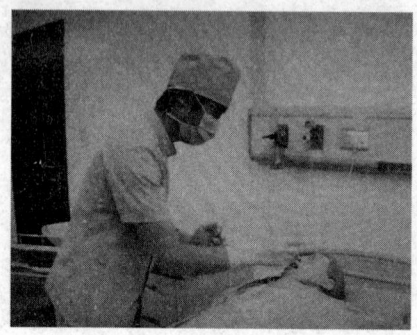

图 39-3　一手反折管,一手插管

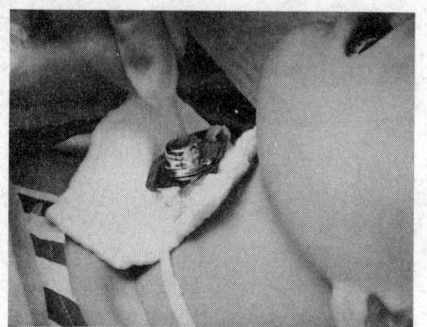

图 39-4　严格执行无菌操作

操作考核评分标准

1. 考核要求
(1) 分值:100 分。
(2) 考核时间:4 分钟。
2. 出现以下情况之一,本题按零分计
(1) 未严格执行无菌操作。
(2) 违反操作规程,导致吸引器损坏。
(3) 操作不熟练,超过规定时间 3 分钟及以上。
3. 有创新　不违反操作原则,能提高操作质量、缩短操作时间,加 5 分。该创新处与操作评分标准不一致时不扣分。
4. 评分标准　见表 39。

表 39　电动吸引器吸痰法操作评分表

班级：　　　　　　　　　　　　　　　　　　　　　　　　　姓名：

项目		分值	扣分	操作内容
准备 (20分)	护士准备	2 1 1 1		仪表端庄,衣帽整洁,符合要求 修剪指甲,洗手 戴口罩 语言柔和,态度和蔼
	病人准备	1 2 2		核对病人,进行解释,取得配合 评估病人口腔、鼻腔状况及意识状态、合作程度 评估病人排痰能力及痰鸣音情况
	用物准备	2 2 2 2		吸痰管选择正确(粗细适宜) 检查吸痰器性能 导管连接正确,试吸导管通畅 备齐用物,携至床边(少一项扣1分,扣完为止,不倒扣分)
	环境准备	1 1		环境安静、整洁、温、湿度适宜 停止清扫、换单,减少走动(口述)
操作 (50分)	放置试管	1		试管系于床边
	安置病人	2 2		协助病人将头转向操作者,铺治疗巾于病人颔下 取下病人活动义齿,帮助昏迷病人张口
	调节负压	5		接通电源,打开吸引器,调节负压
	检查试吸	2 5		检查吸痰管 连接吸痰管,试吸生理盐水
	抽吸痰液	5 5 5 5		插管:一手反折吸痰管末端,一手插管,放松吸痰 一般病人顺序:口(鼻)腔→咽喉→气管(由浅入深);气管切开病人顺序:气管切开处→口(鼻)腔 手法:左右旋转,向上提拉 每次吸痰时间小于15秒,病人无严重呛咳、缺氧等
	处理吸痰管	5 2		生理盐水冲吸痰管 翻转手套将吸痰管包裹,丢入医疗垃圾袋内
	观察	2 2 2		病人呼吸困难、缺氧等症状缓解情况 病人痰鸣音情况 倾听病人主诉

续表

项目		分值	扣分	操作内容
整理 (20分)	清理	2 2		擦净溅到病人脸上的分泌物 协助病人取舒适卧位,整理床单位
	健康宣教	2		指导病人自主排痰的方法
	致谢	2		语言柔和
	处置用物	2 2 2 2		按规定分类处置用物 吸痰器导管末端(玻璃接管)插入盛有消毒液的试管内浸泡 及时倾倒贮液瓶内液体 吸痰用物应每天更换1～2次,吸痰管应每次更换(口述)
	洗手	2		按有关规定洗手
	记录	2		记录病人吸痰时间及吸出液的颜色、性状、量等,操作者签名
评价 (10分)	总体评价	2 2 2 2 2		态度认真,护患沟通有效,操作中体现对病人的关心 操作熟练、规范 动作轻柔 严格遵守查对制度和无菌原则 在规定时间内完成操作(每超1分钟扣0.5分)
累计得分:				考核者签名:

(黄　萍)

实训 40　氧疗法(氧气筒-鼻导管给氧)

实 训 要 求

1. 明确氧疗法的目的和注意事项,了解吸氧装置的构造、作用和原理。
2. 用物准备齐全,放置合理有序。
3. 能规范、熟练地实施鼻导管给氧疗法,动作敏捷、轻稳、有序。
4. 能有效地观察病人面色、呼吸及病情变化。
5. 关爱病人,护患沟通有效,满足病人身心需要。

实 训 要 点

一、目的

提高病人动脉血氧含量及动脉血氧饱和度,纠正或改善病人因缺氧引起的各种症状。

二、适用范围

1. 缺氧病人,病情危重病人。
2. 分娩产程过长或胎心异常者。

三、用物

1. 氧气筒。
2. 治疗盘内　医嘱执行单、鼻导管、氧气管、玻璃接管、小药杯(内盛冷开水)、棉签、胶布(2~3根)、纱布、别针、弯盘、扳手、氧气表、用氧记录单、笔。

四、操作流程

【案例】7床病人,张宝强,男,72岁,原有慢性阻塞性肺疾病病史,近日因呼吸困难、胸闷、咳嗽、咳痰症状加重入院,医嘱给予持续低流量吸氧。请问:护士应该怎样为其实施氧疗?

【护士准备】仪表端庄,衣帽整洁,修剪指甲,洗手,戴口罩。
【病人准备】

核对　核对医嘱执行单、腕带、床头卡上的床号、姓名。

告知　让病人及家属了解低流量、低浓度持续吸氧的目的、方法及注意事项,取得配合。告知病人吸氧时若有不适请告诉护士。

|评估| 评估病人年龄、意识状态、生命体征、病情、合作程度，评估病人缺氧程度。

　　护士（持医嘱执行单到病人床前，查看床号，确认无误）："7床病人，您好，我是您的床位护士，我叫×××。请问您叫什么名字？"

　　病人："我叫张宝强。"

　　护士："张大爷，您好，您现在感到呼吸困难、胸闷，很不舒服，医嘱给您吸氧，吸氧就是将一根细导管插入您一侧鼻内，并通过这根管子给您输入氧气，目的是缓解您的缺氧症状。在插管的过程中我会尽量轻柔操作，您若有不适也请及时告诉我。您愿意配合吗？"

　　病人："愿意。"

　　护士（评估病人情况）："张大爷，我去准备一下物品，马上过来给您吸氧。"

　　病人："好的。"

【用物准备】若用氧气筒供氧，在病室外装上氧气表。备齐用物，携至床边。

（一）装氧气表

|吹尘| 将氧气表总开关逆时针打开，使少量氧气从气门吹出，随即关上。

|装表| 将氧气表和氧气筒的气门衔接并旋紧，使氧气表保持直立。

|装湿化瓶| 湿化瓶内有 1/3～1/2 的湿化液。

|连接氧气管| 连接氧气管。

|检查漏气| 关流量调节阀，开总开关，开流量调节阀，检查有无漏气，关流量调节阀备用。

【环境准备】病室安静、整洁，无火源，温度适宜。做到"四防"，即防震、防火、防热、防油。氧气筒至少距明火5米，距暖气1米。

（二）给　氧

【再次核对病人】再次核对医嘱执行单、腕带、床头卡上病人的床号、姓名。

　　护士："请问大爷，您叫什么名字？"

　　病人："我叫张宝强。"

【清洁鼻腔】选择病人通畅、无疾患侧鼻腔，用蘸有冷开水的棉签清洁。备好胶布。

　　护士："张大爷，我准备现在为您吸氧，好吗？"

　　病人："好。"

　　护士："您有没有哪侧鼻孔不舒服？"

　　病人："没有。"

　　护士："让我看一下。好，我给你清洁一下鼻腔。"

　　病人："好的。"

【接管】连接鼻导管。

【调节氧流量】开流量调节阀，再次检查吸氧装置有无漏气，调节合适的氧流量。

【湿管】湿润鼻导管前端。

【测量】测量鼻导管插入长度，一般为鼻尖至耳垂的 2/3。

【插管】自病人一侧鼻孔轻轻插入鼻导管（鼻尖到耳垂的 2/3），并用胶布固定导管于病人鼻翼及面颊部,再用别针将氧气管固定于大单或枕套上。

> 护士:"张大爷,我现在给您插管,请您放松,不要紧张,我会尽量轻柔操作的。"
> 病人:"好的。"
> 护士:"张大爷,氧气管已经插好了,您难受吗?"
> 病人:"不难受。"

【观察】观察病人吸氧后面色、呼吸、神志和全身反应,倾听病人主诉。

> 护士:"张大爷,我已经给您吸上氧了,您现在感觉怎么样?"
> 病人:"好多了,我感觉没那么憋闷了。"

【再次核对病人】再次核对病人。

【整理】协助病人取舒适体位,整理床单位。

【健康宣教】

> 护士:"张大爷,您患有慢性阻塞性肺疾病,需要予持续低流量吸氧,氧流量过大反而会抑制您的呼吸。我已经根据医嘱给您调节好吸氧流量了,请您在吸氧的过程中不要随意调节氧流量。如果您觉得不舒服或想要去卫生间,请您按铃呼叫我们,我们也会经常过来看您的。因为氧气是易燃气体,请您和您的家人一定注意不要随意搬动氧气筒,不要在病室吸烟,不要将加热器靠近氧气筒。让我们一起注意用氧安全,好吗?"
> 病人:"好的,我知道了。"

【致谢】

> 护士:"张大爷,谢谢您的配合!"
> 病人:"不用谢!"

【处置用物】按《医院感染管理办法》有关规定,分类处置用物。

【洗手】按有关规定洗手。

【记录】记录病人给氧时间、氧流量、病人反应等,操作者签名。

(三)用 氧 时

【观察】观察氧流量是否适当,氧气导管是否通畅,湿化液是否适量,病人缺氧症状是否改善,病人生命体征、神志以及其他方面病情是否好转等,倾听病人主诉。

【换管】每天更换鼻导管、湿化瓶,双侧鼻腔交替插管。

> 护士:"张大爷,您现在感觉怎样了?"
> 病人:"胸闷好多了。"
> 护士:"我现在为您换上清洁的鼻导管和湿化瓶,好吗?"
> 病人:"好。"

(四)停 氧

【核对、解释】停止吸氧前,再次核对病人,并进行解释。

> 护士(持医嘱执行单到病人床前,查看床号,确认无误):"请问大爷,您叫什么名字?"
> 病人:"我叫张宝强。"

护士:"张大爷,您好,您的病情已有所好转,根据医嘱要暂时给您停用氧气,我现在给您拔吸氧管,在拔管过程中我会尽量轻柔操作,您若有不适也请及时告诉我。您愿意配合吗?"

病人:"愿意。"

【拔管】去除胶布、别针,拔出鼻导管,用纱布擦净病人鼻孔。

【整理】协助病人取舒适体位,整理床单位。

【关氧】关流量调节阀,关总开关,开流量调节阀,放完余气,关流量调节阀。

【观察】观察病人生命体征、神志、紫绀等病情变化情况。

【健康宣教】

护士:"张大爷,您的病情虽然有所缓解,但是还要继续注意避免感染,平时应多注意加强呼吸功能锻炼,坚持长期家庭氧疗。"

病人:"好的。"

【致谢】

护士:"张大爷,谢谢您的配合!"

病人:"不用谢!"

【处置用物】按《医院感染管理办法》有关规定,分类处置用物。在病室内取下氧气管、湿化瓶,在病室外卸下氧气表。

【洗手】按有关规定洗手。

【记录】记录病人停氧时间、用氧效果,操作者签名。

注意事项

1. 用氧前检查氧气装置是否通畅,有无漏气。
2. 严格遵守用氧操作规则,注意用氧安全。
(1) 做到"四防":防震、防火、防热、防油。
(2) 氧气筒周围严禁烟火及易燃品,至少距明火 5 米,距暖气 1 米。
(3) 氧气表、螺旋口、氧气管勿带油。
(4) 开氧气表总开关时,避免气门对人。
3. 用氧时,先调流量后应用;停氧时,先拔管后关氧气开关;调节氧流量时,先分开鼻导管后调节。
4. 氧气筒内氧勿用净,至少保留 0.5 MPa(5 kg/cm^2)氧气,以免灰尘进入筒内,再充气时爆炸。
5. 氧气筒应悬挂"满"或"空"标志。
6. 用氧中应注意观察,了解病人用氧效果。

图解实训要点

氧疗法(氧气筒-鼻导管给氧)相关操作示例如图 40-1、图 40-2 所示。

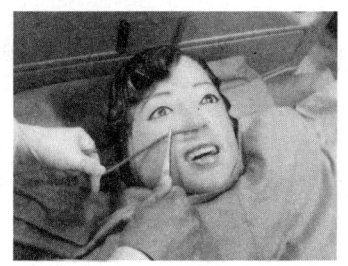
图40-1 测量鼻导管

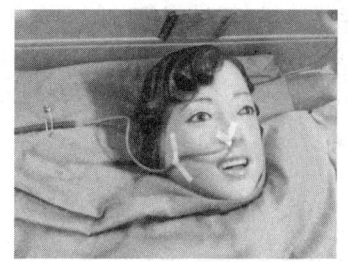
图40-2 固定鼻导管

临床新进展

目前临床使用的新的给氧方式操作起来更方便、更安全,如图40-3至图40-6所示。

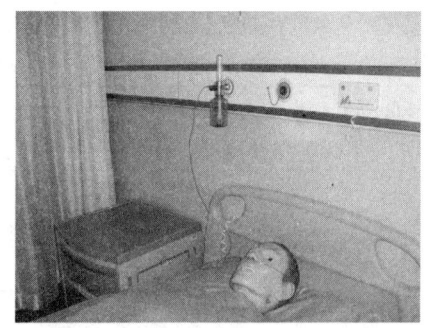
图40-3 中心给氧

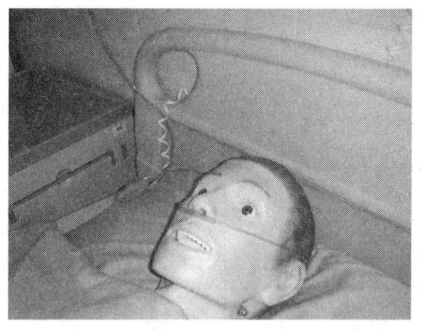
图40-4 鼻塞给氧

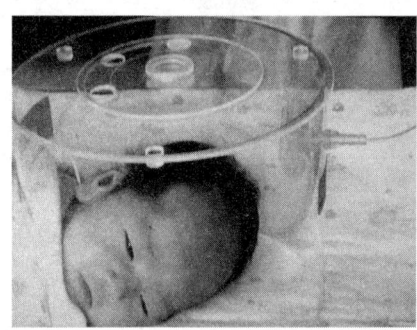
图40-5 氧气头罩给氧

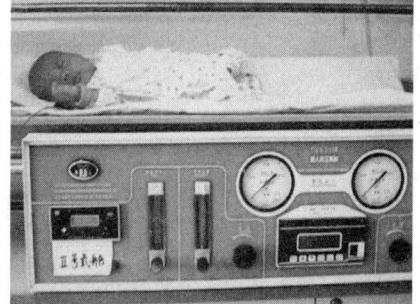
图40-6 高压氧舱

操作考核评分标准

1. 考核要求
(1) 分值:100分。
(2) 考核时间:12分钟(不包括推氧气筒时间)。
2. 出现以下情况之一,本题按零分计
(1) 严重违反操作规程,不注意用氧安全。

(2)操作不熟练,超过规定时间3分钟及以上。

3. **有创新** 不违反操作原则,能提高操作质量、缩短操作时间,加5分。该创新处与操作评分标准不一致时不扣分。

4. **操作评分** 见表40。

表40 氧疗法(氧气筒-鼻导管给氧)操作评分表

班级：   姓名：

项目		分值	扣分	操作内容
准备 (20分)	护士准备	2		仪表端庄,衣帽整洁,符合要求
		1		修剪指甲,洗手
		1		戴口罩
		1		语言柔和,态度和蔼
	病人准备	2		核对病人
		2		进行解释,让病人及家属了解氧疗的目的、方法及注意事项,取得配合
		2		评估病人年龄、意识状态、生命体征、病情、合作程度,评估病人缺氧程度
	用物准备	1		若用氧气筒,在病室外装上氧气表
		3		备齐用物,携至床边(少一项扣1分,扣完为止,不倒扣分)
	环境准备	1		病室安静、整洁,无火源,温度适宜
		2		"四防"(口述)
		2		氧气筒距明火、暖气的距离(口述)
操作 (70分)	装氧气表	2		吹尘
		4		装表手法正确
		2		装湿化瓶
		2		连接氧气管
		4		检查漏气(关流量调节阀,开总开关,开流量调节阀,检查管道连接处有无漏气,关流量调节阀备用)
		2		氧气筒有"满"标志。氧气筒内至少保留0.5 mPa氧气(口述)
	给氧	2		核对病人
		2		冷开水棉签清洁病人鼻腔
		2		连接鼻导管
		2		开流量调节阀,检查有无漏气、是否通畅,调节氧流量
		2		湿润鼻导管前端
		4		测量插管长度
		2		插管并固定
		2		核对病人,观察
		2		协助病人取舒适体位,整理床单位
		2		健康宣教(指导病人安全用氧的注意事项)
		2		致谢
		2		按规定分类处置用物
		2		洗手、记录(用氧的时间、氧流量、病人反应等,操作者签名)
		2		观察氧气导管是否通畅,病人的缺氧症状是否改善
		2		按规定更换导管、湿化瓶

续表

项目		分值	扣分	操作内容
操作 (70分)	停氧	2		核对、解释
		2		拔管
		2		协助病人取舒适体位,整理床单位
		4		关流量调节阀,关总开关,开流量调节阀,放完余气,关流量调节阀
		2		观察病人神志、紫绀、生命体征等病情变化情况
		2		健康宣教
		2		致谢
		4		在病室内取下湿化瓶、氧气管,病室外卸氧气表,用物分类处理
		2		洗手,记录(停氧时间、用氧效果,操作者签名)
评价 (10分)	总体评价	2		态度认真,护患沟通有效,操作中体现对病人的关心
		2		操作熟练、规范
		2		动作轻柔
		2		遵守用氧规则,注意用氧安全
		2		在规定时间内完成操作(每超1分钟扣0.5分)
累计得分:				考核者签名:

(江 蔚)

实训 41　心肺复苏术

实 训 要 求

1. 明确心肺复苏的目的和注意事项。
2. 能迅速、准确地判断病人呼吸、心跳是否停止。
3. 能规范、熟练地实施心肺复苏,动作敏捷、有条不紊。
4. 能熟练地配合医生进行现场其他急救。
5. 能有效地观察病人病情变化。
6. 关爱病人,避免损伤病人。

实 训 要 点

一、目的

1. 当病人呼吸、心跳停止时,迅速建立有效呼吸和有效循环。
2. 保证病人重要脏器的血氧供应,挽救病人生命。

二、适用范围

各种原因导致的呼吸、心跳停止病人。

三、用物

1. 按现有条件准备用物。
2. 治疗盘内放血压计、听诊器、电筒、笔、记录单。
3. 心脏按压板、纱布,酌情备踏脚凳。
4. 时间允许,积极完善急救物品,如除颤仪、简易呼吸囊、抢救车、输液架等。

四、操作流程

【案例】病人,男,48 岁,因心脏病发作,心跳呼吸停止。请问:护士应该怎样为其实施心肺复苏?

【护士素质】态度严肃,反应敏捷。
【第一步:判定环境】判定环境有无危险;若有危险不要轻易进入,立即请求支援。
【第二步:判断意识】轻拍病人双肩并大声呼叫病人,同时快速检查病人有无呼吸。

护士:"喂!您怎么了?您怎么了?"

【第三步:立即呼救和报警】若病人无反应,应高声呼救,看时间。拨打急救电话120,告知病人所处的位置、有效联系电话号码、发生了什么事件、病人人数、病人情况、已给予的处理措施等,确定对方已完全明白后才能挂断电话。若是在医院,则应及时应用除颤仪。

护士:"快来帮忙啊!请拨打急救电话120!现在是9:25。"

【第四步:判断脉搏】安置体位:去枕、平卧体位,置按压板,解开病人衣领、腰带。判断大动脉搏动:触摸颈动脉,判断时间5~10秒。

【第五步:实施胸外心脏按压】

判断大动脉搏动

(1)示指、中指触摸病人气管正中,若是男性病人可触其喉结,再向一侧滑动1~2 cm,即颈动脉处,触摸时间不超过10秒。

(2)若无脉搏,立即行胸外心脏按压,按压时应注意病人面部变化。

按压部位　快速定位方法——两乳头连线中点。

姿势　按压者站或跪于病人一侧,左手掌根部置于按压部位,右手掌压在左手背上,手指翘起脱离胸壁,双肘关节伸直(不能弯曲),身体前倾,使腕、肘、肩关节成一直线,利用身体重量,垂直向下用力按压。按压时抢救者高声报数"1、2、3……27、28、29、30"。

按压深度　成人胸骨下陷至少5 cm,幼儿胸骨下陷2~3 cm,婴儿胸骨下陷1~2 cm。按压后放松充分,使病人胸廓恢复正常状态。

按压放松比例　按压和放松比为1∶1。放松时手不能离开按压位置。

按压频率　成人按压频率至少100次/分,婴儿按压频率至少100次/分。

实施婴儿人工循环方法

a. 两指按压法

抢救者两手指放于婴儿乳头连线中点下方1指处按压其胸骨。

b. 两拇指环绕法

抢救者将两拇指并排放于婴儿胸骨下1/2段,用两拇指按压其胸廓。

【第六步:开放气道】

仰卧　将病人仰卧于硬板床上或地上,使其双上肢放于身体两侧,去枕,头后仰,解开衣领及腰带。

清气道　观察病人口腔,清除病人口腔、气道分泌物或异物,有义齿取下。

开放气道手法

a. 仰头抬颏法

抢救者一手置于病人前额,手掌用力向后推,使其头部后仰;另一手示指、中指置于病人的下颌骨一旁,向上抬病人颏以开放气道。疑有头部或颈部受伤者禁用。

b. 仰面抬颈法

抢救者一手抬起病人颈部,另一手以小鱼际肌侧按病人前额,使其头后仰,颈部抬起。疑有头部或颈部受伤者禁用。

c. 托颌法

抢救者位于病人头部,用双手同时将病人左右下颌角托起,使病人下颌骨前移,双拇指推开病人口唇,用手掌根部及腕部使其头后仰。此法适用于疑有头部或颈部受伤者。

【第七步:实施人工呼吸】

|判断| 抢救者将耳部贴于病人口鼻,听其有无呼吸声,看胸腹有无起伏,感觉有无呼吸气流。

|判断时间| 不少于10秒。若判定病人无呼吸,立即进行人工呼吸2次。

|人工呼吸方法|

a. 口对口人工呼吸

抢救者先用保持病人头后仰手的拇指、示指捏住病人鼻孔,另一手抬起病人下颌,然后深吸一口气,屏气,双唇包住病人口部(不留空隙),用力吹气,吹气毕,松开病人口鼻。成人每次吹气时间为2秒,儿童为1~1.5秒。

b. 口对鼻人工呼吸

抢救者一手置病人前额,手掌用力向后推,使病人头后仰,另一手抬病人下颌,使病人口唇闭紧,双唇包住病人鼻部吹气。此法适用于口部严重损伤或牙关紧闭者。

c. 口对面罩人工呼吸

抢救者位于病人头顶部,双手将面罩紧贴病人面部并托起其下颌,用口唇包住面罩口含管吹气。

d. 球囊-面罩装置人工呼吸

抢救者一手将面罩紧贴病人面部并托起其下颌,另一手挤压球囊,连续挤压2次。

e. 口对口鼻人工呼吸

抢救者口唇包住病人口鼻吹气。此法适用于婴幼儿。

|吹气次数| 每次连续吹气2次,频率为12次/分。

|吹气量| 病人胸部起伏,且呼气时听到或感到有气体逸出,或自主呼吸恢复;吹气量不宜过大。

|吹气时间| 吹气时间约占每次呼吸周期的1/3。

|按压吹气比例| 按压与吹气比例以30:2为1个循环。

完成上述五个循环后,判断病人呼吸、循环是否恢复,判断时间5~10秒。

|有效指标| 大动脉可扪及搏动,收缩压在60 mmHg以上,皮肤、黏膜色泽转红润。

【呼吸、循环未恢复】继续上述五个循环后再判断,直至高级生命支持人员及仪器设备到达。

【呼吸、循环已恢复】

|进一步抢救| 建立静脉通道,遵医嘱用抢救药,进行进一步抢救。

|检查并发症| 检查病人有无复苏并发症,是否需要后期治疗。

【整理】协助病人取舒适体位。

【处置用物】按《医院感染管理办法》有关规定,分类处置用物。

【洗手】按有关规定洗手。
【记录】记录发现病人呼吸、心跳停止时间,复苏时间,抢救过程,所用药物等;抢救者签名。

注意事项

1. 判断病人心跳、呼吸是否停止要迅速准确。
2. 有条件时提倡早期使用除颤仪,使用隔离通气膜或隔离面罩。
3. 气道开放时勿压迫病人下颌软组织,以免病人气道梗阻。
4. 复苏过程中应密切观察病人病情,判断效果。
5. 操作中更换操作者应在心脏按压、吹气间隙进行,不得使抢救中断时间超过5秒。

图解实训要点

心肺复苏术相关操作示例如图41-1至图41-11所示。

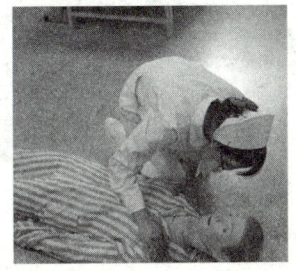
图41-1 判断意识

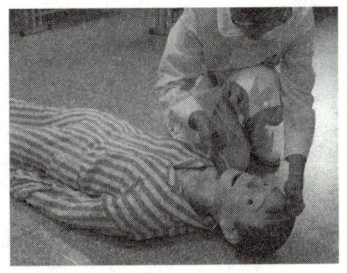
图41-2 开放气道

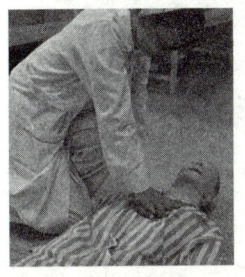
图41-3 实施胸外心脏按压

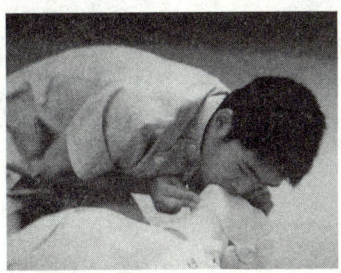
图41-4 口对口人工呼吸

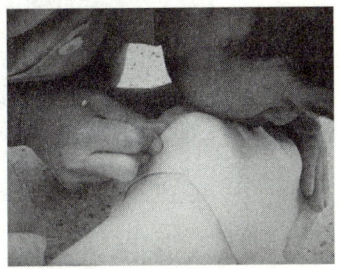
图41-5 口对鼻人工呼吸

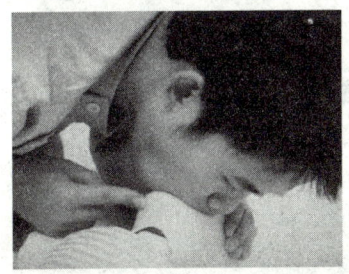
图41-6 口对口鼻人工呼吸

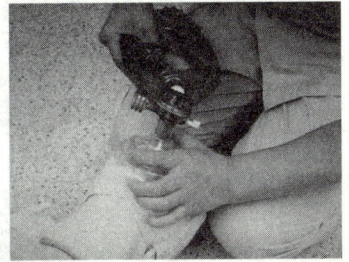
图41-7 球囊-面罩装置人工呼吸

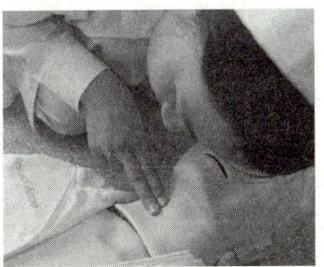
图41-8 查大动脉搏动

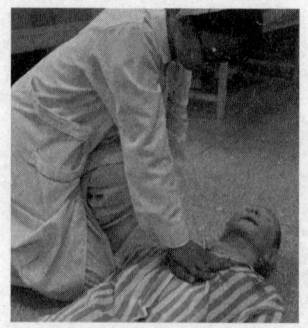 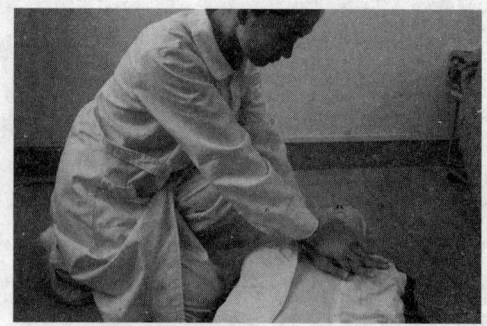

方法正确　　　　　　　　　方法错误

图 41-9　垂直向下用力按压

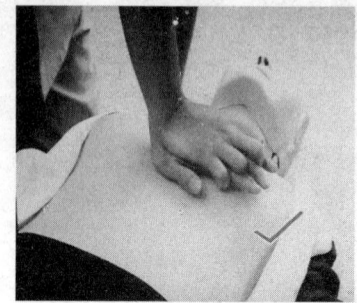 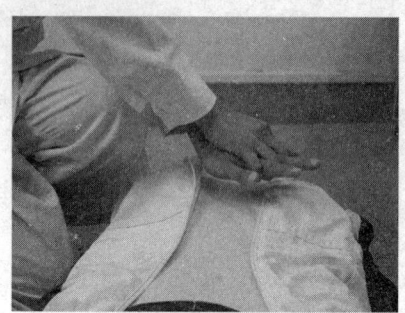

方法正确　　　　　　　　　方法错误

图 41-10　放松时手不能离开按压位置

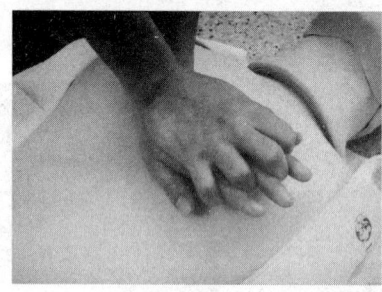 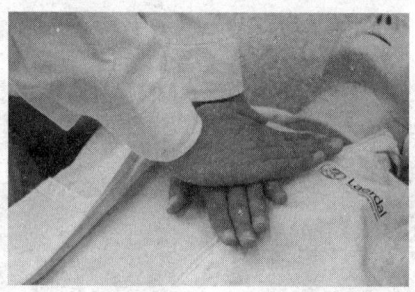

方法正确　　　　　　　　　方法错误

图 41-11　双手交叉按压

 临床新进展

目前，临床使用的一种新型电动心脏按压器可以替代人工操作，如图 41-12 所示。

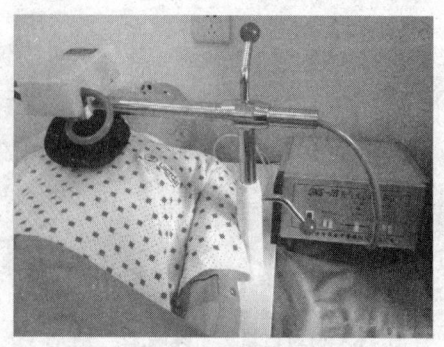

图 41-12　电动心脏按压器

操作考核评分标准

1. **考核要求**
(1) 分值:100分。
(2) 考核时间:3分钟。
2. **出现以下情况之一,本题按零分计**
(1) 打开气道方法错误。
(2) 人工呼吸无效。
(3) 心脏按压方法错误。
(4) 操作不熟练,超过规定时间2分钟及以上。
3. **有创新** 不违反操作原则,能提高操作质量、缩短操作时间,加5分。该创新处与操作评分标准不一致时不扣分。
4. **操作评分** 见表41。

表41 心肺复苏术操作评分表

班级: 姓名:

项目		分值	扣分	操作内容
准备 (10分)	护士素质	2		态度严肃,动作敏捷
	判定环境	2		观察四周环境是否有利于急救
	判断意识	3		轻拍病人双肩,大声呼叫
	呼救和报警	3		病人若无反应,看时间,立即请求援助,应用除颤仪
操作 (75分)	检查脉搏	5		方法正确,判断时间5~10秒
	实施胸外 心脏按压	2		若无脉搏,立即行胸外心脏按压
		5		按压部位正确
		5		按压姿势正确
		5		按压深度正确
		2		按压和放松比例为1:1
		2		按压与吹气比例以30:2为1个循环
		2		按压频率成人至少100次/分,婴儿至少100次/分
	开放气道	5		病人去枕仰卧,垫硬板或睡地上,松解病人衣领、腰带
		2		及时清除病人口鼻异物
		5		开放气道手法正确

续表

项目		分值	扣分	操作内容
操作 (75分)	实施人工呼吸	2		必要时检查病人口腔,去除异物或义齿
		5		顺序:捏鼻—张口—正常吸气—吹气—抬头看病人胸廓起伏—正常吸气—吹气—抬头看病人胸廓起伏
		2		人工呼吸方法正确
		5		每次吹气2次,频率12次/分
		2		吹气量适当
		2		吹气时间约占每次呼吸周期的1/3
		2		有效指标(口述)
		5		连续五个循环后判断病人呼吸、循环是否恢复,时间5~10秒
	呼吸、循环未恢复	2		继续上述五个循环
		2		操作中换操作者不得使抢救中断超过5秒
		2		早期使用除颤仪
	呼吸、循环已恢复	2		建立静脉通道,遵医嘱用抢救药,进行进一步抢救
		2		检查病人有无复苏并发症,是否需要后期治疗
整理 (5分)	清理	0.5		协助病人取舒适卧位,整理床单位
	处置用物	1		按规定分类处置用物
		1		核对抢救用药(安瓿)
	洗手	0.5		按有关规定洗手
	记录	2		记录发现病人呼吸、心跳停止时间,复苏时间,抢救过程,所用药物等;操作者签名
评价 (10分)	总体评价	2		态度认真
		2		操作中体现对病人的关心
		2		体现救死扶伤精神
		2		有急救意识
		2		在规定时间内完成操作(每超1分钟扣2分)
累计得分:				考核者签名:

(刘晓红)

实训 42 尸体护理

实 训 要 求

1. 明确尸体护理的目的和注意事项。
2. 能规范、熟练地实施尸体护理,动作敏捷、轻稳、有条不紊。
3. 尊重死者,安慰家属,满足家属的合理要求。

实 训 要 点

一、目的

1. 维持良好的尸体外观,姿势良好,易于辨认。
2. 尊重死者,给家属以安慰,减少哀痛。

二、适用范围

已确诊死亡的病人。

三、用物

1. **治疗盘内** 衣裤(尸袍)、尸单(尸袋)、医生开出的死亡通知书、尸体识别卡 3 张。弯盘内放置不脱脂棉球、绷带、松节油及血管钳、剪刀、梳子各一把。有伤口者备敷料、胶布适量。
2. **治疗盘外** 擦洗用具、屏风。必要时备隔离衣和手套等。

四、操作流程

【案例】23 床病人,吴丙光,男,65 岁,患冠心病 10 余年,今日突然出现心律失常,随即心跳、呼吸停止,瞳孔散大,经抢救无效宣告死亡。请问:护士应该怎样为其实施尸体护理?

【护士准备】仪表端庄,衣帽整洁,修剪指甲,洗手,戴口罩。
【病人准备】

评估 医生将死亡通知单交给家属后,护士评估死者临床诊断、死亡原因、死亡时间、尸体清洁程度、体表有无伤口及引流管,评估死者家属心理状态及合作程度。

与家属沟通 告知病人家属病人死亡原因,安慰家属,经家属同意后进行尸体护理。

护士:"您好,我是 23 床的床位护士,我叫×××。请问您是 23 床病人的家属吗?"

病人家属:"是的,我是他儿子。"

护士:"您父亲因心脏病突然发作,离开了我们,我们大家都感到非常难过。在您父亲住院期间,我们能看的出你们这些子女都非常有孝心,对您父亲照顾得无微不至。他现在走了,你们也要节哀、保重。现在我要为您父亲做尸体护理,行吗?"

病人家属:"行。"

护士:"我去准备用物,马上就来。"

病人家属:"好。"

【用物准备】在办公室填写尸体识别卡3张。备齐用物,携至床边。

【环境准备】病室安静、肃穆,关好门窗,屏风遮挡,请无关人员离开。

护士:"您好,我想请您和我一起劝您的家人暂时离开病房,以便我为您父亲做尸体护理,好吗?"

病人家属:"好。"(病人的家属陆续离开病房)

【撤离治疗用物】撤去各种抢救仪器,拔除死者身上一切导管(如输液、鼻饲、给氧、导尿等管道)。

【安置体位】床放平,使死者仰卧,头下置一软枕,双臂放于身体两侧,撤出盖被里的棉絮,留下被套遮盖尸体。

【整理遗容】洗脸,有义齿代为装上。闭合口、眼,不能闭合者,可以用毛巾湿热敷或按摩死者眼周及下颌关节,必要时用绷带托住其下颌。为死者梳理头发。

【清洁尸体】脱去死者衣裤,依次擦净死者上肢、胸、腹、背、臀部及下肢,用松节油清除胶布痕迹。

【处理孔道、伤口】有液体外流时用血管钳将适量棉花填塞死者口、鼻、耳、阴道、肛门等孔道,防止体液外流,棉花勿外露。有伤口缝合伤口或用蝶形胶布封闭伤口,更换敷料。

【包裹尸体】

系卡　撤去遮盖尸体的被套,穿上清洁衣裤,将第一张尸体识别卡系于尸体右手腕部。

包裹　将尸单斜放在平车上,移尸体于尸单上,先用尸单上下两角遮盖住尸体的头和脚,再用尸单左右两角将尸体整齐包好,在尸体颈、腰、踝部用绷带固定。

系卡　将第二张尸体识别卡系于尸体胸前尸单上。

【安放尸体】

安放　盖上大单,将尸体运往太平间,置于停尸屉内。

系卡　将第三张尸体识别卡交太平间工作人员系于停尸屉外。

【整理遗物】整理死者遗物交家属,若家属不在,应由两人清点后,将贵重物品列出清单交护士长保管,以便日后归还家属。

【致谢】

护士:"谢谢您的配合!"

病人家属:"不用谢!"

【处理床单位】非传染病死者按一般出院病人处理方法处理床单位,传染病死者按终末消毒原则对床单位、用物及病室进行处理。

【洗手】按有关规定洗手。

【整理病历】填写死亡通知单。停止医嘱,完成各项记录,并在死者体温单 40～42℃ 相应时间栏内用红笔纵向填写死亡时间。注销各种治疗、护理单(卡)。整理病历、归档,按出院手续办理结账,按出院病历顺序摆放病案。

注 意 事 项

1. 必须先由医生开出死亡通知单,并得到死者家属许可后,护士方可进行尸体护理。
2. 病人死亡后应及时进行尸体护理。
3. 注意保护死者隐私。
4. 操作认真,动作轻稳,表情严肃,尊重死者。
5. 传染病死者的尸体应使用消毒液擦洗,并用浸泡消毒液的棉球填塞孔道;尸体用浸泡消毒液的尸单包裹后装入不透水的袋中,并做传染标志。

图解实训要点

尸体护理相关操作示例如图 42-1 至图 42-6 所示。

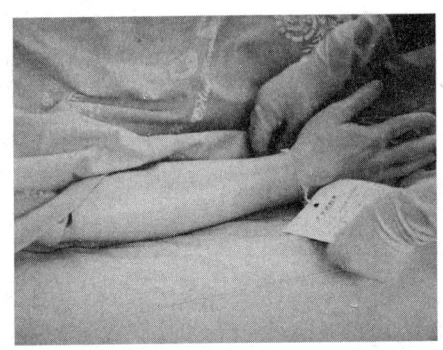

图 42-1 第一张尸体识别卡系于死者右腕部

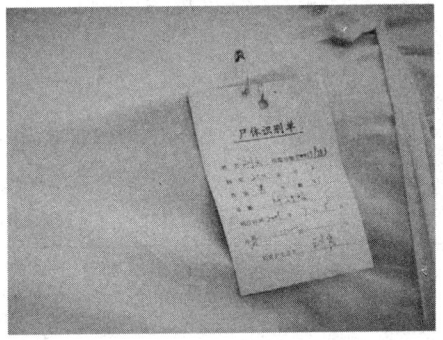

图 42-2 第二张尸体识别卡系于尸体胸前尸单处

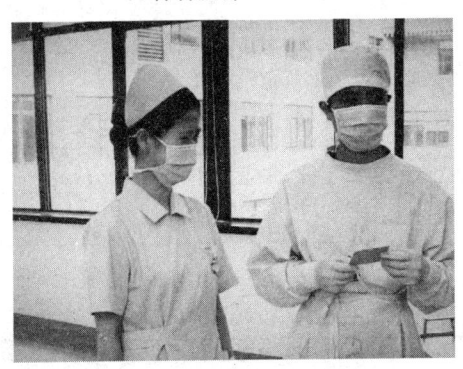

图 42-3 第三张尸体识别卡交太平间工作人员系于停尸屉外

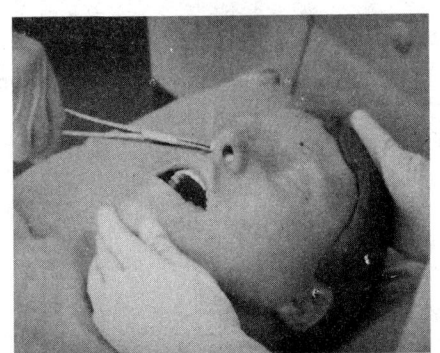

图 42-4 填塞尸体鼻腔

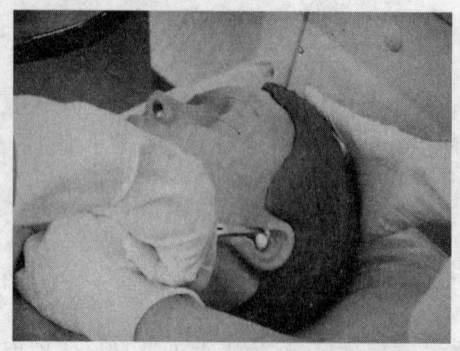
图42-5 填塞尸体耳道

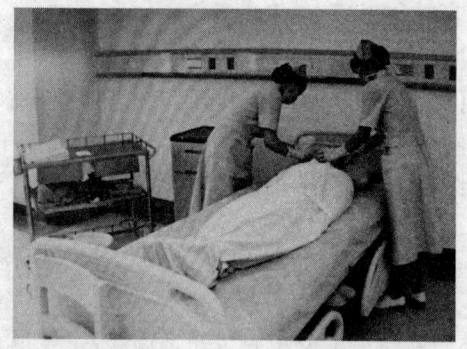
图42-6 包裹尸体

操作考核评分标准

1. 考核要求
(1) 分值:100分。
(2) 考核时间:20分钟。

2. 出现以下情况之一,本题按零分计
(1) 言行不谨慎,导致护患矛盾。
(2) 操作不熟练,超过规定时间3分钟以上。

3. 有创新 不违反操作原则,能提高操作质量、缩短操作时间,加5分。该创新处与操作评分标准不一致时不扣分。

4. 评分标准 见表42。

表42 尸体护理操作评分表

班级: 姓名:

项目		分值	扣分	操作内容
准备 (20分)	护士准备	2 1 1 1		仪表端庄,衣帽整洁,符合要求 修剪指甲,洗手 戴口罩 语言柔和,态度和蔼
	病人准备	3 2		评估死者情况,了解家属心理状态及合作程度 安慰家属
	用物准备	3 3		备齐用物,携至床边(少一项扣1分,扣完为止,不倒扣分) 填写尸体识别卡3张
	环境准备	2 2		屏风遮挡 请无关人员回避

续表

项目		分值	扣分	操作内容
操作 (60分)	撤物	3		撤去治疗物品(包括各种管道)
	安置体位	3		床放平,使死者仰卧,头下置枕,脱衣裤,被套遮盖
	整理遗容	3		洗脸
		3		按摩眼睑使之闭合
		3		有义齿代为装上
		3		轻摩下颌使口紧闭
		3		为死者梳理头发
	清洁尸体	3		用松节油擦去胶布痕迹
		3		擦净死者全身
		3		为死者更换衣服
	处理孔道、伤口	3		用棉花塞住死者各流液孔道
		3		正确处理死者伤口
	包裹尸体	3		斜铺尸单于尸体下
		3		将尸单上下两角先包住尸体头脚,然后用另两角严包尸体
		3		用绷带在尸体颈、腰、踝部固定
		3		第一张尸体识别卡系于尸体右手腕部
		3		第二张尸体识别卡系于尸体胸前尸单上
	安放尸体	3		尸体移至平车,用大单遮盖
		3		将尸体送往太平间,置于停尸屉内
		3		将第三张尸体识别卡交太平间工作人员系停尸屉外
整理 (10分)	整理遗物	2		整理死者遗物交家属,若家属不在,应由两人清点后,将贵重物品列出清单交护士长保管,以便日后归还家属
	致谢	0.5		语言柔和
	处理床单位	1		消毒、处理床单位方法正确(口述)
	洗手	0.5		按有关规定洗手
	整理病历	2		填写死亡通知单,停止医嘱,完成各项记录
		2		在死者体温单40~42℃相应时间栏内用红笔注明死亡时间
		1		注销各种治疗、护理单(卡),整理病历、归档
		1		按出院手续办理结账,按出院病历顺序摆放病案
评价 (10分)	总体评价	1		态度认真
		2		与家属沟通有效
		2		操作中体现对死者的关爱
		2		操作熟练、规范
		2		动作轻柔,无多余动作
		1		在规定时间内完成操作(每超1分钟扣0.5分)
累计得分:				考核者签名:

(赵安兰)